U0032148

失智可以預防，也可以治癒。

全球第一本破解阿茲海默症病因、介紹有效治療方法且有科學根據的著作。

Alzheimer ist heilbar

Rechtzeitig zurück in ein gesundes Leben

爆炸性醫療新知

Dr. med. Michael Nehls
醫學博士
著——麥可．內爾斯

呂以榮、彭意梅、許景理——譯

〈導讀〉
有效預防阿茲海默症，先從生活型態做起

劉秀枝教授

有次失智症的研討會上，一位主講阿茲海默症的藥物治療的醫師，一開頭就說：「我已被騙過好幾次，每次都以為新的試驗藥物會有新突破，但到最後第三期的臨床試驗結果卻宣布無效，讓我的希望一再落空。」雖然說得有點誇張，卻是事實。

現有藥物療效不佳，新藥研發遲遲沒有突破，阿茲海默症是否就沒希望了？其實，我們還是有許多事情可以做。約三成的阿茲海默症可用生活型態和行為的改變來預防，甚至讓輕度認知障礙者的認知功能恢復正常，這是《失智可以預防，更可以治癒》所要傳達的重要訊息。

本書作者麥可．內爾斯醫學博士是醫生也是分子遺傳學者，年輕時是馬拉松跑者，目前是自行車車手。德文原版在二〇一五初版，今年有更新。本書從人類演化、文明進展，到阿茲海默症的個案分析、腦部病變、基因生化、藥物治療、病人

的感受、家屬的因應之道以及經由生活型態的改變來預防阿茲海默症等，內容非常豐富，並引用了大量醫學文獻佐證，頗具說服力。

阿茲海默症是最常見的失智症，也是最常見的神經退化性疾病，隨著人口老化病例越來越多，因此中老年人不僅擔心罹病，更怕成為家庭和社會的重擔。只有小於百分之五的阿茲海默症是基因遺傳，且為自體顯性遺傳，即雙親中有一人罹病，其子女有一半的機率會遺傳到此基因，其發病年齡較早，通常小於六十五歲。絕大部分的阿茲海默症是散發性，是隨機發生的，其發病年齡通常大於六十五歲，少數發病年齡小於六十五歲，稱為早發性阿茲海默症。

阿茲海默症的臨床症狀、病程和腦部病變已經很清楚，但其致病機轉仍未完全明朗。雖然全球學者專家致力於藥物研發，藥物臨床試驗前仆後繼進行，但截至今日，只有乙醯膽鹼酶抑制劑和NMDA受體拮抗劑這兩類藥物，是台灣和美國的食品藥物管理署所通過用以治療阿茲海默症的藥物，但也僅是症狀治療或延緩病情，而不能根治。

治療阿茲海默症的新藥失敗的主要原因可能是：一、治療的太晚：阿茲海默症的大腦病變，即類澱粉斑和神經細胞的神經纖維纏結，在發病前的二、三十年就已開始在腦內沉積。後來當阿茲海默症被診斷時，腦部的病變已經很嚴重而無法以藥物逆轉了。二、治療方針走錯方向：也許腦內的類澱粉斑和神經纖維纏結是疾病的結果而不是致病的原因，因此應另找疾病的元凶。

最有效的治療是「預防」，阿茲海默症的真正致病原因尚不明確，只能從其危險因子著手，即從流行病學和臨床研究，發現哪些因素比較容易致病，趨吉避凶，則比較不易罹病。能避免的危險因子越多，則罹病的機率越低。換言之，除了基因和年齡（我們都想長壽）外，其他危險因子都是我們可以掌控，要自己負起責任的。這些危險因子包括低教育（或不動腦）、少活動、高血壓、高血脂、糖尿病和憂鬱症等，相對的因應之道則是多動腦、多活動、常運動、清淡飲食、控制血糖、血脂和血壓等，即是以改變生活型態來預防阿茲海默症，也就是本書的重點。

書中引用兩篇分別發表於二〇一四年與二〇一六《老化》（*Aging*）期刊，都來自美國加州大學洛杉磯分校的論文。作者布雷德森（Dale Bredesen）對十位患者（其中三位自覺記憶減退、四位是輕度認知障礙，以及三位阿茲海默症）給予個人化、全面性的生活型態改變的治療如減重、紓壓、運動、減少澱粉攝取等，以促進身體的新陳代謝。經過三到六個月的治療，除了一位晚期阿茲海默症患者，其他九位的認知功能都明顯進步，其中六位後來還可回去上班。

輕度認知障礙是患者本人覺得記憶減退，認知功能測試也顯示其近期記憶減退，但其他認知功能正常，且不影響其工作或生活。一般而言，認知功能障礙者每年約有百分之十五會轉變為阿茲海默症，但在臨床和醫學文獻上也有少數人的認知功能回復正常，雖然少見，但並不是不可能。比較特別的是其中兩位早期阿茲海默症患者的認知功能經由生活型態的改變也有進步，這是個鼓舞人心的訊息。

案例的治療成功只是個起頭，在醫學上要證明一個藥物或療法真正有療效，則需以有安慰劑做為控制組的第三期臨床試驗來證明，不僅執行時間長，且參加者要眾多才能達到統計上的意義。藥物的臨床試驗已很不容易，而改變生活型態的臨床試驗更難，但發表於二〇一五年《刺絡針》（*The Lancet*）期刊上的 **FINGER** 研究卻做到了。

FINGER 計畫的全名是「芬蘭老年醫學介入研究：認知功能障礙預防研

究」（Finnish Geriatric Intervention Study to Prevent Cognitive Impairment）。研究者選取已出現輕微認知功能減退的一千兩百六十位六十歲至七十七歲的芬蘭老人，將之隨機分為兩組。對照組不改變生活型態，只給一般的健康知識建議；試驗組必須改變不健康的生活習慣，並接受多方位、密集的運動、飲食、認知功能訓練以及監測其血管因子等。只有百分之十二的參加者在兩年期間退出。兩年療程之後，與對照組相比，試驗組之整體認知功能改善了百分之二十五；在思維整合、訊息處理速度等認知功能方面，試驗組的成績分別進步了百分之八十三與百分之一百一十五。可見只要有決心，生活型態的改變並非不可能，而且效果很好。

內爾斯醫師根據個人經驗和醫學文獻所倡導的預防和治療阿茲海默症的系統生物療法，其實與**FINGER**研究相差不遠，非常實用。當然有些他個人的建議，雖然有學理的背景，但不見得人人都會採納，就像書中提到有位醫師表示「要是用這方式真的有可能治療阿茲海默症，我肯定早就拿到諾貝爾獎了。」因此讀者需以開放的心胸閱讀本書，學習新知，融會貫通後，為自己量身打造出一個合適可行的方案來預防阿茲海默症，但必要時還是得請教失智症專長的醫師。

我特別喜歡的預防阿茲海默症的方法如下：

多動腦，終身學習：動腦可以刺激腦神經細胞的突觸連結，增加我們的知能存款，即使將來得了阿茲海默症，仍經得起此疾病的提領，而不發病或延緩症狀的發生。動腦的方式很多，如看書寫作、讀報章雜誌、聽演講、看電影、聽音樂、參觀博物館、上網搜尋資料、打牌、打麻將、數獨、學畫、參加社區大學的課程以及培養新的興趣等等。如能找到喜歡的幾項方法，持之以恆，效果最佳。

多運動，每天走路至少四十分鐘：運動好處多多，依自己的體能和興趣至少選擇一樣運動，如瑜伽、太極拳、慢跑、健行、游泳、打網球、高爾夫球等。如果真的不喜歡或不方便運動，至少每天要走四十分鐘，這並不難做到。

清淡飲食，每星期吃兩次魚：醫學文獻顯示地中海式飲食（多蔬菜、水果、穀類、橄欖油，適量的魚和葡萄酒，以及少量的紅肉和家禽肉）可以降低罹患阿茲海默症的機率，咖啡、綠茶、紅茶、咖哩和黑巧克力也都有加分。晚餐後到隔天早餐前禁食，以便身體能燃燒體內的脂肪。減少澱粉攝取，但在運動前後可以放縱自己吃個甜點，享受生活樂趣。

睡得好，睡得夠：每個人需要的睡眠時間和時段不同，一般約需七小時的睡眠，有人早起早睡，有人是夜貓子，總要找到適合自己生理時鐘，並可配合工作作息的優質睡眠。我特別喜歡本書「智力在睡眠中成長」的章節，提到睡眠中我們的大腦把海馬迴中的短期記憶儲存到大腦皮質中，鞏固我們的記憶，讓腦袋更靈光，這也就是為什麼有時一個好覺醒來，會福至心靈的迸出好主意或解決問題之道。

維持社交網路：緊密的社交網路可以防止認知功能退化，因此多參與同學會或社區活動，加入社群網路，與親朋多往來等都可以促進腦的活化。旅遊不僅可以增廣見聞，與人互動，結交新朋友，且旅遊前的查資料和旅遊後的整理相片，寫遊記等等也是很好的動腦活動。

本書以正向思考和精闢剖析，深入淺出的闡釋阿茲海默症，並提出具體可行的預防方法，以減少讀者對阿茲海默症的恐懼，相信只要打開心胸，每個人都能在書中找到適合自己的生活型態，持之以恆，遠離阿茲海默症。

（本文作者為台北榮總特約醫師、國立陽明大學臨床兼任教授，著有《聰明活到一百歲》、《愛上慢慢變老的自己》、《別等失智症上身》、《假如我得了失智症》等書）

〈推薦序〉

人類面對阿茲海默症挑戰的努力

伊佳奇

本書作者麥可．內爾斯醫學博士在最後一章，也就是第二十三章，寫著本書的重點所在：「阿茲海默症是可以避免的，而且要是及時發現的話，甚至可以治癒。」所以，本書的研究重點是以阿茲海默症為主；作者對阿茲海默症病程發展五階段的分類，所謂「及時發現」，強調的是指第一到第三階段：一、主觀的心智障礙SKB；二、遺忘性、輕微的認知障礙aLKB；三、早期的阿茲海默症（請見第七章：病情發展的五個階段）。

第三章引用加州布雷德森教授的研究說明，此一方法，對於早期阿茲海默症患者幫助比較大，可恢復認知功能，對於中期的患者是有助於減緩退化，但對於末期患者則毫無幫助。

二〇一三年出版的美國〈精神疾病診斷及統計手冊〉第五版（*The Diagnostic*

and Statistical Manual of Mental Disorders, DSM-5），將失智症涵蓋面擴大到稱為主要神經認知障礙症（major neurocognitive disorder）。在診斷標準中，認知功能要有至少一項以上衰退，包括整體注意力、執行功能、學習能力、記憶力、語言功能、知覺動作功能或社會人際認知等。並進一步主張，主要神經認知障礙症的診治到更早期，納入該人口、該年齡層記憶常模相差兩個標準差以上顯著記憶障礙的人，即使個案並沒有其他「非記憶力」方面認知領域的障礙，仍被 DSM-5 歸類到「主要神經認知障礙症」的範疇。

二○一六年七月底在加拿大多倫多所舉行的「阿茲海默症協會國際會議」（The Alzheimer's Association International Conference, AAIC）中也提出，為能早期發現阿茲海默症及失智症，在輕度認知障礙（MCI, Mild Cognitive Impairment）之外，建議應該更加關注行為或性格改變，具體的提出「輕度行為障礙」症候群（Mild Behavioral Impairment, MBI）是阿茲海默症等的前期徵兆，並整理出一份清單（MBI checklist, MBI-C）供醫師與家庭成員使用。

這都與作者所主張，將治療重點放於早期是不謀而合，目前也的確有許多歐美日關心這疾病的醫療專業人士，以藥物結合非藥物的方式來協助患者，但均非全面性的，所謂非全面性指的是：並非針對所有類型的主要神經認知障礙症；也並非是針對所有病程的患者，而是以極早期、或是早期的患者效果為佳。

其實到今天，在台灣還是有許多民眾認為生病就是要看醫師，看醫師就是要拿藥，服藥後，疾病會被治癒。偏偏這種思維邏輯遇到了失智症似乎走不通，因過去三十年間，約有兩百項與開發治癒阿茲海默症有關的臨床藥物實驗計畫紛紛宣告失敗，投入的總金額預估超過五百億美金。

作者提出運用「系統生物學的阿茲海默症療法」，比目前失智症的治療方式，包括藥物和非藥物治療更為系統化、精確，治療的主要目標都是延緩疾病的進展或改善症狀。但為何作者可以治癒阿茲海默症來發揮，仔細讀完，是與世界許多的研究是一致的：不是針對所有類型及病程的失智症患者。

現代醫學重視實證研究，更希望走向精準醫學。實證醫學（Evidence-based Medicine; EBM）是謹慎（conscientious）、明確（explicit）、明智（judicious）的利用現有最好的證據，決定如何照護患者；操作上是以系統性的研究方法，整合個人的臨床知識和最佳實證。

阿茲海默症的潛伏期長達二十到三十年，有人生前不會出現症狀（請見修女研究，Nun Study, 1993），有人卻在六十五歲前出現症狀（稱為早發性失智症），關鍵則在：生活習慣。這正是本書的主軸，也是作者個人經由調整生活習慣，成功的減肥，及恢復健康的重要途徑。

拙作《趁你還記得》一書中，對於失智症患者生活照護的核心價值：建立良好的生活習慣與規律化生活，兩書觀念是一致的。內容包括：認知活動、規律與適量的運動、充足的睡眠、可承受的壓力、健康的飲食、社交活動等。

本書更清楚的說明，如果身上已有阿茲海默症致病基因：ApoE4，再加上不良生活習慣，將導致阿茲海默症的症狀出現。所以，生活形態是導致阿茲海默症預防或發生的重要因素，是否找出導致發病的生活形態，並加以改正，可以降低，或不讓阿茲海默症症狀發生。

作者研究失智症的類型是阿茲海默症為主，阿茲海默症是因海馬迴先開始萎縮，原因包括：壓力、神經細胞養分不足、缺少社會刺激、長期睡眠不足與缺乏運動等人體自然需求，與現代生活形態之間的差異，引發海馬迴神經元新生受阻，所以作者運用一重要概念：神經元新生（Neuroegenesis）。

本書另一重要的核心價值：如何幫助神經元新生，及減少神經元受損，才能維護海馬迴的功能正常運作，達到預防或是治癒阿茲海默症的目標。推翻傳統認為，人類腦神經到二十歲就停止成長。

神經元新生指的是神經細胞由神經幹細胞和前驅細胞所分裂分化而來的過程，神經元新生在胎兒發育時期最為活躍，此時正在成形的大腦需要非常大量的神經細胞。但大部分科學家仍認為哺乳動物在成年之後大腦內就不再有新的神經細胞產生。

早在一九六五年，麻省理工學院的奧特曼（Joseph Altman）和達斯（Gopal Das）在其發表的文章中，已提出成年老鼠腦中的海馬迴可能有神經元新生的現象。隨著科學進步與技術改良，終於在一九九〇年代，許多科學家證實了成年後大腦神經元新生的存在，但因他們無法確認觀察到的新生細胞就是神經元，也無法準確估算這些新生細胞的數目。

經由各種新式的染劑及改良過後的染色方法，已可正確在顯微鏡下分辨出神經元及神經膠細胞。一九九八年，瑞典的艾立克森（Peter S. Eriksson）在實驗室中，利用 BrdU 再搭配其他數種神經標幟劑共同染色後進行螢光染色分析，可清楚顯示成年人的海馬迴中的確會產生新生的神經元細胞。

康乃爾大學威爾醫學院神經醫學家席福教授以及腦部造影專家佛斯，二〇〇六年在臨床調查期刊上發表他們研究華利斯（Terry Wallis）案例的報告，為許多曾遭受腦部損傷的病人燃起了新的希望，也證實大腦內的確會有神經新生的現象。

成年後大腦中仍然持續有神經新生的位置並不多，主要分為兩區，其一是位於海馬迴內的齒狀迴（dentate gyrus，簡稱 DG），長期以來海馬迴一直被認為是負責學習和情緒反應的神經核；另一區則是位於側腦室下區（subventricular zone，又簡稱 SVZ），此區大部分的細胞會遷徙至嗅球。

此兩區新生的細胞約有百分之六十在剛生成的四周內會死亡，其餘的則會成為具功能的神經細胞且整合進入腦部迴路之中，另外少數新細胞則變成神經膠細胞。成年後大腦神經新生的速率會受到許多因素影響，並非維持於穩定的狀態。

此外，英國倫敦國王學院（King's College London）神經學家桑德琳・施瑞特（Sandrine Thuret）的研究，人類確實可以藉著神經元新生過程長出新的腦細胞，更重要的是，這過程可帶來一連串的益處，包括改善情緒、增進記憶力，預防衰老所導致的相關症狀。成年人則能藉由活動和飲食，刺激神經元新生。

根據施瑞特的研究，壓力、睡眠不足，以及老化都會降低神經元新生的自然率，應避免或設法改善；但有些藥物會限制新神經生長。相反的，「學習、性愛活動和有氧運動」可以促進人類海馬迴神經元新生。

這些研究正是本書內容所運用的方向，換言之，作者所主張的「系統生物療法」是有其根據的，以系統生物學來達到活化神經元生成的目的，值得思考的是：改變生活習慣是難度極高的挑戰，所有慢性病都需要靠良好的生活習慣來與疾病共存，又有多少人能做到？誠如：減肥，是胖子一輩子的志業。

（本文作者為元智大學老人福祉科技研究中心顧問、失智症整合照護專家，著有《趁你還記得》）

〈推薦序〉

正面迎擊，挑戰失智

白明奇教授

在前往倫敦參加阿茲海默協會世界大會（Alzheime's Association International Congress, AAIC）年會的前一天，收到出版社寄來《失智可以預防，更可以治癒》的紙本初譯稿，這本書的作者麥可・內爾斯醫學博士是一位德國醫師兼分子遺傳學者，人生經驗相當豐富與特別。

這幾年來，由於失智症病因未明，藥物治療沒有進展，七奇八怪的偏方理論充斥坊間，每隔幾天就有一本與失智症有關的新書發表，或由外文被譯成中文擺上書架，其中，我也曾經幫不少與失智症有關的書籍寫推薦序或具名推薦，雖各具特色與價值，但是，《失智可以預防，更可以治癒》這本書卻是十分特別。

在傍晚即將飛往英國的當天早上，我開著You Tube，麥可・內爾斯醫師正接受德國電視台專訪，在這樣的情境下，我開始閱讀全文，立刻被吸引住了。在候機室、航程中、返程中，我讀完全書，還真的有點新鮮的感覺。

全書可以歸納出幾個重點，防治失智非僅止於藥物，訂立治療計畫是有意義的，這不僅可以延緩失智症的到來，廣義來說，這就是一種預防；同時，也可以延緩病情的惡化，這樣就可以提升整個失智病程中病人與照顧者的生活品質。**持續運動、避免憂鬱、減少壓力、補充營養、加強社交活動與優質睡眠**就是全書的精華。

我突然意識到，從二〇〇五年開始，我以熱蘭遮失智症協會理事長的身分即提出「三動兩高、預防失智」的概念，更說明這是一種健康行為，必須從年輕做起，所謂三動兩高即頭腦要動、休閒活動、有氧運動、高度學習、高抗氧化。最近一兩年，我更簡化要病人做三件事情：走路、曬太陽、喝咖啡，這幾點與內爾斯醫師的理念完全吻合，而且都有學理根據的。

本書不斷引用瑞典卡羅林斯卡醫學院（Karolinska Institutet）的齊維裴度教授（Miia Kivipleto）教授領導的有名研究 FINGER 以及加州大學布雷德森教授的研究來支持每一章節的論點。FINGER 研究證明經過教練處方的運動與精心設計的腦力訓練能帶來改善某些認知功能的效果；然而，布雷德森的研究人數只有十人，在我看來，說服力比較不夠。

本書有許多相當客觀、有趣與新穎的看法，例如作者用進化與演化觀點來說明人類祖先的生活型態可能有益大腦功能，也藉此提醒現代人類在高度文明化的生活型態改變所帶來的種種疾病，包含失智症。更用「阿嬤的力量」來說明三代同堂的好處，這種概念在某些歐洲社區正被倡導中。作者也巧妙引用良性應激（Eustress）的重要性。從演化學觀點，適度的壓力有利於神經系統的發育與身體機能的運作，這對於失智症的預防與腦力維持也有一定的角色。另外，平衡的荷爾蒙效應是一個很好的比喻。親密關係更是一帖良方，瑜伽、靜坐、正念（mindfulness），也都是值得進行的活動。

正確診斷失智症則是一個難題，這的確是全球的問題，我們應該要嚴正面對。如何找到合適的醫師，也是一個重要的關鍵，不僅德國如此，許多先進國家的家庭醫師或初級照顧醫師對失智症的診斷也不是很有把握，建立失智症診療醫師或專家制度，接受轉診，實有必要性與價值，刻不容緩；如果連失智症都無法確診與分類（如阿茲海默症、路易體失智、血管性失智、額顳葉退化症等），空談預防與治療就不切實際。

本書作者相當強調食物與營養素的重要性，這沒有什麼不對，但是作者對椰子油的推崇，讀者可要三思。說來真巧，滯留英倫期間，讀到美國心臟學會對椰子油提出警告的報導，台灣臨床失智症學會也曾召開過記者會，提醒民眾有關椰子油對心血管器官的可能壞處以及椰子油對失智症的療效證據不足。

過去幾年，針對β類澱粉蛋白（β-Amyloid）假說的阿茲海默症臨床試驗都宣告失敗，研究者宣稱是受試驗者介入治療的時機太晚；但另一個可能是阿茲海默症致病機轉太過複雜，或許是另一種或許多種蛋白質病變造成，更可能是多方面的致病因子的共同傑作。作者也舉例說明，科學界的某些領域被少數人把持，宣傳著可能是錯誤的理論或學說，藥廠可能是主謀，也可能是幫凶。

今年我已經是第八次參加 AAIC，感覺令人振奮的消息越來越少，剩下以電腦及人工智慧取代耗費人力的傳統神經心理學測驗；利用大數據的分析與應用，以期能發現新的危險因子；發表新的診斷準則（如路易體失智症 dementia with Lewy bodies）以增加正確診斷的正確率；新進開發的生物標記，期望有助於進行中的臨床試驗及高危險群的人們；靠神經影像的幫忙，看能否提高臨床醫師診斷的自信心，預防策略窮途末路，老實說，沒有突破性的發展。

AAIC 2017會議的最後一天，反而是主辦國英國的老牌醫學雜誌《刺絡針》（*The Lancet*）之失智症照護委員會（The Lancet Commission on dementia 2017），發行了一冊令人印象深刻的小冊子。這本冊子的內容很簡潔，也很有意思。封面上有一段話：有效的失智症預防、介入及照顧可以改變我們未來的社會，更能夠大大改善失智者及其家屬的生存與晚年。立即開始，把我們已知的事實付諸行動，將可讓上述成真。

想想，這段話不就是內爾斯醫師寫這本書的中心要義嗎？

對抗失智症，我們要訂定計畫，正面迎擊。

（本文作者是成大醫學院神經學教授、成大醫院失智症中心主任、台灣臨床失智症學會理事長、熱蘭遮失智症協會理事長，多年來陸續於健康世界、中國時報、遠見雜誌、康健雜誌、健康2.0等，以專欄型式介紹失智症。著有《忘川流域：失智症船歌》、《彩虹氣球：失智症天空》及即將出版的《松鼠之家：失智症大地》）

紀念影響我至深至遠的祖父母

目錄

目錄

目錄

導論

想獲得幫助，就必須先準備好改變自己的生活

——西方醫學之父希波克拉底

現今大家身邊多多少少會有一兩位家人或親友罹患失智症，對於失智症也不再覺得驚訝錯愕。因為阿茲海默症、或是血管型失智症的罹病率會隨著年齡增長而提高，而且老年人口數目越來越龐大，平均餘命也越來越延長。但是，人老了就一定會失智嗎？有些專家廣泛傳達這類論述，尤其特別堅定地宣稱：阿茲海默症是人類必須面對的自然老化退化歷程。這一點讓人心生恐懼，因為罹患失智症會讓人失去自我辨識感，亦即喪失了自我。而且目前尚未出現任何有效的藥物，這令人更加絕望。本書德文版在二〇一五年九月二十一日「世界阿茲海默日」出版；截至當時，製藥工業尚無法研發出任何具有療效的藥物，辜負了眾人的殷殷期盼。

根據美國衛生當局專家團隊的說法：阿茲海默症無法**預防**[1]。二〇一五年，美

國阿茲海默症專家謝柯（Dennis Selkoe）曾在《南德日報》提出預防建議，語氣極其嘲諷。有興趣者不妨找來看看。謝柯表示，預防方法只有一種：「找對父母投胎，還有，別活太久[2]！」

在先進國家當中，阿茲海默症是最常見的失智症類型，而且與心血管疾病及癌症並列為常見死因[3]。這說明了為何越來越多的研究投入，而且通常都只環繞著一個重點：「β類澱粉蛋白（β-Amyloid）在腦部導致毒素累積」。綜觀當今研究觀點，皆以「基因論」與「退化論」為主。不過也有研究指出：健康個體大腦中也有類澱粉蛋白成分；兒童大腦內的類澱粉蛋白濃度甚至非常高，因為這與每天的記憶能力密切相關。

當年提出「β類澱粉蛋白斑塊沉澱」說法的學者們，認為老化導致大腦製造出過量的β類澱粉蛋白，進而引發阿茲海默症。這一群人成為權威專家，事業蒸蒸日上，並且主導這個領域的發展方向。他們不僅掌管分配研究經費的生殺大權，還能夠左右傳媒的報導內容。正因為如此，他們不容許其他學派的解釋。二〇一五年《新蘇黎世報》刊登了一篇名為〈阿茲海默症：研究者誤入歧途？〉的報導，稱呼這些專家為「類澱粉蛋白黑手黨」[4]，認為他們操縱整個研究領域，為的就是「排除異己」。對這些事情也不必大驚小怪。因為，這些專家們根本不會願意站出來承認自己多年來的研究方向錯誤，誤導社會大眾相信老年期退化是唯一的致病因子，並引起社會大眾不必要的恐慌。而且，無庸置疑的另外一點是：市場機制操縱著我們的社會文化環境，尤其阿茲海默症代表著莫大商機。金錢往往與權勢互相掛勾。有句話說：「只問權勢，不重證據。」這句話不僅深深影響著你我的生活，同時也左右著科學研究。

如上所述，由於權威專家們堅持「類澱粉蛋白信條」，導致阿茲海默研究進退兩難，不能有所突破。挪威奧斯陸大學阿茲海默研究團隊的代表方恪教授（Jens Pahnke）表示：「多年以來，我們一律沿用著類澱粉蛋白分泌過量假說。現在卻發現這是一條死巷子[5]。」阿茲海默症的藥物研究也陷入瓶頸。針對目前的棘手情況，《科學》期刊編輯杭德舞女士（Emily Underwood）總結指出：「過去二十年裡，宣告失敗的臨床藥物實驗計畫共計一百二十項，彷彿一個巨大的墳場[6]。」然而，不僅研究停滯不前，就連每一位患者也被卡住而進退兩難。

卡在死巷子裡的時候，唯有一百八十度大轉彎才能夠轉圜，不是嗎？這表示：我們必須摒棄所有當權的研究教條，從嶄新的觀點來重新審視與思考所有相關的科學事實。身為獨立的醫學科學研究者，我不需要服膺任何學術「研究信條」。因此，我完全能夠從新觀點切入這個議題。我彙整了自己的想法，於二〇一六年在《分子精神醫學期刊》發表了一篇專文[7]，第一次詳盡地解釋了阿茲海默症的病因。

我認為：阿茲海默症事實上並非老年期一定會出現的神經系統退化疾病，反而是一種「匱乏症」（Mangelkrankheit）。現代生活型態造成我們的身體虛虧，進而引發阿茲海默症。這項見解能協助無數人「聰明到老」，維持老年期認知功能健全。而且就像本章開始所節錄的希波克拉底格言，每個人「僅僅」需要回顧自己的生活型態，杜絕其中不足之處，或者說，杜絕自己的致病風險因子。本書將詳細描述如何利用系統生物療法預防與治療初期的阿茲海默症。

我自己曾經親身領略過文明病的厲害攻勢！現代文明設下許多圈套，讓我們輕輕鬆鬆就養成了致病的生活習慣。想要改變這些習慣卻比登天還難。讀醫學系的時候，我認為時間應該用來巡房探視病患、讀書或是看顯微鏡；拿去做其他事都是浪費。因此，我逐漸開始減少生活中原本一直熱衷的體能運動、社交活動，甚至睡眠時間；而且經常吃速食，或在學生餐廳簡單吃個東西。目的就是盡量不浪費一分一秒。

這些不健康的生活型態讓我常常感冒，生病期間也拉長。後來我慢慢開始變胖，體重一直增加。在國內外學術界工作了二十年之後，我足足變胖了二十公斤。這些警訊原本都應該提醒我必須改變生活作息與型態，但我不為所動。原因很簡單，因為同事們大都是福福泰泰的胖子，我覺得自己還算正常。壽險公司規定我每年定期健康檢查，醫生認為我的血液檢查數值不太理想，也被我「直接忽略不計」。一直到致命警訊出現，自己突然重複出現心搏過速以及胸口疼痛的症狀。我才恍然大悟，警覺自己可能隨時都得跟這個世界說再見。當時我擔任一家生物科技公司總裁與科學部門主管。公司負責研發例如慢性發炎、過重、第二型糖尿病與心血管疾病等文明病藥物的新型效果機制。諷刺的是，當時我已經罹患這類疾病，或至少是潛在患者。

如果必須改變生活型態，該怎麼做呢？我開始每天騎一小圈腳踏車，並和妻子一起慢慢改變飲食習慣。一年後，我回醫院追蹤檢查。心臟科主治醫師驚訝地看著檢查結果，向我請教「回春妙法」。這才讓我開始徹底反思自己的生活型態。

大幅提升的體能狀況，直接改善了血液檢查數據。之前心搏過速的毛病也消逝無蹤。而且，思考能力變得更加靈敏、抗壓能力也增強許多。心臟科主治醫師對我身體狀況的評語，讓我重新反思自己的事業方向。因為在那一年裡，我一顆藥也沒吃過。也就是說，根本不是藥物改善了我的健康。那個當下，我恍然大悟：原來湧出「青春之泉」的那口井，就在自己身體裡面。只不過，它已枯竭多時；透過正向的生活型態改變，它又被重新開啟。這引發我從哲學、醫學與公司觀點進行自我思辯：「如果維持健康的生活型態，還會出現這些文明疾病嗎？如果病因來自於生活型態，那麼真的能夠藥到病除嗎？如果藥物無法根治疾病，我的公司為什麼要研發這些藥物呢？自己明明就擁有豐富的醫學知識，為什麼長久以來活得如此不健康呢？這真的是自由意志的選擇嗎？人類行為背後的動機究竟又是什麼呢？」這些重要的思辨，再一次徹底改變了我的人生。從前，我為了協助病患脫離疾病折磨而選擇從醫。之後，我致力科學研究，因為認為：研發新藥對病人的幫助更大。

然而現在我才領悟：原來每個人才是對抗自身疾病的最佳幫手，而且可以達成最佳療效。只不過，我們必須學習如何去運用這個幫手；其中的訣竅則在於知識與宣導這兩件事。

我的公司後來與其他公司合併。我因此離開製藥研究，開始以理論醫學研究者的身分投入阿茲海默症的研究。有鑑於許多學者的研究與反駁，目前科學界已經認可：老年期糖尿病、體重過重、高血壓、動脈硬化與許多癌症的起因，都在於不健康的生活型態。但是，權威專家學派迄今仍不認可「阿茲海默症是一種文化病」的說法，仍在激烈辯論當中。正因如此，我覺得阿茲海默症議題更加有趣，並希望能夠從中尋找到我諸多問題的解答。

權威宣稱：阿茲海默症的主要致病原因在於退化。這讓我思索：如果老年人幾乎無可避免地都可能罹病，那麼大自然讓我們這麼長壽的目的何在呢？再者，目前的世界人瑞在日本沖繩，那裡的阿茲海默症盛行率極低。相反的，為什麼僅僅在過去二十年內，日本本島人民罹患此病的風險激增了七倍之高呢？另外，為什麼這個疾病在距今約一百年之前並不多見？還有，研究發現：被基改的老鼠的確會出現失智病徵，卻不會爆量罹病；而且只要把它們放回籠裡，重新踩風火輪，牠們甚至會重新變得健健康康的！針對我這些疑問應該要有答案。權威專家們也必須解釋，為什麼他們對這些實驗證據視若無睹，或者在大眾媒體上加以斥責。為了找出答案，我幾乎查閱了所有相關的學術文獻。

你已經準備好了嗎？這本書將告訴你，我所找到的答案。它們將顛覆你的生活！

第1章
痊癒奇蹟？

真正的奇蹟，波瀾不驚。

——《小王子》作者聖修伯里

案例一：莎拉．瓊斯

瓊斯女士（化名）六十七歲的時候還在一間有名的財務公司擔任分析師，負責許多業務。她每天必須分析複雜的數據，將結果轉換成一目了然的圖表，並向國際客戶彙報。也就是說：這份工作需要高度的心智能力。雖然現代通訊軟體十分發達，但她通常必須親自向客戶報告結果與建議。所以，她經常出差。到了國外之後，則因為國際時差而需要犧牲睡眠。緊湊的工作行程，讓她總是覺得時間不夠用。

年輕的時候，吃重的工作會激發體內腎上腺素分泌，幫助她撐過難關。近兩年以來，她明顯察覺到工作負荷已經超過她的體力上限。從前小菜一碟的工作，現在逐漸變得沉重吃力。分析過的數據變得越來越容易忘記，連三位數以上的數字都得一個一個寫下來，以便後續處理。撰寫財務分析報告變成萬分煎熬的困難工作。就連之前睡前看本小說放鬆心情的習慣，都變成了「不可能的任務」，因為看過後幾乎立刻忘記了前半頁的內容。開車也慢慢變成夢魘；就連在熟悉的路線上，也經常錯過下交流道的出口；或者完全不記得自己開車出門的原因。在紐約寓所裡，她會摸摸自己寵愛的二貓一狗，卻已經好一陣子叫不出牠們的名字。但她仍然保留某些記憶，然而這些記憶卻讓她墮入地獄般的焦慮恐懼。

瓊斯的母親在六十歲左右出現了認知障礙，之後長期重度失智，八十歲時於養護機構裡過世了。因此家庭醫師預言：瓊斯非常可能會重蹈她母親的命運。在漫長的工作生涯中，瓊斯第一次請了長假。她內心暗自認為，自己絕不可能重返職場了。因為醫師表示，阿茲海默症根本就是不治之症。她想起與母親共渡的最後幾年悲慘時光。這些思慮讓她看見自己僅有一個解決方法：由自己來終結自己的生命。

她和住在洛杉磯的好友麗莎談起這件事。當年瓊斯的母親曾經參加某項藥物治療試驗。如同諸多失智藥物研究一般，那項人體試驗研究也無功而返。麗莎當時負責接待，兩人因而結緣。麗莎接到電話之後，說服瓊斯立刻搭機到洛杉磯找她。麗莎目前在加州大學失智研究中心擔任研究助理。研究案在於檢視一項「非藥物型」的治療方式與其療效，而且正在招募受試者。瓊斯答應參加這項實驗，因為她的內心早就向這個世界道別了，不在乎任何損失。

但是，「奇蹟」出現了！經過布雷德森教授（Prof. Dale Bredesen）短短三個月的治療，瓊斯的認知功能恢復正常，之前迅速惡化的失智症狀也統統消失無蹤。記憶數字與分析能力恢復如常，財務報告的撰寫工作也重新變得輕鬆愉快零負擔，開車認路又變得簡單順手。她也重新記起家中毛小孩與喵星人的小名。甚至覺得，她的心智功能遠勝於兩年前出現失智症狀之前。她甚至順利通過瑜伽老師的訓練考試。又過了兩年半之後，七十歲的她依然全職工作。這其中究竟發生了什麼事？她如何抵擋住眾人口中所謂的無法閃躲的命運？

案例二：賓．米勒

米勒先生（化名）是小型企業主。雖然有點小困難，但是六十九歲的他依然堅持在自己公司裡繼續工作。他的祕書必須經常提醒他每天的行程計畫，而且必須重複一再提醒。

二〇〇二年，也就是十五年前，米勒先生開始記不得辦公室保險箱的密碼。那是他第一次察覺到他的記憶力出了問題。一年之後，他的家庭醫師將他轉診至醫學放射線專科，去接受「氟化去氧葡萄糖正子造影」（FDG-PET）檢查。檢查確定他因為葡萄糖代謝障礙而出現一種特定類型的阿茲海默症，尤其是他的「自傳式記憶中樞」受到很大的影響。該部位的神經細胞無法有效吸收葡萄糖，導致持續處於飢餓狀態。

二〇〇三、二〇〇七與二〇一三年，米勒先生所接受的記憶檢查結果都不太好。他慢慢開始無法辨識職員的臉孔。就連他自己一輩子非常自豪的心算能力也每況愈下。最後，他被確定帶有 ApoE4 阿茲海默症遺傳基因。

ApoE4 基因：遺傳注定？還是罹病加速器？

Apo 是「載脂蛋白」（Apolipoprotein）的縮寫。負責與脂溶性脂肪酸及膽固醇結合在一起，形成「脂蛋白」，然後運送著脂類穿梭在血液等水溶性系統當中。ApoE4 的 E 指的是一種特殊的載脂蛋白類型，它與阿茲海默症有關。人類總共有三種 ApoE 基因型，分別是：ApoE2、ApoE3 與 ApoE4 基因型。從父母處，人類會得到各一種 ApoE 基因型的遺傳。因此可能是相同的兩條同型的 ApoE 基因，或是混合型。ApoE4 是人類演化後所形成的基因，區隔出人類與人猿的差異。ApoE4 基因的形成，代表著人類長壽的開始。這也是人類與人猿的不同之處[1]。在漫長的人類歷史當中，ApoE4 基因對於大腦功能的影響尤其深遠。與 ApoE2 及 ApoE3 基因相比，ApoE4 基因非常早就形成了。目前估計，百分之十五的歐洲人還攜帶著這種 ApoE4 基因「古早款」。

矛盾的是，不論是從父母單一方，或是父母雙方得到這條基因，只要個體基因庫當中有 ApoE4 基因，就會提高阿茲海默症罹病風險三至十二倍[2]。學者認為：ApoE4 基因型者有可能提早罹病；如果遺傳得到兩條 ApoE4 基因，則可能比一般人提早二十年發病。不過，目前已經證實：ApoE4基因型者如果生活型態不良，容易提早發病[3]。ApoE4基因是先天遺傳的致病風險因子，但並非疾病成因。不健康的生活型態會助長ApoE4基因加快人類罹患失智的速度。不過，在這裡提供大家一個好消息。如果能夠改善生活型態，在生活中多多珍愛自己的大腦，「ApoE4基因型者」的健康優勢甚至高過另外兩種ApoE基因型者[4]。

米勒先生接受了詳細的罹病風險因子血液檢查，結果卻無法解釋他的病徵。於是他決定和瓊斯女士一樣，參加布雷德森教授的研究計畫。該計畫為他量身訂做一套方案，將他的個人化需求一併納入考量，希望能夠透過這項治療計畫來改變米勒先生的生命。

進行了半年療程之後，米勒察覺到自己非常明顯的變化。對於他的變化，米勒太太與同事們也都有目共睹。首先，他苗條了五公斤，人際互動的應對速度加快，能夠辨識同事臉孔，而且記得自己每天的行程。透過治療，他又「零障礙」地輕鬆回歸他摯愛的工作。

在兩年期間裡，米勒先生的認知功能突「墜」猛「退」。對米勒太太而言，最神奇的治療成效並不在於認知功能能夠保持穩定，而是在於米勒先生的失智症狀得到了大幅改善。

FINGER 研究計畫

真的是奇蹟嗎？應該不是。這研究總共重複了八次[5]。而且後續研究[6]也提供了合理的解釋[7]。一項大型的芬蘭研究計畫致力於發展阿茲海默症的預防策略。該計畫將上述治療原則應用在預防失智方面，也獲得了相當不錯的成效。

FINGER 計畫（全名：「芬蘭老年醫學介入研究：認知功能障礙預防研究」。原文：*Finnish Geriatric Intervention Study to Prevent Cognitive Impairment*）選取已出現輕微記憶功能障礙的一千兩百六十位六十歲至七十七歲的芬蘭老人，將之隨機分成兩組。對照組不改變生活型態；相對的，實驗組必須改變不健康的生活習慣。

結果顯示：兩年療程之後，與對照組相比，實驗組整體認知功能改善了百分之二十五；在思維整理、訊息處理速度等認知功能方面，實驗組的成績分別進步了百分之八十三與百分之一百五十。[8]

在進一步介紹這項成功改變瓊斯、米勒、其他七位病患，以及數百名芬蘭老人的阿茲海默症治療方案之前，我們必須先了解阿茲海默症，了解其成因與病程發展，以及它在現代社會當中盛行率越來越高的原因。只有當讀者們具備了這些基本知識之後，才能夠清楚地了解：為什麼在布雷德森教授的治療試驗當中，有百分之十的受試者並未出現任何療效；以及為什麼 FINGER 計畫僅能正面影響患者的某些心智功能，卻無法更有效地改善病徵。

第2章 阿茲海默症

少了健康，我們便無從發展知識、藝術、強盛、富裕與智慧。

——古希臘解剖學家希羅菲洛斯

阿茲海默症——最常見的失智類型

通常「失智症」指的是思考、情緒與人際關係受到影響的腦部疾病。導致認知功能喪失的原因很多，例如急性酒精中毒、低血糖導致暫時性的認知功能下降，或者是嚴重意外所造成的長期腦損傷。所以治療之前，必須先經過詳細的檢查與診斷。

在工業國家當中，大約三分之一的慢性長期失智症狀起因於腦部血液循環障礙。通常是因為腦部血管損傷所致，因此這類的失智症又被稱為「血管型失智」（Vascular dementia）。也許是因為嚴重中風，比較大一點的血管出現阻塞狀況，或者是因為腦血管大量出血所致。敏感的腦部細胞缺氧，造成許多腦部組織受到破壞。雖然患者可能不會察覺一連串小型的多發型腦中風的直接影響，但是腦細胞組織的損傷累積起來，就容易導致血管型失智症。或者患者並未中風，但是因為腦部血管阻塞變窄而導致血液循環不良，進而逐漸造成認知功能下降。

另外大約三分之二的失智症案例，屬於所謂的「阿茲海默症」。在美國，阿茲海默症已經躍升為常見死因的前三名[1]。二分之一的美國女性與三分之一的美國男性可能罹患阿茲海默症。確診之後，患者平均可存活六至八年。但也有少數案例於確診後數個月內即宣告死亡。不過，也有患者於確診後繼續存活二十餘年。

阿茲海默症病灶：海馬迴

阿茲海默症與血管型失智症不同，後者可能影響大腦的任何部位，並造成不同的腦部區域出現功能障礙。在阿茲海默症當中，最先受到損傷的腦部區域則是「海馬迴」。相對於血管型失智症，我們可以將阿茲海默症視為海馬迴受損的一種失智症類型。然而，它不僅僅破壞海馬迴，也會逐漸影響其他的大腦區塊。

海馬迴僅約拇指大小，因其形狀類似生物海馬而得名。這個特別的大腦區塊掌管長短期記憶，彷彿是我們個人的「自傳式記憶」儲存中心。唯有如此，你我才不會忘記自己經歷過的情景與生命故事。為什麼必須記住這些資訊呢？因為這些信息有助於我

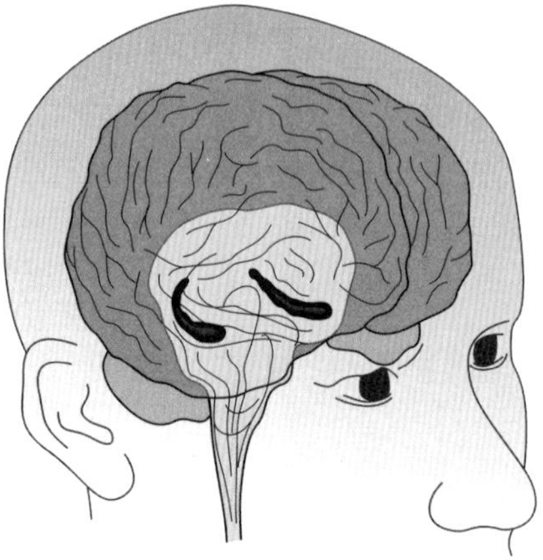

圖 1：大腦海馬迴之立體位置。海馬迴上方則是大腦皮質中的新皮質（Neocortex）。

們繼續在此塵世生存生活。海馬迴成對出現，分別位於左右腦半球，如圖一所示。

儲存在海馬迴裡的記憶，連結著我們的自我與情緒。因此，海馬迴不僅僅讓人記得屬於自己的生命過往，也能夠讓人擁有自我意識。因為，自我就是人生命中經驗的總和。少了這些記憶，根本談不上自我與生命往事。我們的生命時針依繫在記憶之上。如果忘記了自己是誰，生命就如同時鐘停擺。目前研究已經證實：阿茲海默症首先會破壞患者腦部的海馬迴區域，導致患者喪失對自己的記憶，失去了自我。

罹病的大腦

在過去很長的一段時間裡，從阿茲海默症患者去世之後所進行的腦部病理解剖結果發現：患者的確出現特殊的腦部組織變化，而且阿茲海默症會引起一些特定的腦部細部組織病理變化。過去，腦部病理解剖是唯一一種能夠確診阿茲海默症的方法。一九〇五年，阿茲海默醫師（Alois Alzheimer）首次記錄並發表發現這種新疾病。當年他的患者奧古斯特・狄特太太（Auguste Deter）出現了失智的特定病徵。狄特太太去世後，阿茲海默醫師對其進行腦部解剖，進一步了解了這種疾病（見圖二）。

針對末期病患進行大腦病理解剖時，只用肉眼就可以觀察出阿茲海默症所引起的特殊腦部組織病理變化，例如：明顯的腦室擴大、溝迴增寬、腦皮質萎縮（皮質上分布著神經細胞）、大腦白質萎縮（白質上主要分布著神經細胞纖維）。顯微鏡下可以觀察到幾項特別的細部組織病理變化，例如：環繞著纖維狀突起的死亡或瀕臨凋亡的神經細胞、澱粉酶斑等。如果這些特徵同時出現，即可確定診斷。圖二標示出健康成年人的海馬迴部位，以及阿茲海默症患者的海馬迴部位。

我們目前已經知道：患者經常存在兩種或兩種以上的失智病因，也就是罹患了混合著血管型失智與阿茲海默症的「混合型失智」。其中的原因為何呢？因為海馬迴或腦血管受損之後，很容易彼此連帶影響，進而導致疾病病程混合，並且病情加重。乍聽之下，這件事不禁讓人異常恐懼，但卻有其優點。因為如果早期的阿茲海默症能夠即時治療，排除致病因子，即可降低患者罹患血管型失智的風險，或是至

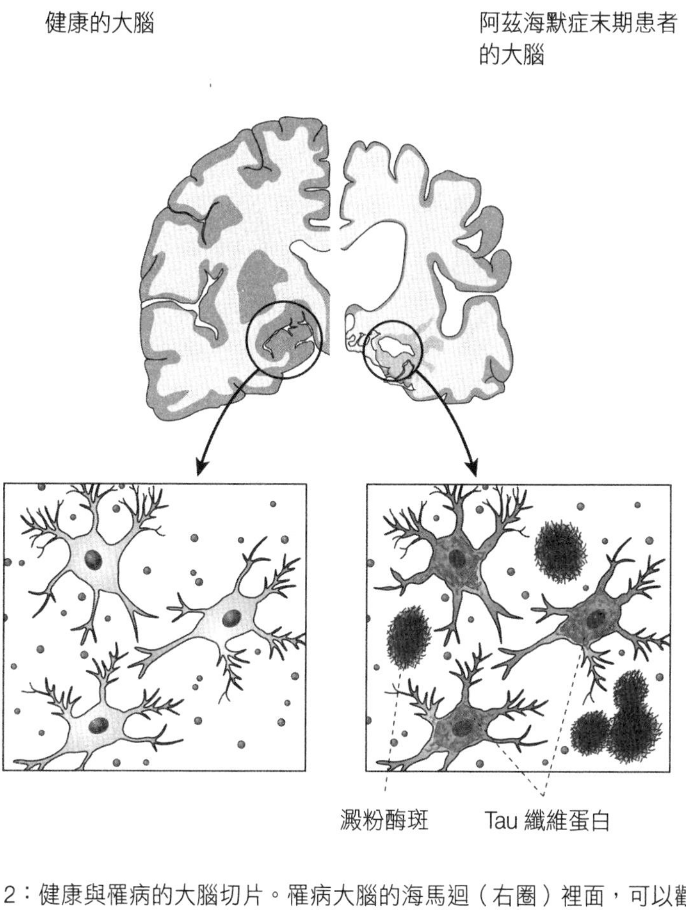

圖 2：健康與罹病的大腦切片。罹病大腦的海馬迴（右圈）裡面，可以觀察到阿茲海默症的特徵，亦即澱粉酶斑。在瀕臨凋亡的神經細胞裡，則可以觀察到特殊的 Tau 纖維蛋白沉積。

少延緩其加劇。當然，這也有助於預防失智。

慶幸的是，透過影像醫學的發展，阿茲海默症的診斷不必等到死後才能確定。原則上，目前臨床上已經可以在初期失智病徵出現之前十年或更早之前確定診斷。進而提早預防介入。

基因缺陷加速病程

大約百分之九十九的阿茲海默症案例都是隨機發生。基本上，患者都在六十五歲之後發病。相較之下，因為基因缺陷而出現失智家族病史的患者案例較為罕見。全世界大約僅有幾百個家庭因為變異基因遺傳而出現失智病徵。有失智家族病史的患者，其病程發展如其他患者並無不同，只是很可能明顯地提早發病。

有一個住在哥倫比亞北部偏遠山區裡的家族，擁有罕見的阿茲海默症遺傳基因。該家族成員長久以來都認為這是一種詛咒。但目前科學已經證實：原來真正的病因來自於一位三百多年前的巴斯克（Basques）地區移民，將此基因缺陷帶進這個家族。遺傳的阿茲海默症平均發病年齡約為四十七歲左右。在這個年齡之前，攜帶著致病基因的個體通常都已經結婚生子。所以，子代得到這個致病基因的遺傳機率為百分之五十。因此，這個家族一直無法擺脫這項疾病。截至目前為止，在這個家族裡大約已有五千人攜帶著阿茲海默症致病基因。

不過，這些人的發病年齡卻出現極大的差距。有人三十四歲就罹病，有人一直到六十二歲才出現失智病徵。他們身上的致病基因不都相同嗎？為何發病年齡差距如此之大？研究這項基因缺陷的科學家們早在一九九七年就猜測，其中原因可能來自於每個人生活習慣的差異[2]。這是不是表示：基因缺陷或許並非主要病因，而只是加速發病的因子呢？或許我們能夠主動去促使疾病發生，或是加以遏止？我偏向於認為，變異的阿茲海默症基因並非真正的罹病原因。它只是加速患者發病而已。運用這樣的觀點，則可同時解釋：為什麼全世界大多數的阿茲海默症病患身上並未攜帶這種致病基因，卻依然會罹患阿茲海默症。這種觀點主張：個人的生活型態，由於受到文明文化的強烈影響，才是導致阿茲海默症的真正病因。所以就算個體的基因完全正常，也有可能罹患阿茲海默症，只不過發病年齡會晚個幾十年。

就算有少數幾個遺傳基因變異的個案（當然無法完全排除這項可能），針對阿茲海默症的預防或治療方式應該是一致的。本書第二十三章將詳細談論這個議題。

罹病風險

在工業大國當中，罹患阿茲海默症的失智人口約占六十五歲老年人口的百分之一。七十歲以上的人口群當中，約有百分之二的罹病率。七十五歲以上人口的罹病率則約百分之四。以此類推，年齡每增加五歲，罹病機率就加倍。因此九十歲及以上的長者當中，每三人中約有一人可能罹患阿茲海默症[3]。

如果年齡越高時之失智罹病風險越高，那麼幾乎只有一成的人瑞長輩們能夠維持神智清明。不過事實上，已進入期頤之年長者的失智罹病機率會相對降低。這也是第一個證據說明，高齡與罹患阿茲海默症未必絕對相關[4]。反而可能是因為人瑞長輩們誤打誤撞的生活型態，保護他們不受阿茲海默症侵害。但如此幸運的案例並不多見，因為遺憾的是：我們的社會充斥著太多「揮霍健康」的選擇。另外一方面則是因為遺傳而加速失智發病的倒楣案例，相對而言為數也有限。就算身上攜帶著致病基因，個體的生活型態同樣會影響發病機率與發病年齡（詳見本書第二十三章）。

人類的平均餘命持續增加。這並不表示：我們活得比之前的人來得健康。人類平均餘命增加的原因乃來自於：現代醫療與藥物的進步，延長了罹患第二型糖尿病、心血管疾病及癌症等文明病患者的生命[5]。所以，有些人最後還可能遇上目前藥石罔效的阿茲海默症。

截自二〇一五年夏天，德國約有一百多萬人罹患阿茲海默症，亦即每八十人當中就有一人罹病。每年新增病例二十萬名。每年因為阿茲海默症而死亡人數約十五萬名，因此總罹病人數一直持續增加。預估二〇五〇年德國全國的阿茲海默症患者人數將超過三百萬名，亦即每三十人當中就有一人失智。

一種文化病（Kulturkrankheit）？

二十世紀初期，無論是在美國或歐陸，大家都不知道阿茲海默症。當年的高齡人口當中，每年應該也有數千人罹患這種疾病。當時的大腦解剖病理學家應當早已有所發現，但事實並不然。就連一九〇六年發現這項新疾病的阿茲海默醫師也表示，他從未見過這樣的罹病腦部，認為此病非常「特別」。甚至三十多年之後（一九三八年），在某位德國腦神經病理權威撰寫的醫學教科書當中也未提及這項疾病[6]。

最近一百年內，情況出現了戲劇性翻轉。這變化絕對不是肇因於人類基因庫的變異。此項證據說明：高齡並非阿茲海默症的病因，而是另有其他原因。

另一項證據則來自於文化研究。文化研究指出：阿茲海默症的病因應當源起於生活型態的改變。針對幾個少數民族的研究結果發現：一旦他們放棄原有的生活型態，轉而採納現代的消費模式，則會大幅提高原本極低的失智罹病風險。日本沖繩就是一個很好的例子。一直到近代，沖繩原住民當中有許多百歲人瑞，不但神智清明也未罹患西方社會常見的老年期疾病。但自從美國在沖繩設置軍事基地之後，美式生活型態逐漸在沖繩普及，第二型糖尿病等常見文明病的流行率以驚人的速度迅速攀升，尤其常見於較年輕的沖繩居民。健康人瑞們的好基因，難道無法保護後代不生病嗎？沖繩的例子指出：典型的「老年期疾病」事實上與「老」根本無關。

其他族群的狀況無法立即斷言。必須在其群體之內詳加觀察，才可發現究竟哪些特別的行為模式有助於提高或降低失智風險。目前已有許多這類的成功研究。例如截至二十世紀中期，日本的失智風險極低；但是在大約二十年之內，日本的失智風險足足增加了七倍之多，目前仍然居高不下[7]。但在那一段時間內，日本的老年人口結構並未出現過於大幅的變化，因此科學家開始尋找其他的原因解釋。結果發現：二次世界大戰之後，日本社會迅速工業化，人民也非常快地放棄了原有的傳統習慣。生活型態的改變提高了失智罹病風險。這項研究同樣也提供了證據，說明老化並非失智病因，而是因為不健康、不自然的生活型態讓我們在某段人生階段必須親嚐惡果。這也能解釋，為什麼多年以來的密集研究無法有所突破。為什麼阿茲海默症謎題一直無解？

第3章 阿茲海默拼圖

大自然之謎，無窮無盡。

——德國文學家柯爾納

不解之謎越來越多

目前全世界的阿茲海默症研究者總數超過兩萬五千多位。如果向他們請問病因，可能會得到各式各樣不同的答案。有些專家認為病因來自於被污染環境中的毒素；有些人認為是腦部感染。大多數的專家認為是老年期的退化。很多研究者認為失智病因極其多元，推測其成因可能來自於長期發炎、腦神經系統新陳代謝障礙等。不過這些解釋方式都認為老化才是真正的病因。目前最常見的病因理論是「β

類澱粉蛋白在腦部導致毒素累積」。但是，β類澱粉蛋白的累積是經年累月的長期過程。所以，這個觀點也以老化為解釋基礎。

依照老化退化之失智致病基本觀點，可以衍生出許多不同的版本。許多專家認為：這就是人。人至老年，就會罹患阿茲海默症。這是正常的老化發展，因此不能算是一種疾病。他們認為：病因乃與生俱來；或許暫時還看不出病徵，但是疾病已隱匿在遺傳基因當中。

除非像第二章所提：研究者將阿茲海默症基因嵌入實驗老鼠基因，導致老鼠出現病徵。不然的話，動物不會罹患此病。因此，部分專家更加確定病因在於人類，乃「與生俱來」。不過有趣的是，將致病基因嵌入實驗鼠體內的實驗顯示：只有基因未必會導致發病。必須在實驗設計當中同時也改變老鼠原本自然的生活型態，例如：讓老鼠飽食終日、無所事事、缺乏睡眠、缺少與其他鼠輩互動。在這樣綜合的條件下，老鼠才會發病。大家覺不覺得，這些實驗鼠的生活型態跟我們現代人很相似嗎？

上述內容以及第二章的論點說明：阿茲海默症並非老化退化疾病。這個觀點需要你我更多的審慎思考。但目前仍有太多未解之謎，眾家說法亦有分歧或矛盾。唯一一致的是，大家幾乎都認為：阿茲海默症的唯一解答，就在於研發出有效的治療藥劑。而且只要藥物治療有效，該項研究的病因解釋觀點自然就是正確無誤。這種思維模式徹底排擠了「系統生物療法」所強調，藉由改變生活型態中的風險因子以治療阿茲海默症的觀點。一昧認為只有藥物治療才有效的看法，其實是錯置因果。彷彿認為只有找到肺癌解藥，才能了解其病因機制，卻完全忽略抽菸也會提高致癌風險。二〇一四年六月，共計四千五百位專家共襄盛舉，參加了在哥本哈根舉辦的全球最大型國際阿茲海默症研討會。會議主題就是：「新藥研發最大的困難：科學界仍然不了解失智症的分子致病機制」[1]。

此主題點出：目前國際上的專家正在尋找分子機制，以利研發新藥。他們對於改善生活型態等「非藥物」治療方式完全不感興趣。大多數的專家學者還是緊緊捉住老化退化觀點。如果他們能夠摒棄成見，放棄這項錯誤的論點，我相信我們早就已經解開了阿茲海默症的謎團。這就好像拼圖一樣，只要找出主要圖片，彙整所有其他圖片，即可完成整幅拼圖。然而，目前的研究並未彙整，只是多頭馬車地鑽研每位研究者手中拼圖圖片的有效成分。透過這種方式絕對無法完成拼圖，只會越來越讓人覺得傷透腦筋。也就是說：固守研究成規絕對無法達成目標——治癒阿茲海默症。

美國加州的布雷德森教授曾經進行過許多阿茲海默症的療效實驗。屢錯屢敗的結果，讓他備受挫折。於是，他利用當時科學界對於阿茲海默症的研究結果，做了一些相當不尋常的嘗試。這項努力彷彿利用了一些大大小小的拼圖片，彙整後應用在系統生物治療法上。我認為：布雷德森教授的實驗治療成效已經提供了足以採信的證據。因此，值得我們更仔細地探討一下他嘗試用來解開阿茲海默謎團的拼圖圖片。

療效成功，就是正確

布雷德森教授的第一批研究對象共計十人。實驗之後，出現療效者共計九位。當時這九位研究對象當中，八位是初期病患。治療之後皆已恢復認知功能。至於其中一位中期病患，療程至少能夠抑止他的病程繼續發展。第十位病患因為已處於病程末期，治療完全不具成效。布雷德森教授認為，常見的研究取徑已經不足以解開阿茲海默謎團，所以他主動出擊。後來他在媒體訪問的時候表示：「過去十年之間，數以百計的阿茲海默症臨床實驗都宣告失敗。花費共計超過一億美金，卻毫無效果。」[2]

布雷德森教授猜測：如果僅僅局限在開發**單一**有效的藥物成分，彷彿科學家只將一小片拼圖片握在手裡。他說：「已經研發出來的阿茲海默症治療藥物，往往只針對這項疾病當中的某一個小點。但是，這個疾病卻是非常錯綜複雜。」他舉例解釋許多臨床療效實驗研究失敗收場的原因。他說：「請想像你的屋頂上破了三十六個洞。藥物也許真的有效，填補了其中一個小洞。但是還有三十五個洞依然『點滴到天明』。所以，藥物治療幾乎顯現不出改善效果。」

這個「屋漏偏逢連夜雨」的譬喻，很適合用來描述目前失智治療進退兩難的困境。因此，布雷德森教授的做法是希望能夠一次同時修補所有的破洞。但是，這樣的做法真的能夠將所有拼圖片拼集在一起嗎？

失智研究的同儕並未採信布雷德森教授的解釋。有趣的是，他們既未批評其研究對象樣本的篩選方式，也並未質疑其病程診斷方法。他們接受這項研究結果的成功療效，卻不採納布雷德森教授對於阿茲海默症的病因解釋。紐約大學朗格尼醫學中心（NYU Langone Medical Center）神經學教授賈文博士（Dr. James Galvin）評論說：「這項治療方案符合科學研究的效度要求。但是它的解釋並不充分，無法讓人了解其研究步驟與內容背後的動機，而且無法了解其所使用之劑量。」[3]

因為布雷德森教授沒有辦法解釋阿茲海默症的全貌與其病因，所以並未得到學界採信，也因此無法推廣他的治療理念。很顯然，科學家、醫師，甚至媒體所需要的不單單只是研究結果，還必須要有讓人能夠明白疾病來龍去脈的解釋。這也是人之常情吧！尤其當這些治療方式可能會翻轉我們的人生，甚至必須進行一輩子的時候，試想誰會願意糊里糊塗地去接受治療呢？

布雷德森教授從屋頂修理工人的角度來看待這幅阿茲海默大拼圖。他私下告訴我，他的治療概念完全出自於機械觀點。但是人體並非老舊漏水的屋頂。我們是有生命的有機體，擁有自癒功能。如果無法自癒，一定另有他因。布雷德森教授漏雨屋頂的譬喻無法解釋人類的自癒能力。另外，他也無法解釋屋頂破洞的原因。也就是說，布雷德森教授無法清楚地解釋阿茲海默症的成因。然而，在替病患決定治療項目內容之前，我們必須先了解疾病成因與治療理念。

失智預防活動宣導時，同樣也必須提供參加者相關的預防訊息，例如：阿茲海默症的系統生物學病因解釋，以及其他學派觀點等等，否則推動這類活動一定是困難重重。芬蘭的 FINGER 失智預防研究計畫就是一個很好的例子。我認為它的立基點很優，但並未執行完全。為什麼呢？FINGER 研究計畫的基本想法與布雷德森教授的觀點有些相近。瑞典斯德哥爾摩的卡羅林斯卡醫學院（Karolinska Institutet）臨床老年醫學流行病學的齊維裴度教授（Miia Kivipelto）與其研究團隊共計研究了一千兩百六十位失智的芬蘭民眾。這位女教授指出：「研究已經證實老年期之認知功能障礙與飲食、心血管系統及運動有關。」[4] 她認為許多臨床研究的失敗原因，都是因為只針對單一因子進行研究（亦即布雷德森教授所謂的「一次只堵一個洞」）。我曾在第一章提過，FINGER 研究計畫研擬了多項控制變項。為什麼這樣研究最後並未達成顯著的正常結果呢？我認為，這項芬蘭並未完全成功的原因在於缺乏針對所有罹病風險因子做系統化的解釋，甚至忽略了一些很重要的致病風險因子。

我個人發展出一套解釋阿茲海默症成因的理論，並在二〇一六年投稿給國際期刊發表。該篇學術論文的題目是〈阿茲海默症之統一理論（UTAD）：預防與治療之應用〉[5]。在這篇論文中，我提出一項有關於阿茲海默症已經證實的重點，以之做為小塊的拼圖圖片，然後再藉由「演化生物學」理論將這些拼圖圖片彙整拼湊在一起。這是第一次有人嘗試簡單明瞭地呈現出阿茲海默症的病因。了解疾病病因之後，方可更加提升預防效果。除此之外，這個理論也能夠充分解釋布雷德森教授的實驗結果。例如：為什麼療程需要數個月的時間才會出現治療效果？或是，為什麼停止膳食計畫之後，病患很快又會出現失智病徵？我研擬了一套系統生物療法，希望能夠減少致病成因，並且抑制阿茲海默症的疾病進程。本書將為你介紹這些改良過的治療方法。

在後續的三章篇幅中，我會將一片一片的拼圖片組裝起來。以最淺顯易懂的方式，為您呈現阿茲海默症與其治療方式之全貌。也許不宜將阿茲海默症想像成已經無法修理的漏水屋頂，因為這個疾病破壞的不是沒有生命的硬體結構，而是侵犯活生生的人，損害人之所以為人的整體。為了正確關注這個圖像，我們必須反思的是人類存在的意義。這是最基本的生命議題。你我的存在意義何在？在此塵世有何使命？我相信，這些答案將有助於協助我們從正確的位置開始這幅拼圖。

第4章
生命的意義

意外乃無法預見之事，有其意義。

——古希臘哲學家錫諾普的第歐根尼

生命的目的

人類存在的目的是什麼？例外的是，基督教信仰與現代科學竟然給出了相同的答案。耶和華上帝的命令是：「你們要生養眾多，遍滿全地。」這道聖經命令與演化論學者所倡導的人類存在目的，確實完全一致。

我們身處的自然環境瞬息萬變。能夠保證血脈能夠傳承下去的唯一方式，就只有透過繁衍。如同複製儲存資料一般，遺傳訊息唯有透過複製才能夠存續下去。文化存續的唯一可能也在於保存與多元。從演化的角度來看，你我在此塵世的唯一使命就是延續血脈。演化並不介意我們是否成功完成任務，它讓我們自由去選擇。我們與生俱來的本能與衍生出來的需求就是如此，不會改變。

從人的角度來看，我們的自由意志可以選擇尊崇上帝，遵行祂的命令。或是認為自己生命裡並沒有上帝特別的計畫，或是其他種種曾被探討追尋過的生命意義。有些人希望生養子女，有些人不想要孩子，有些人被迫成為父母。但是，不論人類個體是否繁衍後代，結果對於演化而言都是一樣的。因為遺傳訊息只能透過重複複製而存續，因此所有生物存在的任務就在於繁衍[1]。只不過，動物界與植物界生物所運用的繁衍策略大大不同。單細胞細菌的繁殖策略在於透過迅速的細胞分裂。環境一旦有變化，單細胞細菌只能透過細胞分裂時隨機發生之基因變異來適應。

對於環境的變遷，人類的適應策略與單細胞細菌完全不同。尤其在面對文化變遷的時候，人類會透過有學習能力的大腦來適應社會文化的改變。新的想法與做法如果具備優勢，便將廣為流傳，有助於我們在不利的環境中繼續生存下去。舉例而言：氣候變遷如果造成海平面上升，人類並不會長出鰓，而是會去建造更高的堤防。雖然人類也可以長遠規劃來改變氣候變遷現況，但人類的想法與做法通常都是「短視近利」。

阿嬤的演化

基本上，人類適應環境變遷的策略已經不再透過基因變異，反而是透過行為變化，尤其是文化行為的變化。姑不論這些策略究竟是來自先天遺傳或是文化影響，其最高目標始終設定在於傳遞血脈繁衍子孫。從這個基本論點出發，人類女性實在不可能如此長壽。但令人驚訝的是：人類女性停經之後雖然不具生育能力，卻依然長期存活。以人類近親黑猩猩為例，母黑猩猩停經後僅存活三或四年。人類女性停經之後卻可存活三、四十年，甚至長達七十餘年。其中原因為何呢？

如圖三所示：母黑猩猩停經後，短暫數年內即告死亡。母黑猩猩一直到老都會生產育幼，因此不會成為幫助女兒撫育孫輩的外婆。人類女性恰恰相反。阿嬤能夠協助家務，幫忙帶小孩，並且貢獻傳承一己經驗（如圖上虛線所示）。大型的加拿

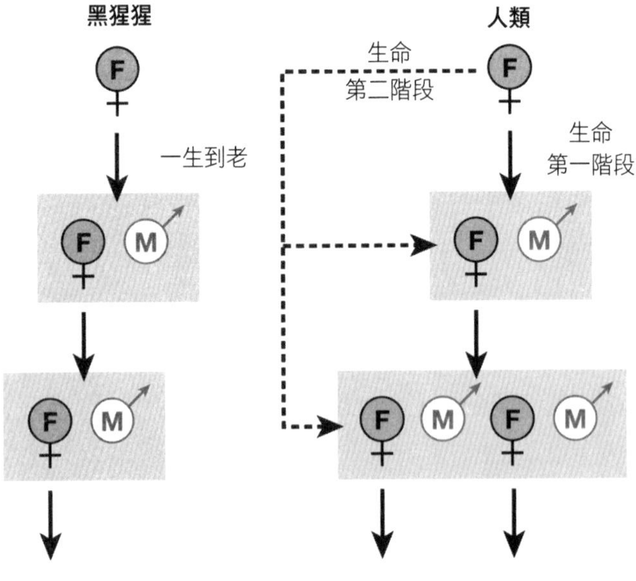

圖 3：與母黑猩猩相比，人類女性於停經之後的存活時間長。在此第二個生命階段，人類女性會協助其女兒並幫助撫育孫代（虛線）。

大與芬蘭人口數據指出：至少一直到二十世紀初期為止，有阿嬤的家庭不僅孫輩數目較多，而且孫代幼年存活率也相對較高。與祖母／外婆早逝的家庭相比，只要祖輩女性成員在停經後每多活十年，平均即可貢獻其家庭兩個至少可以存活至成年期的孫子女[2]。

阿嬤的演化

男性能長壽，必須感謝女性。為什麼呢？因為只有母親才能夠百分之一百確定孩子是她的親生骨肉，孩子的孩子也會繼續她的遺傳血脈。若暫時不提高科技的親子鑑定方法，男人只能相信子女是他親生，卻無法斬釘截鐵地確定。社會生物學研究指出：人類的長壽基因乃藉由母系遺傳。

人類阿嬤為何長壽？當然是為了讓她們的遺傳特徵能夠開枝散葉，廣為流傳至後代，並提高後代存活率。長壽基因通常也會遺傳。不過，長壽的遺傳通常必須搭配一輩子的強健體魄，以及相對良好的心智功能。因為如果家族身陷危機，這個時候尤其需要仰賴老年家人的經驗知識來度過風雨飄搖的年代，以便讓整個家族繼續存活於世。

最新的海洋哺乳類研究也指出：家族「多子多孫」與祖母輩成員的體能及心智能力密切相關。以虎鯨為例，雌性虎鯨停經後能夠存活五十年，平均壽命約可達九十餘歲。研究結果證實：特別是在食物來源短缺的時候，虎鯨阿嬤會幫助家族捕魚；虎鯨阿嬤的存在能夠將後代存活率提高十倍之多[3]。英國艾克斯特大學（University of Exeter）人類學家布倫特（Lauren Brent）博士與其研究團隊發現：不具生育能力的鯨豚阿嬤才是帶領整個鯨豚家族渡過危機年代的領袖。虎鯨特別喜歡捕食鮭魚。一旦鮭魚魚源短缺，虎鯨「皇太后」又已辭世，那麼家族中每年死亡的虎鯨數目會增加，而且家族新成員的誕生數目也會減少。透過這些發現，布倫特博士認為，人類的阿嬤也是如此演化而來的。她表示：「人類女性不具生育能力之後，會將生活知識傳承給後代，藉以幫助後代能夠好好地活在世上。」[4]這就是物競天擇當中的「擇」。人類也有這項生物機制。布倫特博士的研究因此能夠解釋，為什麼人類女性停經後能夠擁有一段很長的存活期。

這項人類女性的壽命特色，並無法單獨歸功於現代醫療的進步及更加優質的生活環境。長壽，首先是一種演化上的自然淘汰與適者生存。古早古早以前，年長者擁有豐富的經驗知識，能夠協助家族存活於世，並且繼續延續共同的血緣。尤其在書寫時代之前，人類社會乃透過宗族長老來傳遞經驗知識。人類大部分的演化發展都是依此而行。在漁獵文化時代，尤其是出現災荒的時候，人們只能仰賴長者經驗知識來找尋食物。所以在漫長的演化過程中，人類很早就懂得運用文化知識做為存活與繁衍的策略。為了收集、應用與傳承文化知識，長者必須神智清明，頭腦清楚。

有人認為：漁獵文化時代的人類平均壽命約僅三十歲左右，因此不可能出現阿茲海默症的物競天擇現象。這種說法目前已遭駁斥。當時平均餘命偏低，主要原因在出生死亡率與幼兒死亡率都相當高。就現今尚存的幾個漁獵民族而言，在已經存活至青春期的族人當中，三分之二皆可於有生之年成為祖父母。而且這些人無法像我們一樣利用現代醫療資源，但他們的平均餘命已超過七十歲，活到八十歲者也不在少數[5]。

長壽並非現代化醫療與科技的結晶，而是遠古之前物競天擇的自然結果。因為這項演化歷程，也保障了人類在老年期依然能夠心智清明，或者說，可以避免老年期心智功能下降。這是一個重要的證據，充分指出：阿茲海默症並非先天遺傳，應該另有其他成因。現代人只有生活型態在短期之內出現了巨幅變化，而人類的先天條件可能無法承受現代生活型態所帶來的後果。截至目前為止，已有許多研究證實這項論點。研究指出：生活型態改變時，人類大腦會出現一些特定的生化反應，進而提高阿茲海默症的罹病風險。文化變遷乃現代生活型態改變之幕後推手。阿茲海默症最初侵犯的腦部部位主掌人類的文化記憶。如此看來，此事絕非偶然。

第5章 抗壓與心智正常

真正的偉大，源自於緩慢無形的成長。

——古羅馬哲學家、政治家與劇作家賽內卡

海馬迴：文化定位器官與生命之鐘

為了讓人類在一生當中能夠經驗這世界、加以評價，並且傳承自身經驗，我們需要大腦裡面海馬迴正常的運作功能。所有脊椎動物腦內都有海馬迴，它屬於大腦皮質當中「舊皮質」的一部分。相對的，高級哺乳類動物的大腦皮質則已演化至所謂的「新皮質」結構。人類新皮質結構相當複雜，負責掌管意識與理智。大約從數千萬年前開始，人類大腦已經演化出現新皮質的分層結構。

早在數億年以前，最早的脊椎動物的腦部已出現海馬迴組織。這當然有其深意，因為海馬迴負責執行生命攸關的重要任務，例如：立即記住可以尋獲食物的地點，盯梢敵人，並且長時間熟記相關訊息。動物如果記憶力差，不是餓死，就是變成盤中飧。

一直到現在，感知的訊息資料還是會短暫儲存在海馬迴當中，以便讓每個「當下」都能夠常久留存。圖四指出：大腦處理由神經細胞傳遞的電子衝動，讓我們感知外界刺激。感知所得之訊息以電子衝動型態回傳，經過編碼轉化之後，透過「穿動脈徑神經束」（*Tractus perforans*）進入海馬迴。

海馬迴的「時空記憶容量」足夠你我一輩子使用。相反的，它的訊息「接收容量」也就是能夠接收我們所遇之事或思考內容的容量，大約僅夠一天使用。在人類漫長的演化歷史當中，從來都不需要海馬迴具備更大的接收容量。為什麼呢？原因很簡單，因為我們還擁有另外一個超大容量的記憶儲存空間，亦即：儲存長期記憶的新皮質。但只有在意識不清醒的睡眠階段裡，海馬迴才能夠將每天感知到的新經驗訊息資料傳送至新皮質區，以長期記憶型態儲存。若在半夢半醒之際，資料轉

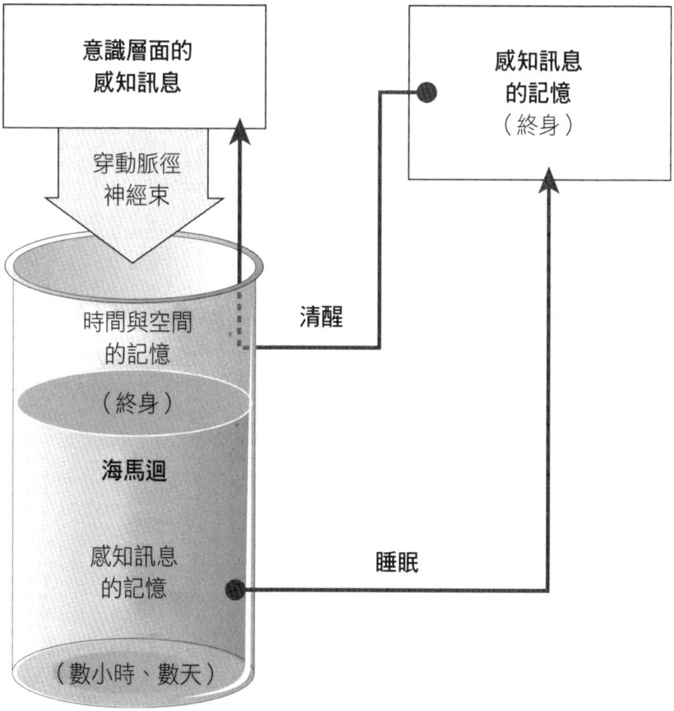

圖 4：意識層面之感知訊息會短暫儲存在海馬迴當中。趁著睡眠之際，海馬迴彙整綜合訊息資料，傳送至新皮質中長期儲存。只有「時空記憶」會長期儲存在海馬迴裡，並從此處提取。

存受阻而令現實與夢境混合，則可能出現妄想。

轉存記憶訊息資料時，海馬迴會剔除掉它認為不重要的內容。它會自行決定，哪些訊息有記憶的價值。例如：海馬迴會認為不值得去記住很無聊的單字，因此單字必須透過反覆記誦才記得住。海馬迴的學習速度超快。相比之下，主掌語言記憶儲存的新皮質，在學習方面簡直是個超級慢郎中（新皮質屬於「細水長流」型，一旦納入記憶，即可保存長久！）因此，海馬迴在深夜時分上半段尤其會化身為興致勃勃的「說故事高手」，一直不停地向新皮質傾吐心聲。

深夜下半場時段裡，剛剛被轉存至新皮質的長期記憶資料會與既有的長期記憶資料庫整併與連結。這些歷程能讓我們出現新的看法與觀點，所以有時候我們一早醒來會瞬間福至心靈地想出一些新創意。這也是為什麼我們常常勸人「好好睡一覺，明天再做決定」的原因所在。

將日間事物的感知內容轉存至皮質，成為長期記憶之後，海馬迴只保留這些值得記憶之事的時空訊息。但如圖四所示，新皮質無法直接提取這些記憶內容。提取記憶時，必須先得到儲存在海馬迴當中與這些記憶內容相關的「時空訊息」，才可以想起當時的經驗。

只有透過海馬迴裡面的「時空訊息目錄」，才能夠提取長期記憶。所以，一旦海馬迴受損，我們就會變得無法儲存「新」的經驗或是思考記憶，也完全想不起任何「昨日往事」。另外，有鑑於每日言行思考活動記憶內容的增加，海馬迴時空訊息目錄篇幅勢必也需要增加。這表示，海馬迴的神經細胞必須持續成長發展嗎？的確如此。海馬迴真得能夠長大。每天都能夠重新生成數以千計的神經細胞，這就是專業術語中所謂的「成年神經元新生」（Adult neurogenesis）。不論是十八歲的青少年或是九十二歲的長者，成年人都能長出的新的神經元細胞[1]。

成年神經元新生

成年人每天都能發展成長出新的神經細胞。這類的神經元新生，除了一小部分發生在嗅腦之外，主要都發生在海馬迴前端。這項擴充記憶容量的能力幾乎與年齡完全無關。因此，完全符合我們之前提過的「阿嬤的演化」觀點。經驗知識，尤其是長老們的經驗知識，特別能夠提高整個家族或部落的生存機會。

現在來談談一件有趣的事。我們的生活型態會阻撓海馬迴的神經元新生。而且，阿茲海默症最先破壞的腦部組織就是海馬迴長出新神經元細胞的位置。許多研究皆已證實：一旦海馬迴區域的神經元新生受阻，積年累月之後人類會開始出現阿茲海默症病徵。兩者之間具有因果關係。

從「神經細胞生成障礙」到「阿茲海默毒素」

為了讓記憶功能能夠迅速長久，海馬迴利用了一種名為「麩胺酸」（Glutamat）的興奮型神經傳導物質。麩胺酸能夠迅速改變新、舊腦細胞之間的連結。我們可以將麩胺酸想像成銳利的工具，它能夠將經驗情節雕刻在記憶庫牆上。相關內容經過登錄之後，就變成我們的新記憶。

麩胺酸

麩胺酸是一種胺基酸，能夠合成為蛋白質。人體能自行合成麩胺酸，因此它不算是必要的基本營養成分。在肉類、豆類或全穀類這些富含蛋白質的食物當中，百分之四左右的成分就是麩胺酸。調理包食物經常利用麩胺酸（E620至E625）做為調味劑，主要就是利用麩胺酸在大腦裡面原本就是天然的興奮型神經傳導物質。它能夠刺激大腦，使之興奮。在食物中加入麩胺酸有助於刺激味覺。一旦麩胺酸自海馬迴組織裡自然釋放出來，便會改變其中的神經細胞連結，例如會改變我們的記憶。

為了確保新的記憶不被覆蓋，麩胺酸會在訊息轉存時分泌一些β類澱粉蛋白，尤其會堆積在已經有所變化的神經細胞接觸點上面。這種小小的蛋白質會阻礙海馬迴生成麩胺酸。類澱粉蛋白與其前驅物類澱粉前驅蛋白能夠維持當天的記憶功能穩定，至少在當天如此。短暫儲存在海馬迴的訊息會被轉存到大容量的皮質區，成為長期記憶[2]。如此看來，β類澱粉蛋白的功能在於保護記憶內容[3]。夜間沉睡之際，人不會進行其他活動，身體會利用夜間來分解多餘無用的β類澱粉蛋白。於是，隔天起床之後，我們的海馬迴又能夠去接收新的經驗、想法與經歷。

「壓力荷爾蒙」皮質醇（Cortisol）（事實上它是「抗」壓力荷爾蒙，協助我們去應付當下危險情境中的壓力）也會促進身體分泌β類澱粉蛋白。為什麼呢？原因只有一個，而且很簡單。當我們陷入危險情境時，海馬迴必須負責處理大量的外界訊息，身體因此會分泌大量的麩胺酸去刺激海馬迴，例如散步時突然聽見森林樹叢裡傳來怪聲，緊張情緒會促使腦部分泌麩胺酸。但是，這時壓力荷爾蒙會立即通知腦部分泌β類澱粉蛋白，以便阻止所有的神經細胞釋放過量的麩胺酸。這個程序很重要。因為麩胺酸是一種興奮型的神經傳導物質，一旦分泌過多則容易過度刺激或破壞神經細胞（就像太過用力握住一支削得太尖的鉛筆，不但寫不出字來，還容易劃破紙張）。透過上述這種機制，β類澱粉蛋白的分泌能夠保護皮質醇。或者說，在壓力當下，β類澱粉蛋白的分泌能夠保護海馬迴，不讓海馬迴受到過多的刺激，甚至導致神經細胞受損[4]。經由管控皮質醇而分泌出來的β類澱粉蛋白，其主要功能就在於保護神經細胞。

回到之前的例子。只要我們（更明確的說法是：我們大腦裡的海馬迴）發現，原來剛剛樹叢裡窸窸窣窣的怪聲只是一隻小松鼠在搗亂，並非來自一隻齜牙裂嘴的惡犬，壓力荷爾蒙的濃度就會降低。這些都是新生的神經細胞所負責的工作。它們不僅會收到我們所有的感官訊息，也能掌握我們的經驗資料，早在我們意識到之前就已經完成了情境評估，例如：原來只是小松鼠罷了，一點兒也不危險！如果危險解除，或僅止於虛驚一場（在大自然中時刻提高警覺很重要！不宜大意！），那麼新生的神經細胞就會下令減少分泌壓力荷爾蒙，藉以減小壓力反應[5]。不論出自哪些原因，一旦腦細胞無法新生，我們就少了這項自然機制來減緩壓力反應。換句話說，我們對於壓力會變得更加敏感。稍微一些風吹草動、小小的驚嚇或是難過的思緒，就會產生過度的壓力反應。或許不一定特別強烈，但是持續的時間會比較長。「神經細胞生成障礙」削弱了我們的抗壓能力，個體可能逐漸變得膽怯，並且盡量迴避不習慣的新情境，因為新情境很可能引發更多的壓力。

這些膽怯憂鬱的傾向，很可能是阿茲海默症的早期病徵。而且還會發生另外一些事情。新的神經元細胞生成受阻，若再加上壓力，身體不僅會持續分泌壓力荷爾蒙，也會一直生成β類澱粉蛋白，導致海馬迴前端區域內的β類澱粉蛋白濃度提高。偏偏在正常情況下，這個區域會釋放出麩胺酸，以利形成記憶，而且這個區域也是神經元新生的位置。一旦海馬迴前端堆積了許多β類澱粉蛋白，記憶與神經元新生就會受阻。阿茲海默症就宣告開始啦！[6]因此，穿動脈徑神經束（見圖四）是阿茲海默症最先破壞的海馬迴結構之一。這也能解釋，阿茲海默症為什麼會出現某些特定的初期病徵。因為一大堆β類澱粉蛋白會沾黏在穿動脈徑神經束末端！澱粉蛋白本來就有點像是「糨糊」。沾黏上神經束之後，β類澱粉蛋白的化學特徵會立即大幅改變，頓時由記憶及海馬迴的「保護者」角色，搖身變為「阿茲海默毒素」[7]。這不僅會導致個體喪失記憶，還會摧毀患者的海馬迴[8]。另外，阿茲海默毒素還有一個負面特徵：這種黏黏的毒素彷彿病原菌一般，首先感染損害海馬迴，然後會一直散布到其他腦部區塊。

惡性循環

讓我們先彙整上述重點：如下頁圖五所示，如果海馬迴神經元細胞的新生速度緩慢，會導致人類的抗壓能力降低。在這種狀況下，通常不會讓人覺得惴惴不安的聲響及想法，都可能會引發比較強烈而且為期較久的壓力反應。由於個體對壓力變得越來越敏感，體內的壓力荷爾蒙濃度就會持續增加，長期居高不下。

在危險狀況下，我們會運用所有的精力去應付當下的壓力源。所以，壓力荷爾蒙皮質醇（或說「抗」壓力荷爾蒙）會暫時停止許多體內的生化過程。皮質醇會抑制細胞新生，因為細胞新生過程需要非常多的能量。因此，海馬迴神經元細胞的新生也會被抑制住。抗壓能力如果長期偏低，體內皮質醇濃度就會持續居高不下，導致神經細胞新生過程持續受阻。如圖所示，這會成為一個有害健康的惡性循環。這個惡性循環會引發憂鬱症；長期的惡性循環更會導致阿茲海默症！只有恢復海馬迴神經元的新生能力，才能破解這個惡性循環！這才是唯一延緩病情或是真正的治療之道。

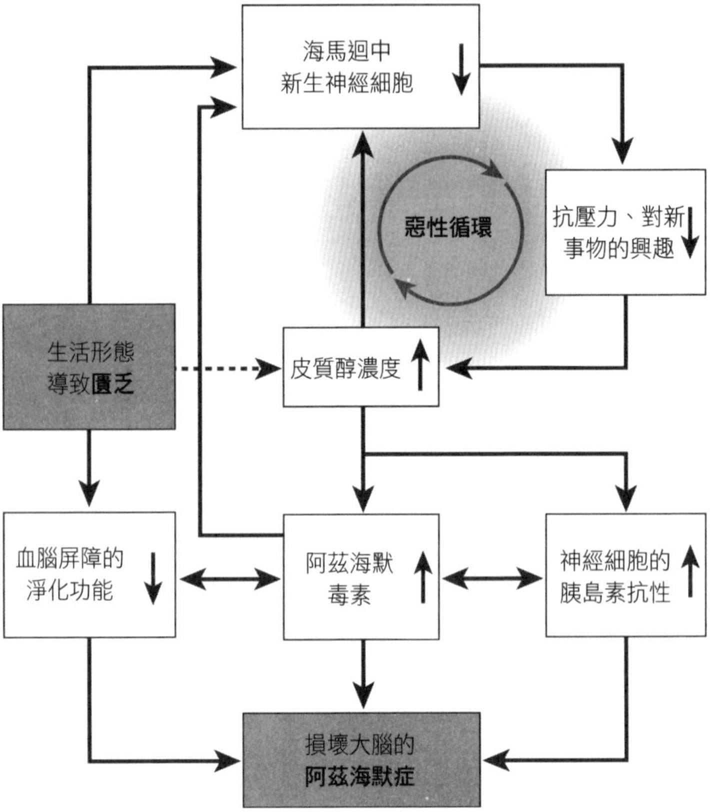

圖 5：透過許多途徑，生活型態的匱乏導致人類罹患阿茲海默症。這個惡性循環導致疾病持續惡化，並會加速大腦損壞。

我們認為是「神經細胞生成障礙」導致人類罹患阿茲海默症。這個觀點可以解釋：為什麼在罹病最初期，患者體內的皮質醇濃度明顯偏高。同時亦可解釋：為什麼皮質醇會加速阿茲海默症病程[9]。首先，皮質醇會抑制與胰島素有關的糖分輸送過程，導致海馬迴無法獲得充足的能量供應，進而讓海馬迴部位的神經元細胞長期處於能量不足的飢餓狀態。如圖五所示：這最終會引發神經細胞（神經元）的胰島素抗性（本書稍後會再詳述這些阿茲海默症的早期病徵）。所有這些負面影響集合的結果就是：不僅海馬迴神經元細胞的新生步驟被喊卡，就連海馬迴都會開始萎縮。沿用西方生活型態的成年人，其海馬迴體積平均每年減少百分之一左右[10]。雖然依照我們的先天遺傳設定，海馬迴能夠在人類的一生中持續更新成長。

截至目前為止，「海馬迴萎縮」甚至被視為是阿茲海默症的最佳診斷憑據之一[11]。因此，治療目標應該設定於逆向增加海馬迴體積。這正是我所提出之系統生物療法的治療目標，而且也透過加州布雷德森教授與其團隊的研究得到證實。例如，布雷德森教授研究當中的一名患者，其海馬迴體積在接受十個月的治療之後，破紀錄地成長了百分之十二[12]。

但是皮質醇濃度持續上升不僅會導致腦部組織的能量供應過程受阻，進而造成海馬迴萎縮，皮質醇還會促進阿茲海默毒素的生成，阿茲海默毒素則會透過各種不同的方式加速損害腦部。這會強化海馬迴神經元的胰島素抗性（之前提過：因為皮質醇的作用，海馬迴神經元的胰島素抗性業已被提高）。如同皮質醇的影響一般，阿茲海默毒素也會抑制神經細胞新生。因此，阿茲海默毒素同樣會在海馬迴區形成另一個惡性循環。惡性循環之所以能夠持續運作，主因不僅來自於持續的壓力，更來自於人體自然需求與現代生活型態之間的差異，尤其是這些差異在體內所導致的「匱乏」，而引發海馬迴神經元新生受阻。「匱乏」還包括些什麼？應該還包括：神經細胞養分不足、缺少社會刺激、長期缺乏睡眠與運動。上述這些現代人生活中的「不足之處」都可能抑制神經細胞新生。

除此之外，生活上的這些「匱乏不足」也會影響β類澱粉蛋白，例如：β類澱粉蛋白被轉送至肝臟被分解的過程會受到延誤，導致β類澱粉蛋白沉積在腦部，最後形成毒素沾黏在神經細胞上。因為β類澱粉蛋白的分解受阻，導致腦部病變更加嚴重。尤其在睡眠的時候，腦部不再清除局部多餘的β類澱粉蛋白。一般而言，在我們熟睡之際，β類澱粉蛋白會進入血液當中，再被繼續運送至肝臟。不過，這其中有一個管控機制，亦即所謂的「血腦屏障」（blood-brain barrier）（見圖六）。這個屏障的功能在於：保護某些物質不隨意流入或流出腦部。唯有透過特殊的「轉運體」，這些物質才能夠穿過屏障並且進出腦部。

這兩種轉運體分別是**LRP**（全名為「低密度脂蛋白受體相關蛋白」），與其對手**RAGE**（全名為「晚期糖基化終末產物受體」）。前者負責轉送「出」β類澱粉蛋白，後者負責攜帶β類澱粉蛋白進「入」腦部。我們的生活型態會影響這兩種轉運體的作用，因此也決定了在睡眠時被運送離開腦部的β類澱粉蛋白數量。阿茲海默症病患很典型的狀況是：他們從腦部被運送至肝臟分解的β類澱粉蛋白數量都相當少[13]。但是，**RAGE**轉運體的數量卻偏高，以致於β類澱粉蛋白會持續從血液中回流進入腦部[14]。人體內的高血糖濃度、慢性發炎與壓力，都可能活化**RAGE**轉運體與其功能。而且，慢性發炎與壓力會抑制**LRP**的作用。「缺少」運動也是致病因子。之前提過，有一項遺傳技術實驗首先將阿茲海默基因嵌入實驗鼠基因序列之內，導致實驗鼠腦部大量出現β類澱粉蛋白累積。然而，只要在籠內增加運動滾

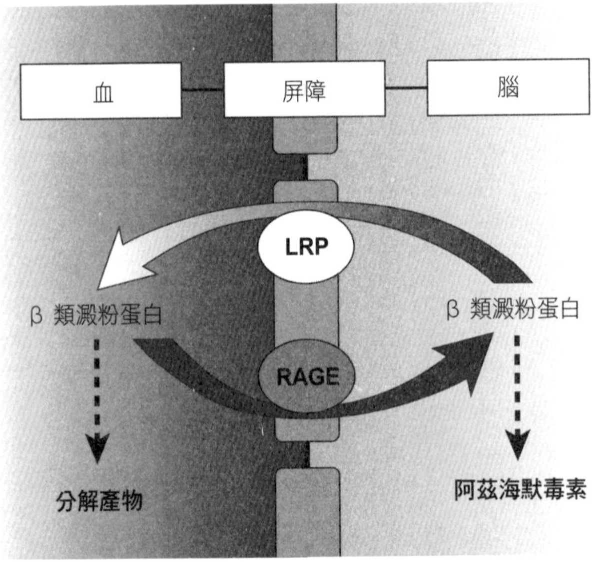

圖 6：特殊的「轉運體」（LRP 與 RAGE）調節 β 類澱粉蛋白通過「血腦屏障」。這些轉運體的整體作用，才是讓 β 類澱粉蛋白繼續演變成阿茲海默毒素，或是被運離腦部分解的重要決定關鍵。

輪，滿足實驗鼠天生的運動本能，便可大幅增加 LRP 轉運體數量，並且分解阿茲海默毒素[15]。除了體能運動之外，如果擴大實驗鼠的生活空間，並且增加牠們與同類之間的遊戲機會與社會互動，不光光只是待在無聊的實驗室籠裡發呆，那麼「好的」轉運體 LRP 數量會大量增加，「壞的」轉運體 RAGE 則會減少二點五倍[16]。這兩種運轉功效合併在一起之後，所達成的改善效果竟然是原 β 類澱粉蛋白轉運效果的十次方倍！基因改造的失智老鼠身上雖然仍然攜帶著致病基因，卻脫胎換骨變得健康又聰明！

以上，就是一個很好的證據。現代人的生活型態導致你我生活中充滿壓力，我們總是被時間追著跑、睡得少、睡不好、運動少、體內營養素也少。這些林林總總的生活型態與其結果，終將導致大腦無法正常分解 β 類澱粉蛋白，進而形成 β 類澱粉蛋白累積，最後加速個體出現阿茲海默症病徵。究竟這該如何是好呢？本章正是在告訴我們這項疑難雜症的解決之道。

我們必須戰勝這些生活上的「匱乏不足」！

第6章 匱乏症阿茲海默症

沒有一種魚沒有魚刺，沒有一個人沒有缺陷。

——德國抒情詩人欽格列夫

現代人的生活型態中隱藏著各式各樣幾乎不為人察覺的匱乏，使得海馬迴內神經細胞生成持續受到阻礙，長期下來，有高比例的年長人口罹患阿茲海默症。因為人體有機體終有一天會無法平衡這些匱乏。等待基因在下一個演化過程中適應變化毫無意義。因為一方面對現況並無幫助；另一方面幾乎極度不可能形成這樣的演化適應。其主要原因如下：

第一，生活型態轉變突然且多樣，深深影響到人體的生物調節機制，對此，演化完全無法做出反應。在短短數十年內，我們的飲食習慣、身體活動程度與方式以及更多方面都產生了變化。例如現今睡眠時間平均少於七個小時。在電燈泡發明之前，亦即距今僅五、六個世代之前，人類還有九個小時的睡眠時間。以演化的速度和進程來看，這不過是一眨眼前的事。

第二，演化生物學的效應：在五、六代以前，心智健康的祖父母能夠提高後代子孫數目；如今社會已完全改變，祖父母的智力健康與否已與兒童存活率無關。

時至今日，生命的目的已越來越不受大自然左右，生活事務多半由經濟利益主宰，國家將此使命視為消費。由於整體經濟的要求，國家盡可能從個體幼兒期就開始承接照顧（以及教育）後代的責任。這也許有利經濟成長，但對人類生命目的而言卻是一大災難，因為幼稚園與其他機構出現（至少在照顧及教育兩方面）迫使祖父母英雄無用武之地。國家買單，解除了祖父母生而被賦予的任務；不僅讓他們失去了一部分的生命意義，尚且可能提高阿茲海默症罹病風險。對國家而言，他們僅僅是消費者。

梅克爾在二〇一四年德國基督教民主聯盟（CDU）於科隆召開的的黨代表大會上說：「老年化社會具有一些無法一眼看穿的機會，例如健康醫療經濟就是一個真正能推動經濟成長和促進就業的引擎。在此範疇內，可開發創新醫療產品……」[1]

社會上居然沒有人舉旗吶喊抗議？這也透露出人類本性；因我們彷彿訓練完美的綿羊，把羊毛製成了衣裳，還願意掏腰包購買，甚至以自己的健康做為代價。我們接受別人分派的角色，忍受不自然卻已為常態而衍生出來的後果。我認為，現在正是改變的時刻。在這種不自然狀況下，每個人都受到疾病的威脅。或許對疾病的恐懼能使我們有動力改變；或許在喪失理智之前，健康的理智能夠驅策我們行動。

完成阿茲海默症拼圖

在人類演化過程中，文化技能發展（經驗知識的收集、評估與傳承）有助於延長壽命；後者又得以繼續促進文化發展。此過程被稱為「阿嬤的演化」。在石器時代的生活條件下，這兩個特色得以發展；所有人類需求皆以自然方式獲得滿足，亦即：遺傳與生活型態配合得天衣無縫。

赤道是人類發源地，白日與黑夜約莫等長，因此人們睡眠充足。為了取得食物，人類的活動量很大。吃的食物種類繁多，攝取的成分豐富。從前，就算碰上緊急事件而有時間壓力，卻只是臨時罷了。那個時代裡，只要足夠溫飽即無須工作，還能感受到「足夠」。而且社會網絡緊密，成員之間彼此信任。如果人類過去的生活不是這樣，或許會得到不同的遺傳，也許不會走到今天這地步。直到現在，人類尚可完美適應史前時代的生活條件。

短時間之內，我們文化的改變速度遠比遺傳適應的速度來得快。但是基本上我們的需求並未大幅改變，許多顯而易見的匱乏不足因而應運而生（如圖七所示）。我們的基因程式嘗試去彌補這些不足，在人體器官組織中，也包括海馬迴在內，形成大量的分子適應過程。豈知這些過程不僅徒勞無功，反倒危害健康。導致出現了惡性循環，更強化了導致匱乏不足的行為模式。因此，唯有透過嚴格的行為改變，才能徹底消除匱乏成因，進而打破惡性循環。

如果我們不這麼做，分子變化（包括神經細胞生成干擾、阿茲海默毒素形成）

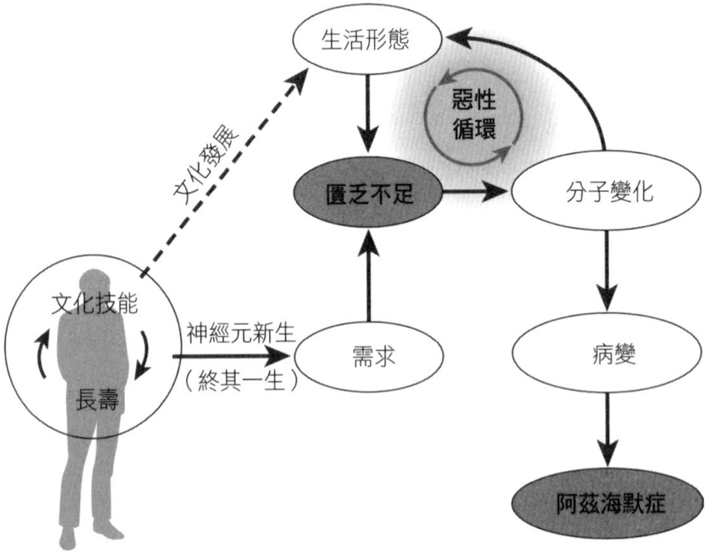

圖七：人類需求與文化所改變的生活型態之間出現差距，阿茲海默症因此而生。所以阿茲海默症是一種匱乏症。

會造成腦部病變（如腦部萎縮和β類澱粉蛋白沉澱），最後出現在臨床上的結果，就是所謂的阿茲海默症。

大自然以獎勵教育我們

有趣的是，執行「神聖的演化任務」時，大腦會用幸福感犒賞我們。雖然人類自詡擁有自由意志，可做出與先天條件恰相反的決定（例如禁慾）。然而天性使然，我們自始至終都樂意聽從遺傳安排。戀愛、生養後代會帶來興奮的情緒。性愛如果一點而樂趣也沒有，人類可能早已絕種；爺爺奶奶如果不能享受含飴弄孫之樂，人類也不會變得長壽。

繁衍後代的成功取決於心智健康，因此也與海馬迴效能息息相關。大自然做了巧妙的安排，只要海馬迴健康、神經元能新生許多互相融合的腦細胞，我們就會感受到幸福健康。這些腦細胞一方面擴展我們的經驗寶庫，另一方面還能延長壽命，尤其是延長擁有美好回憶的生命時光。

從這個角度看來不難理解：為什麼陽光灑在臉上會心情愉悅、重口味料理特別美味、散步過後會心情舒暢。克服挑戰能讓人感到滿足，彷彿仙丹妙藥一般。以自然方式帶給我們的喜悅多得不勝枚舉，它們的共同點是能促進海馬迴內生成新的神經元，並且強化智力。科學家已經證實：新形成的神經細胞不僅能夠提高我們的抗壓力，還能讓我們擁有幸福感[2]。

為什麼阿茲海默症仍是未解之謎

大家都喜歡現代化；廣告與科技打造出理想中的現代生活型態，督促我們求新求好。我們的生活符合市場經濟法則，卻不符合物種本性。因此，基因遺傳的需求越來越無法獲得滿足，此現象遍及生活所有範疇。這也是為什麼海馬迴通常會出現多種匱乏情況。有一項研究用特定方法排除單一不被滿足的需求（現代分析研究的典型方法），然後評估其對阿茲海默症的影響（包括預防和治療效果），結果發現其成效無法令人百分之一百信服。因為那只幫助到單一匱乏影響的病患，卻**無法讓多**

數病患受惠，因為他們還有其他嚴重的匱乏不足。整體而言，單一匱乏治療雖可降低受試病患罹病風險，卻仍無法揭開阿茲海默症謎底，無法達到能讓人終於可以鬆一口氣的地步。

植物學家深諳此理：植物只有同時得到水分和養分才能成長茁壯，兩者缺一不可。農業學家卡爾・史伯雷爾（Carl Sprengel）早在一八二八年就將之命名為「最小因子法則」。根據這項法則，植物生長受限於其最短缺的資源。假如植物缺水，供給養料或灑農藥都無濟於事，而是必須澆水。

「最小因子法則」也適用於海馬迴：只有改變生活，真正補足身體所有的（！）匱乏，才能一輩子改善海馬迴內腦細胞的成長條件。唯有如此，才能避免甚至治療阿茲海默症。坊間所謂的「護腦藥」既無法保護大腦，也缺乏療效。

海馬迴是人類的記憶中樞。它有許多需求；需求無法滿足的管道也很多元。現代社會容許千奇百怪的生活型態，因而形成的匱乏不足現象也林林總總，發展到最後卻都出現同一病徵。這也說明了，為什麼阿茲海默症患者遍布各種職業別與生活型態類型，例如：運動量不足的哲學家、持續活在壓力當中且必須兼差兩份工作的工人、獨挑大樑工作且缺乏睡眠的個體戶等等。此外還有數不清的例子。從遠古獵人與採集者觀點看來過於極端的生活型態，都可能導致神經元生成障礙，進而造成海馬迴損傷。乍看之下，令人驚訝為什麼這麼多種不同的生活型態最後都導向同一種疾病呢？以「最小因子法則」加以解釋，則容易理解。

這也說明了，為何有些人會突然罹患阿茲海默症。或許這些人的生活型態看起來十分健康，但是被眾人視為正常的現代生活當中卻是隱藏著諸多風險，例如：被誇獎為有益健康的食物（例如奶油、香腸，或是添加了不必要維他命的甜點），它們的成分已被證明會提高阿茲海默症罹病風險。再者，運動常常被視為不必要的負擔，睡眠則是虛度光陰。目前幾乎有三分之二的現代人都是夜貓子，但又得早起上班，所以常常在對健康最重要的沉睡階段中被鬧鐘叫醒。此外，很多人長期失業，這也是大腦無法忍受的事，就像退休後頓失人生目標的茫然。生活一旦缺少挑戰，大腦就開始生病。

阿茲海默症患者來自各行各業與各種人生旅途；科學家發現年齡是患者的共同點，因此將之視為病因。人類會變老是事實，關鍵在於「如何」老去。高齡會讓我們嘗到匱乏不足的生活型態帶來的後果。

文化是我們用生命創造出來的成果

阿茲海默失智症已不再被視為單純的命運打擊，而是受文化影響的匱乏症。會不會罹病？有否治癒希望？這些答案絕大部分掌握在你我自己的手中。首先，我們必須具備相關知識，了解人類需要什麼來生活，當然還必需有意願去實踐。想向阿茲海默症宣戰嗎？那麼，你就必須學習「符合我們物種」的生活型態，並將身心視為一體。任何年齡皆可開始改變生活型態，就算已出現初期症狀，都不嫌晚。

現在，我們不需要當獵人與採集者來滿足受石器時代影響的身體和心理需求；在現代文明條件下，這些需求同樣也可以得到滿足。但是我們必須質疑一些被灌輸的生活習慣，它們是市場經濟導向的文化所衍生出來的現代文化病。愛因斯坦曾一語中的說：「要成為羊群中優秀的一員，你必須先成為一隻羊。」

為了完成阿茲海默症拼圖，必須回到一開始的提問：我們究竟是應當順應自然常態呢？還是依從國家經濟？我們應當看重家庭與社會互助，還是重視強調消費與競爭的經濟體系呢？我們究竟想發展出哪一種文化？真正重要的究竟是什麼？難道不是你我的健康嗎？

第7章 病情發展的五個階段

生命的藝術在於不逃避問題，而且在問題中成長。

——古希臘哲學家阿那克西曼德

階段一：主觀的心智障礙

阿茲海默症患者多半已上了年紀。雖然現代的生活型態匱乏早已在幼年期就出現，使得海馬迴（而且不僅僅這裡）神經元新生作用出現障礙。但是大腦有強大的補償平衡能力，所以一般要等上幾十年後才會出現阿茲海默症狀。職業倦怠症和臨床憂鬱症是第一批警訊，表示抗壓力不足、海馬迴病了、整個大腦受到了嚴重危害。現在大多數中年人可能誤認自己還很健康，但有可能已處於臨床罹病前期。

與同齡者比較智力健康，說實在並無幫助，因為一般觀念中老年人的認知退化現象並非健康的老化。新的分析證實：早期認為老化導致智力衰退的研究結果並不正確，因受試者中已有人罹患阿茲海默症或其他形式的失智[1]。把這些受試者從觀測中排除，就會發現：心智能力幾乎不會隨著年齡增長而降低。這個發現完全符合阿嬤演化理論。我們不能將人口平均智力當作評估智力發展的標準；雖然就定義而言，平均人口智力被視為正常，但與符合物種生活型態的智力發展相較，平均智力在老年退化得比較快，如同圖八所示。在**自然**情形下，老化不會導致大腦縮小，而是得以繼續保有腦部原有體積大小，並且維持心智健康。如此，人類才能在一生中不斷累積經驗，這就是大自然的「設計」。

一開始，大部分的阿茲海默症病患要比周遭的人更清楚感受到，自己在處理某些任務上比以往來得困難。這些多付出的心力讓他們不安。此時之臨床記憶測驗結果與同齡者未有差異，專家稱之為「主觀的認知障礙」，簡稱SKB。

為了客觀研究主觀認知障礙的感覺，並與老化過程中「正常的」智力衰退做區別，二〇一二年十一月在波昂大學阿茲海默症研究學者法蘭克・葉森（Frank

Jessen）的領導下，成立了國際研究團隊。因為阿茲海默症的治療研究一直受挫，因此該組織希望進行 SKB 案例之藥物研究，希望找到治療藥物；最好能在臨床心智測驗出現異狀之前，提早去影響病情。

葉森與其團隊設計了下列診斷標準，藉以判定主觀認知障礙[2]：

1. 與個人到目前為止的智力健康相比，病人感覺到心智能力退化逐漸加大，而且持續退化（以便盡可能排除急性病因）。
2. 心智能力臨床測驗結果尚未出現異常（否則不能稱之為主觀認知障礙）。
3. 最先感受到的喪失能力僅局限於記憶力，一般而言較少牽涉思考能力。（如此較能確定海馬

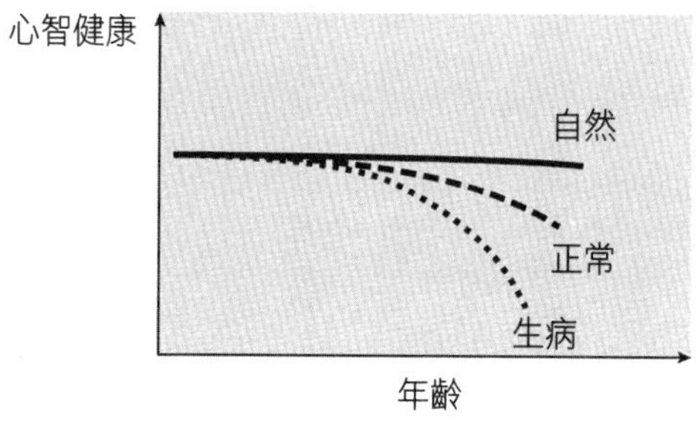

圖 8：在自然的生活條件下，我們的心智健康可以維持很久。可是現在智力逐漸衰退成了常態，阿茲海默症又會加快病態衰退的速度。

迴異常，且病人可能罹患阿茲海默症。然而葉森團隊將此過程稱為「心智健康退化」，而非「記憶力退化」。專家表示，這兩者不易區分。）

4. 首次出現症狀的時間距今不能超過五年。（如果開始的時間更早，表示病情發展緩慢；雖無法完全排除罹病可能，仍可能不是阿茲海默症。）

5. 病人擔心罹患了阿茲海默症。（這表示：患者罹患初期阿茲海默症的可能性較高，因為這種恐懼是有根據的。）

6. 沒有其他明顯導致智力衰退的成因，例如精神疾病、服用新藥物、濫用毒品，或是神經醫學方面之心智障礙。（雖然這無法排除罹病可能，但如非必要，我們不願意在人體上測試新的抗阿茲海默症藥物。）

7. 阿茲海默症典型的生物標記特別明顯。（這些生物標記常常在 SKB 出現前十幾年即呈現陽性；主觀認知障礙也可能表示罹病。）

生物標記

作用在於早期發現疾病及控制病情。大腦中β類澱粉蛋白含量的提高[3]，是真正能在智力退化時診斷出早期阿茲海默症的最佳指標。此生物標記可透過腦脊髓液穿刺，或經由腦中β類澱粉蛋白沉澱量加以直接測量。所運用之特別顯像技術，就是所謂的「正子斷層掃描」（PET-Scan），可測量β類澱粉蛋白證據的特別標記。如果正子造影結果無法提供肯定診斷時，可運用陰性的β類澱粉蛋白正子造影排除阿茲海默症之罹病可能。阿茲海默症的另一種典型現象：神經細胞的胰島素抗性，則可透過氟化去氧葡萄糖正子造影顯示大腦局部之能量代謝障礙現象；這是目前最敏感也最專門的阿茲海默症診斷的生物標記之一[4]。如果沒有正子斷層掃描儀設備，亦可透過核磁共振檢查患者是否已出現阿茲海默症初期典型的大腦萎縮現象。病程初期就已可見明顯的大腦白質病變，特別是在「穿動脈徑神經束」裡面[5]；再者與健康對照組相比，患者的海馬迴體積明顯縮小。基於這個原因，建議以核磁共振進行海馬迴斷層掃描做為診斷和評估治療結果的依據。

與同齡未有 SKB 者相比，SKB 確診者之罹病風險達兩倍之多；且 SKB 確診者很可能在一年內出現臨床智力測試結果異常。SKB 確診者若有家族病史，罹病機率更高。布雷德森教授的治療小組裡的某位六十三歲女病患就是這種情況；SKB 確診之後發現她還攜帶著 ApoE4 遺傳基因，加上不健康的生活型態，進而大幅提高她的罹病風險。後來改變生活型態之後，她痊癒了（請見後文）。SKB 確診者在僅僅七年內就發展出阿茲海默的臨床病徵，或甚至失智；罹病風險比未確診之同齡者高出四點五倍。七年內病情不繼續惡化的機率則在百分之五十以下[6]。

基於所有原因，一些科學家認為 SKB 的名稱會誤導大眾，因為智力障礙雖然只是「主觀」的，但它的威脅卻千真萬確[7]。如果患者之生物標記如葉森診斷標準一樣呈現陽性，那麼智力衰退的威脅極可能成真。但醫界尚未普遍使用 SKB 診斷法，目前為止僅止於藥物研究。許多專家甚至反對早期診斷，其中包括時任馬堡大學神經內科系主任的李察．杜德爾（Richard Dodel）教授。雖然他也承認，在阿茲海默症出現首批症狀前二十五年即可透過顯像技術早期診斷，但是卻以「沒有藥物能延緩疾病」為由，拒絕早期診斷[8]。不過，杜德爾教授也表示：「所有的研究結果顯示，規律運動能較長維持大腦健康。」根據他的看法，如果能找到解藥，那麼早期診斷毫無意義，只不過為了滿足好奇心而已。

我對阿茲海默症的解釋是可以避免的匱乏症，很清楚表明**贊成**早期診斷。之前提到布雷德森教授治療小組裡的女性病患案例，就是因為及早期發現而成功痊癒了。根據布雷德森教授的報告，她努力排除導致她生病的匱乏狀況，經過約六個月的緊急療程後，她的腦內已經沒有β類澱粉蛋白沉澱，記憶力也恢復正常，並可回歸工作崗位。而且，她並非唯一的特例。布雷德森教授有另外兩位男性病患，他們分別主觀察覺到自己在一或兩年內智力逐漸惡化並持續喪失，工作亦受到影響。這兩個病人在接受六個月治療之後，記憶功能也恢復了正常。布雷德森教授嚴格改善這兩位的生活型態缺失，讓他們的海馬迴發揮自癒的力量；這種力量存在於神經元生成的自然潛能裡和β類澱粉蛋白正常代謝的過程中[9]。

阿茲海默症若未及早診斷並排除匱乏，不久就會出現首批明顯的臨床症狀，亦即進入第二個疾病階段。

階段二：遺忘性、輕微的認知障礙

在此臨床階段，阿茲海默症病程的發展仍大都局限於海馬迴部位。因此，主要症狀包括健忘、空間方向混亂、時間感紊亂。例如莎拉．瓊斯已忘記從辦公室返家的路。她的認知功能尚未直接受到影響，至多因記憶障礙而有輕微的干擾。因此，這個初期階段也被稱為「遺忘性、輕微的認知障礙」，簡稱 aLKB。大多數患者仍可獨立生活。

不可輕忽的缺口

我們無法記住所有事情。遺忘是非常自然的（而且也很重要！），所以基本上毋須擔心。可是如果不只忘了瓦斯爐上的鍋子，而是連煮東西這件事也完全忘了，連別人提醒後都想不起來。那麼，就應當立即就醫。必須認真看待這些記憶上的漏洞；它們和單純的注意力不集中是有區別的。

瓊斯太太的人格特徵還完全正常，但是由於記憶障礙，使得病人越來越常出現易怒、躁動、憂鬱（抗壓力降低，也可能引起憂慮；憂鬱症狀又繼續造成抗壓力降低）等情緒波動。在此階段，許多人會顯得無精打采缺乏動力。由於學習力與反應能力降低，使得病人不由自主地封閉退縮、拒絕新事物，只比較喜歡既定習慣之事。神經元生成障礙以及對陌生事物的恐懼，即使不是成因，也扮演著強化的角色。

在井然有序的居家生活裡，尤其當症狀進展緩慢時，這種轉變幾乎不會引起注意。但是罹患茲海默症初期患者已經無法應付例如職場上充滿變動的要求與挑戰。案例中的瓊斯太太因此（暫時）放棄了分析師的工作。

記憶功能障礙明顯且迅速惡化者，約有百分之八十在接下來的七年內會發展至完全失智的狀態。由於瓊斯太太有家族史（她母親最後死於失智症），而她自己的病程也在短短兩年內快速發展，以致於病情預測特別不樂觀。她的治療結果能夠如此成功，真是讓人印象深刻。

之前曾提過芬蘭的FINGER研究。受試者也出現類似效果。他們願意改變現代生活型態中常見的缺失，例如：不均衡的飲食，活動量不足，過少的腦力工作和特別在老年期經常出現的社會互動貧乏。雖然芬蘭的 FINGER 研究僅排除了四項社會典型缺失，受試者在阿茲海默症早期的 aLKB 階段就能控制下來。而且與對照組（保留不健康的生活型態組）相比，他們的心智功能（思考力和記憶力）得到改善。

如果刪除**全部**現代生活型態缺失，還能達到哪些結果呢？除了瓊斯太太以外，布雷德森教授的小組裡還有一位七十二歲的男性病患，也處於阿茲海默症的 aLKB 階段，記憶力逐漸惡化已達七年。去除所有會引發疾病的匱乏之後，他的記憶功能獲得改善，又可重新開始工作。如果能做到完全的生活型態改變，就連阿茲海默症第二期的病患都可以得到良好的治療效果。布雷德森研究團隊已於另一項研究中證實此結果。

統計分析顯示，未經治療而自動痊癒的機率僅將近百分之二十左右[10]。在如此少數的案例中，有些是誤診個案，有些則是因為完全排除生活上的匱乏情況進而得到康復。四分之一的確診病患會在兩年半之內惡化成完全的阿茲海默失智症；風險高出同齡心智健康者七倍之多[11]。

階段三：早期的阿茲海默症

布雷德森教授的研究當中除了賓．米勒外，還有兩位初期的女性病患。其中一位五十五歲，早在四年前就開始大幅喪失記憶力。根據布雷德森教授的發表，該名女性病患在改變生活型態排除缺失後五個月已完全康復；所有阿茲海默症典型的記憶衰退問題都消失了，可以重回職場，甚至學習新的外語。第二位女性病患雖然已經七十五歲了，而且記憶功能在一年內迅速下降；經過治療之後，她的情況大幅改善，亦可重返職場。

獨力和持續工作

美國不是社會福利國家，以致很多人必須一直工作到老。布雷德森教授的研究治療小組成員在職業方面或許不具代表性，但美國有許多中高齡及年長者，不論是自營商或受雇者皆須一直從事要求很高的工作直至高齡。因此，一旦罹病造成工作能力受限，就會倍感痛苦。或許這也是為什麼他們的動力如此強，不僅願意接受必須改變生活型態的治療，而且有毅力堅持下去。（這點非常重要，將於第二十二章再次討論。）

這是一項驚人發展，因為疾病到此階段，記憶力嚴重喪失，幾乎無法生活自主。如同米勒的故事，許多病人越來越需要協助，即便日常瑣事方面的協助。他們的說話速度與理解力也愈漸緩慢、經常多次重複同一句話、失去時間與空間的定向感、無法辨識熟悉的臉孔等。重要事件尚可保存於長期記憶內，但短期記憶功能幾乎完全受損。病人必須得到明確的指令，而且不斷重複要求，才能把事情處理好。

如同米勒的病例描述，病人的計算能力和解決問題能力開始大幅下降。典型病徵還包括出現：穿衣服的問題（冬衣夏穿等等）、茫然無措失去生活方向、不重視衛生習慣、出現語言障礙和妄想症。

這階段的確診依據包括：臨床認知功能測試分數，以及陽性的阿茲海默症生物標記。以賓．米勒為例，其正子斷層掃描結果顯示大腦兩片顳葉的能量代謝明顯降低，乃阿茲海默症典型症狀。如果沒有治療，完全失智的可能性非常大。亦即，若不改變生活型態並杜絕病因，病人自動痊癒的機會非常渺茫。此階段之存活期平均值約為四至六年[12]。

階段四：阿茲海默症中期

布雷德森教授的小型研究中僅有一位七十歲者處於阿茲海默症中期。治療前，他喪失記憶功能已達四年、量化神經心理精神病學測試顯示出阿茲海默症特有的異狀，而且並未通過記憶力測驗（MemTrax）。

六個月療程之後，他的測驗結果有所改善，也通過了記憶力測驗。這意味著他的記憶力有了大幅改善。雖然布雷德森教授聲稱這位病患並未完全痊癒。不過，這也難怪，因為只有海馬迴擁有再生能力。在阿茲海默症中期階段，不僅海馬迴受到疾病明顯侵襲，大腦其他部位也已經受到損害。

根據我的科學理論，從階段三進程到階段四就已經無法回頭了，就算行為改變也只能減緩很嚴重的疾病損害，但無法加以阻止。雖然排除生活型態匱乏的治療方式一直還是有幫助，但是很明顯應該更早實施，這也是為什麼我主張全面實施早期診斷的原因。我們的社會已無法長期負擔全天候看護失智病患。與長期照顧費用相比，正子斷層掃描檢查或核磁共振海馬迴斷層掃描檢查的費用根本微不足道。這些檢查可以提早呼籲潛在病患儘早改變生活型態，並鼓勵他們轉向健康得宜的生活模式。

階段五：阿茲海默症晚期

此階段患者需要全天候照顧。看護工作通常完全超過親屬的負荷，這也是為什麼多數病人從這個階段開始必須接受機構式照顧或專業看護照顧。由於整個腦部損害嚴重，病人幾乎無法與人溝通、極少或完全沒有反應，也無法認出熟悉的親人。

在此階段，生活型態療法已無法改善病情，一方面因為病情已至晚期，另一方面也是因為實際上改變生活有所困難。這也解釋了為何對布雷德森教授研究當中唯一一位晚期病患而言，所有的幫助都來得太遲。

第8章 阿茲海默症有它的意義

無知就是：跟老天祈求靠一己之力即可充分獲得之事。

——伊比鳩魯

確診是一種挑戰

從純粹演化論（！）的角度來看，人類存在的目的在於傳遞遺傳基因。雖也有其他觀點，但無法改變生物演化起源的事實。在演化過程中發展出一個致勝策略，亦即在緊密合作的團體當中收集、利用並傳遞經驗知識。想在演化中成功致勝，必須終生不斷精進智力。只有持續運用並發展智力，才能投入社會工作；進而以獨特的方式保護自己不受阿茲海默症侵襲[1]。基於這個原因，人與人相處非常重要，可以讓情感記憶經驗一直延續至高齡[2]。例如與家庭成員交流；我們每天從家人身上得到新訊息，這通常出自天性，因為我們對他們的經驗最感興趣。

有趣興奮的經歷是促進海馬迴每天新生的神經細胞互相連結的基本要素。如果這些神經細胞不被身體使用，其中百分之八十至九十的細胞會在成熟過程中逐漸死去。這些新神經細胞肩負著一項重要任務，亦即：以新經驗核對調整舊經驗。因為我們在生活上持續經歷著許多事物，而且必須喚起情感或去記憶新事物，因此就需要這些神經細胞存在[3]。每一個在海馬迴中死去的神經細胞就好像生命時鐘上少走的一格，而這個時鐘測量的是存在我們記憶中的時間。除此以外，海馬迴如果缺少新細胞也會降低我們的抗壓力，隨之不斷提高的壓力強度又會成為擴大病情的引擎。所以必須盡可能促進海馬迴腦部細胞新生，並與既有的腦細胞產生連結。

沒有壓力或是避免壓力，並非解決問題之道，甚至可能增加問題的嚴重性！因為人類的大腦一直需要新挑戰，需要去克服這些新挑戰與其附帶的「正向壓力」，又稱為「良性應激」（Eustress）。積極主動完成挑戰時，我們會感受到良性應激的刺激效果。如果沒有這些效果，新生成的腦細胞將無法創造重要而且穩固的記憶。進而導致人類無法發展人格特質，無法與他人建立關係，最終也無法落實具有創意的人生。良性應激是感受生活重要性和正面意義的核心，和不被需要的無意義人生感觸完全相反[4]。

終生的良性應激

從演化歷史和基因的角度來看，大腦不是為了長期無所事事、沒有重要任務的生活設計的。獵人和採集者不會失業，也不會退休，更不會住進安養護機構，遠離家人和朋友。他只要活著一天，即使只是傳承人生智慧，也會被其他人需要。生活就是不斷的自我發展！

科學已經證實：良性應激可以降低阿茲海默症風險。還有一個重要關聯就是：良性應激讓人一覺醒來覺得生活充滿意義。因為與覺得自己生活沒有意義的人相比，有重要工作者的阿茲海默症罹病風險減少了兩倍半[5]。圖九顯示這一切跟海馬迴內神經元的生成有關。這張圖是由一九〇八年的耶基斯—多德森定律（Yerkes-

Dodson-Gesetz）推演出來的。當時這兩位科學家發現：人類的心智能力與每個感受到的情緒激動強度或壓力強度有關[6]。一百多年後的研究者薩爾廷科（Saaltink）和富若葛登希爾（Vreugdenhil）以耶基斯－多德森定律為基礎，發現壓力強度對海馬迴內神經元生成的重要影響[7]。在情緒激動狀態（壓力強度）和神經元生成的關聯上，我補充上它們對阿茲海默症與憂鬱症的發展意義。這將有助於實際的預防及治療工作。

如圖所示，慢性的惡性應激（不勝負荷）跟沒有壓力（要求過低）會阻礙神經元生成。這說明了為何阿茲海默症病患在了解生命意義並接受新挑戰之後，病情進展較為緩慢。美國心理學家理查・泰勒（Richard Taylor）二〇〇一年被診斷出阿茲海默症；根據他的看法，大部分的人在確診後會失去自主性，因此失去了生命意義。泰勒在科學性雜誌《大腦與心智》（*Gehirn & Geist*）的訪談中說，他們只剩下「玩賓果、散步和看電視。這些活動無法賦予生命任何意義。只是占據一整天的時間，但無法讓我了解自己究竟是誰」[8]。

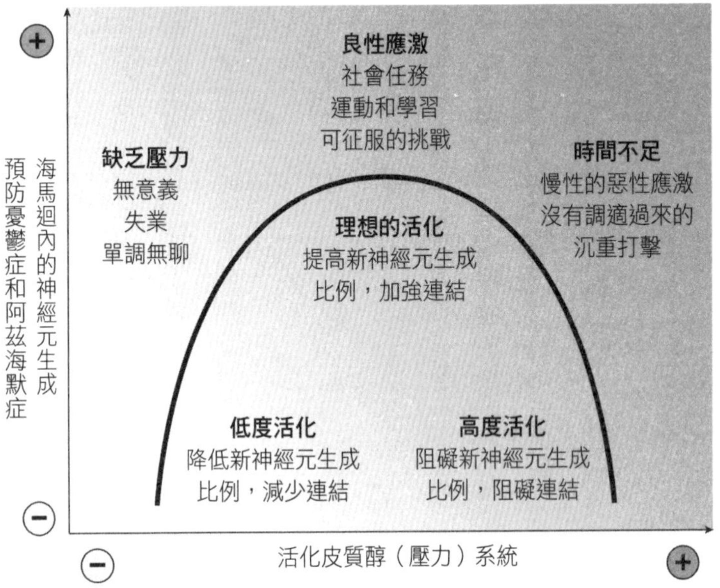

圖9：良性應激可以使神經元生成達到理想狀態，並藉此預防憂鬱症和阿茲海默症。太多或是太少的壓力都會抑制神經元生成，並提高罹病的風險。

精神上的貧瘠

有趣的是，許多人在阿茲海默症確診的前幾年裡，開始把無關緊要的看電視當作主要休閒活動。這是一個惡性循環，因為每天在電視機前消耗的時間與阿茲海默症罹病風險成正比。長遠來看，每天坐在螢幕前一小時，大約會提高百分之三十的罹病風險[9]。德國人平均每天看三個半小時的電視，所以看電視成為罹病的文化風險因素之一[10]。但不是看電視本身，而是在那段時間裡可以運動、與他人互動、從事刺激智力的活動、或是睡覺。

有了這本書在手上，你可以勇敢往前踏出一步，這是五十八歲的李察・泰勒當時被診斷出罹病時特別困難的一步，因為不了解阿茲海默症病因所在，也不知道如何對抗這個匱乏之症，所以他當時並不抱持痊癒的希望，並已想過所有死亡前的階段。他在訪談中告訴我們：「我極其憤怒、沮喪、否認；我的情緒也連帶讓整個家庭很沮喪，讓他們憤怒，因為他們連我罹患失智症都不願意接受，更不用說我不久後就會死亡。」[11]

面對診斷時，泰勒孤立無援，「光光想像會失去自我，就覺得衝擊好大」。他對「失智症、上帝、自己、所有所有的一切」感到無限憤怒，卻讓他對生命意義的看法有了救命的轉變。他原本擔任心理治療師，自己也做過好幾年的心理治療。「基本上我從治療中重新學習，以前當心理醫師時一直跟病人說：生命就是生命，不好也不壞，端看你怎麼利用。你知道你的問題所在，就去解決它吧！」

每個晚上他寫下自己的回憶，最後集結成書[12]。到目前為止，他已環遊世界好幾次，在演講中分享他的病後人生，並且訝異自己還能活著並且能做這些事。疾病帶給泰勒的人生嶄新的意義！就在他與人分享病中生命智慧的時候，他的生命甚至比之前更豐盛。他說：「和其他人交談，了解整件事的意義，給我非常多的自我肯定。對我來說，分享經驗的感覺很好。讓經驗說話，這正是我人生的新目標！」他的成功帶來了積極正向的感覺；這些正向感覺絕對是海馬迴的養分，因為每一個成就感都能持久地連接新的腦細胞！

泰勒感受到，生命若無任何意義，人就會一蹶不振。他不再咒罵這個疾病，而是轉而接納它。在此過程中，他把原本認為不能解決的問題，也就是罹患阿茲海默症，轉變成為可以克服的挑戰。

終結謀殺大腦的惡性應激

認為問題無法解決，會造成慢性的「惡性應激」，並逐漸提高腦內的皮質醇濃度。壓力荷爾蒙會促進阿茲海默毒素形成，加速海馬迴萎縮。受限制的神經元生成（請見第五章圖五）又會再度降低抗壓性，驅使惡性循環繼續發展[13]。這些會讓人陷入深淵而無法自拔。確診帶來的絕望的確會引起傷害大腦的惡性應激。應該要踩剎車阻止它。

當壓力源不再是可控制的挑戰，而是失控的負擔時，就會形成惡性應激。慢性惡性應激不單單只是結果，也是匱乏症阿茲海默症的眾多成因之一。在講求效率的現代社會裡，大家一直覺得時間不夠用，最後也會形成惡性應激。例如：某人被要求在規定時間內完成一件根本無法達成的任務，可能會覺得自己無法掌控任務狀況、甚或無法掌控自己的生命，取而代之的是牢牢被壓制的感覺。若不加以抗拒，大部分的壓力就會造成嚴重傷害。此外，壓力過多導致皮質醇濃度過高，進而在腦部形成越來越多的阿茲海默毒素，阻礙神經元生成。抗壓力下降，憂鬱症和職業倦怠症的風險則隨之提高。

不只是惡性應激會阻礙神經元生成，並啟動惡性循環。現代化生活環境裡還有其他成因，將於後續章節中詳述。無論起初是何因素造成抗壓力降低，並提高對壓力的感受，長久下去，慢性惡性應激會提高阿茲海默症罹病風險。第一印象可能會認為，好像是惡性應激事件數量與時間長度扮演著重要角色，例如：離婚、配偶過世、工作問題，或是家中需要照顧的慢性病患等等。這是一個長達近四十年的瑞典研究所得出之結果[14]。然而，在更仔細觀察之後會發現：這些無法控制的外在事件會帶來很多壓力，但並非阿茲海默症的根本病因所在。更深入分析該項研究數據之後發現：影響更大的是當事人對於事件的反應[15]。因為並非每個遭受人生打擊的人都會沮喪，然後罹患阿茲海默症。有些人能在挑戰中成長，將不利的情況當成發展自我的機會。這樣的個體的人格特質具有韌性，是一種心靈上的抵抗力，能夠克服生命中的危機。

雅娜．卡爾芒（Jeanne Calment）是史上最長壽的人瑞。一八七五年出生於法國南部的亞爾，一九九七年去世時已經一百二十二歲五個月又十四天。她活得比所有家人都長；女兒和外孫都先她而去，但她從未失去生活的勇氣。卡爾芒女士的嗜好例如：八十五歲開始學習劍術、一百歲還騎腳踏車。直到一百一十歲才遷入養老院，這家養老院到現在還以她命名。去世前幾年的神經醫學檢測結果顯示，她並未出現任何失智跡象[16]。

為何有些人得以戰勝命運打擊而不會生病呢？是不是因為他們給自己較長的時間自我反省，所以比其他人心靈敏銳，因此也能對生命中的新挑戰做出較佳的反應？要認識自己，通常要穿越惡魔潛伏的幽暗森林；如果不是被情況所逼，誰又會願意踏進這片森林？自我反省需要勇氣，尤其要在神經元生成完好無缺的情況下，才能展現這份勇氣。匱乏情況若使神經元生成受到干擾，會令人比較無法承受壓力，也會從一開始就不太願意面對及處理壓力。想要提高抗壓力、提高自我內觀和自我成熟，就必須採用系統生物學的方法，也就是本書的建議，希望能達成活化神經元生成的最終目的。從治療憂鬱症的經驗中，我們知道：促進神經元生成是讓病人打開心胸，達到長期療效的先決條件。

心智年齡成熟度

對新事物採取開放與靈活的態度，意味著對既有慣性思考模式提出質疑並加以改變。我把這個過程稱為「長大成人」，但這無關年齡。無論童年有多美好或悲慘（無論你的感受如何），我們首先只有一套行為模式，可在各自原生家庭環境中暢行無阻。這套行為模式會決定我們長大成人以後在複雜世界中扮演的角色、遇到瓶頸的時刻，以及危機處理模式。如果我們對生命中所有問題都只有**單一**答案，在所有情境中也只有**一種**行為模式，那麼就無法避免慢性壓力產生（無論是加諸在自己身上的壓力，或是必須忍受的壓力）。若能另闢蹊徑處理危機，即可浴火重生。

最遲在阿茲海默症確診之後，你必須決定自己是否願意嘗試這種新式療法的時候，你必須重啟一套新的思考模式。你必須克服一個巨大的挑戰，亦即：與自我拉鋸。它們有可能是我們一輩子都不願意改變的東西，雖然早已心知肚明知道這些行為的害處。

若靠一己之力無法辦到，那你必須捫心自問，是否應當尋求心理治療協助？心理學家理查·泰勒就是這麼做的。許多FINGER研究的參與者也透過外在協助尋求自己內心的動力，將目前生活型態完完全全朝向健康飲食、運動和智力活動方向改變。再者，可在療程中參加由心理醫師主導的小組座談、參加病友互助團體。有些病患也適用催眠治療、系統性家庭治療、眼動減敏、歷程更新療法（EMDR）等。歷程更新療法是一種非常有效的治療方法，自二〇一四年被納入德國健保給付範圍，適用心靈受創者。

瑜伽與專注力療法

如果不把瑜伽局限在純粹的身體練習，它是個極佳的舒壓管道。因為整體瑜伽還包含探究存在的意義、自我認識及內省行為。練習瑜伽，特別是冥想時，必須讓同時多工的心智活動安靜下來。堅持明確的目標，需要澄淨的心智。尤其瑜伽能夠訓練現代人所缺乏的專注力。

妨礙我們將心智帶入專注的怡然狀態，並讓我們受苦的干擾因素叫做煩惱（Kleshas）。若想治癒阿茲海默症，必須根據人格特質消除心中煩惱。如果可能，最好是消除所有煩惱：

1. 無知，更糟糕的是把邪見當成真理。這會導致偏見，影響我們的感知，成為其他煩惱的溫床。
2. 高估自我和過分自私，說更仔細點，就是把自己的生命和予取予求當成存在的目的，而不是付出甚至傳承。
3. 貪婪和成癮，因為在物質世界裡，所有的人都想擁有，沒有認清不斷變化才是唯一不變的，也是所有存在的根本。
4. 負面想法和厭惡新的體驗。
5. 對未知事物莫名恐懼讓我們固執舊有的思考模式，即使它對我們有害。

若能藉由瑜伽老師或參加正念減壓課程（MBSR），去認識生命中的重要，透過專注和自我反省一步步打破思考模式，敞開心胸接受新事物。這種方法能讓我們在理論與實踐上慢慢找到生命意義的真諦。

從專注力出發的減壓技術

經證明對減緩憂鬱症復發特別有效[17]。安靜坐著，集中注意力在呼吸上，並且有意識地覺察自己的情緒和身體。在此過程中，我們學習覺察所有出現的感受和想法，但不去評斷。同時也訓練有意識地處理不由自主出現的負面思考，因為它們也可能會引起一連串不幸，將當事人推進情緒深淵。例如認為，把罪惡感和連帶產生的自責當成一種想法去感知，只當作心智的建構物而非事實。就病人復發率而言，這項心理治療的效果跟（有一大堆副作用的）藥物治療一樣。就我的觀察，這清楚指出我們文化中真正的匱乏。

正念減壓、冥想和瑜伽練習，都是從專注力出發的減壓方法，乃通往自我認識和減壓的途徑。這些方法都值得一試，但沒必要獻身於某個宗教。不妨將隱藏於宗教中的超能力或神性，簡單地視同為大自然。我猜想，因為人類征服自然的企圖不斷失敗，因此也對大自然的自癒力量失去了信賴。若因生活型態造成身體出現疾病，不檢討自己作為，卻將疾病責任歸咎於自然（環境、年齡等），然後冀望化學藥物來治療。殊不知，大腦受到摧殘，可能是因為我們個人所製造的不自然壓力所致。瑜伽最主要的目的在於有意識地留一些時間給自己。壓力若能降低，通往自然療癒之路——海馬迴神經元生成——也就暢行無阻了。

請想像獵人和採集者的生活，他們可能不做瑜伽，因為也不需要。他們活在當下，一天一日。自然與心智乃不可分割的一體。即使有壓力也是短暫的，很少有長期壓力。況且急急忙忙過日子也很致命，因為：打獵和採集都需要安靜，需要從容不迫和對大自然深深的了解，只有當我們是大自然其中一分子時才能有所體悟。練習瑜伽可以幫我們拾回一些與大自然的親密感。

科學研究已經證實，就算老人在已出現記憶障礙後才開始練習冥想和瑜伽，這兩項練習對老人智力有正面效果[18]。經證明，瑜伽和冥想可以減少惡性應激，單單這點就可以中斷加速阿茲海默症的惡性循環。此外，瑜伽及冥想能夠改善睡眠品質，並釋放大自然再生的力量[19]。冥想訓練可以增加海馬迴容量，而且每天只要三十分鐘瑜伽冥想就足夠了[20]。

達瑪・錫・卡爾薩（Dharma Singh Khalsa）是美國阿茲海默症研究暨預防基金會的董事長及醫學部主任；他批評FINGER研究未將瑜伽納入治療以改善受試者的大腦功能。相反的，布雷德森教授給他的病人開列瑜伽和冥想訓練當作紓壓方法。莎拉・瓊斯也因此開始練習瑜伽，每天做兩次二十分鐘的冥想。如今，她已經是瑜伽老師了。

懷疑自己罹病時可以怎麼做？

❖請專家（神經科／精神科專科醫師）確定診斷結果，然後和專家或家庭醫師／治療師一起制定出一套適合個人的治療方案，其中的項目將在本書中陸續介紹。

❖將症狀視為警訊，積極對抗疾病，千萬別「一如往常」地忽略它。

❖至少在為期六個月的密集治療階段（請參看第二十二章）考慮同時進行尋求解答的心理治療療程，特別是尋求生命意義的解答，或是幫助我們撫平心靈上的傷痛；「憂傷的靈使骨枯乾」，心靈傷痛也可能妨礙我們改變生活態度和生活型態。

❖在瑜伽和正念減壓課程當中，二選一，或多選一。找有經驗的瑜伽老師或正念減壓治療師，打開心胸去認識完整的自我。

❖不斷挑戰新任務，為生命尋找意義，發展和培養好奇心、讓自己活躍於社交活動。根據病情程度，可以為孩子們補習，也可以參加環保團體的活動。

❖從事愛好的活動，每天只要一個小時就能讓阿茲海默症的風險減半[21]。例如園藝工作就很理想，因為可以接近大自然，讓身體活動，收穫自己栽種出來的健康食物，而且幾乎一整年中每一天都有新的工作要做和新的學習經驗。

❖避免孤單。多和孩子、孫子、朋友和認識的人接觸。參加合唱團、健行隊或是類似的團體。

❖養一隻狗。根據許多研究顯示：特別是在治療阿茲海默症方面，人類最好的朋友可以扮演傑出的治療師角色。研究者推測，這種特殊的人狗夥伴關係是透過「忠誠荷爾蒙」催產素發展出來的[22]。單單只是忠實小狗的目光，就會讓狗主人釋放出較多的催產素[23]，這會促進神經元生成，並降低壓力感受。讓人再度以開闊的心面對新事物。另外，對動物的責任也是每天重要的任務，增加了生命的意義。

第9章　一起戰勝阿茲海默症

我們的本質會跟著居住和活動的環境改變。

——印度瑜伽導師拉瑪克里斯納

有療效的環境

患有阿茲海默症的理查·泰勒親身感受到，每個阿茲海默症病患都需要人際社交網絡，這個網絡能體貼面對病人的失智情況，包容接納他。因為泰勒的朋友得知他的病情後比以前更少來看他，讓他一開始就在人際上觸礁，而那些來看他的朋友都很緊張，不敢提任何問題，怕他不知道該如何回答。然而，孤單是腦的毒藥，不管是實際上的孑然一身，或者只是感到孤單，都會使阿茲海默症的風險加倍[1]。像泰勒一樣生病後被孤立，造成的傷害才更嚴重。

「阿茲海默症病患仍然擁有人的全部需求。」泰勒確認了這項再明白不過的事實。寂寞會成為最大的壓力來源，並加速心智瓦解。很幸運的，大部分阿茲海默症病患家人不會讓病患孤單。

兩種觀點

康拉德．拜羅特（Konrad Beyreuther）曾經是德國領先群倫的阿茲海默症專家，也是阿茲海默毒素的發現者。他認為，阿茲海默症病患的家人應該有的態度是：「身為家屬，要對疾病結果了然於心。我們必須接受，病人的心智能力退化程度就跟小孩子心智能力成長一樣。正常的病情發展是九年：三年溫和的病情，三年中度的病情，三年嚴重的病情。」[2]根據拜羅特的看法，病人也需要「用心平氣和的態度去了解，在第一個階段裡，我們可以用些小技巧讓生活過得很好。第二個階段裡，我們已經經常需要別人替我們設想或發言，替我們準備好衣物，讓我們不至於夏衣冬穿」。

但是罹患阿茲海默症的泰勒有不一樣的看法，他認為確診者需要一個任務、需要生命的意義以及被需要的感覺，跟被人照顧完全不一樣。「我需要知情的人，讓我有能力去做些事。大部分情形卻剛好相反，親人愛我，他們出自好意，卻讓我毫無行動力，不斷接手我該做的事。他們看到我在表格上填錯了電話號碼，之後就為我代勞。他們看見我穿了不相稱的衣服，每天早上就把我該穿的衣服擺好。」[3]

社會教育學家彼得・魏斯曼（Peter Wißmann）是斯圖加特失智支援（Demenz Support Stuttgart）的負責人，這個組織旨在維護全德國失智病患的權利和自主權。他也發表了類似看法：「失智病患的能力不再受到信任，整個人被大幅降格看待。」典型情況是：「一對夫妻開車去看醫師，由先生駕駛。等他被診斷出阿茲海默症後，變成太太坐在方向盤後面；甚至晚上不再讓他去地下室拿啤酒。」[4]

理查・泰勒希望周遭的人能像孩子般從容：「有一次我和孫女到外頭去，我穿了兩隻不同的襪子和兩隻不同的鞋子。她說：『爺爺，你的鞋子不相配。』我往下看，然後說：『我的襪子也不相配。』她覺得沒關係。如果我也不覺得有什麼關係，那……又怎麼樣呢？」

理查．泰勒直覺認清一個事實，他必須打破這個惡性循環。由於神經元生成障礙和海馬迴萎縮，使病人對自己的限制越來越多，也越來越退縮，結果更讓這個要命病程繼續往前邁進。他感覺到，小心翼翼保護阿茲海默症病人正好是錯誤的態度！我們必須讓病人有更多新的經歷，而且是每一天。神經元生成必須再度恢復生產力，如果不運用海馬迴內新生成的神經細胞，那它們每天在剛生成不久就會死亡。為了讓它們存活下來，我們自己必須活躍起來去體驗新事物。好奇心會得到獎勵：經證明，好奇心可以降低阿茲海默症的風險[5]。

泰勒的認知和反應——不管是針對病人自己還是針對照顧者——跟我對阿茲海默症是一種匱乏症的認知相吻合。這種認知不僅會給病人帶來要承擔的後果。因為病人如果要控制病情，就必須排除生活上的匱乏，這項改變能成功的先決條件是，照顧者（通常是伴侶，常常也是子女或兄弟姊妹）也必須對自己的習慣和想法，也許甚至對所有認為理所當然的事做一番全新的考量。由此而調適的生活型態一方面可以保護自己，一方面可提高治療成功的可能性。因為只有病護雙方都有意願，才容易擺脫危害健康的生活習慣。

一個在英國進行了五十年的研究，調查了三千七百二十二個共同生活家庭克服危害健康的生活型態的成功率。結果顯示，配偶雙方決定一起戒菸的成功率比單打獨鬥高出十一倍。雙方都有意願為了增強身體健康而長期運動的成功率也高出五倍。類似效果同樣可以在為了減肥而做的飲食改變上看見[6]。

對照顧者而言，基本上也要替自己找出生命中的優先順序，然後將注意力集中其上。當然不一定要堅持病人穿成對的襪子。

照顧者的自我保護

目前大約有三分之二的失智病患是由配偶或成年子女照顧，通常直到他（她）們無法繼續再承受這個重擔為止。照顧者在這段期間常常忽略了自己的需要，並因此賠上健康，包括精神和身體的健康。神經元生成受抑制、抗壓性降低、壓力慢性增高會造成惡性循環，再加上身體與心靈的雙重負擔，經證實會提高憂鬱症的罹病比率。根據臨床標準，大約有三分之一負責照顧工作的親屬會出現抑鬱症狀[7]。這意味著，他們的皮質醇分泌量長期處於過量，所以本身也冒著罹患阿茲海默症的危險。通常是許多的不足累積在一起造成的：睡眠不足、缺乏運動、沒有良好的飲食、得不到讚賞、社交孤立。

由於照顧工作上有種種特別要求，導致一起受苦的配偶也罹患阿茲海默症的機率比心智健康者的配偶高出六倍[8]。一般而言，年長照顧者所受的壓力比年輕人要大；直接的生活伴侶又比孩子和孫子的壓力大。基本上，如果負責照顧的親屬沒有或是較少得到社會的協助，問題會日益嚴重[9]。除此之外，人們還發現，近親之間在病發前就存在的溝通問題，在病發後會更形惡化，對照顧者會帶來不利的後果，也極有可能對病人不利[10]。在這種情形下，心理治療的輔導必定很有幫助，而且對所有關係人都有幫助。

照顧失智家屬要比照顧**只有**身體病痛的家人要來得辛苦。拜羅特認為這個特別的負擔在於，「我們明確知道無法阻止病情發展，而且在照顧的最後幾年裡再也聽不到一聲謝謝」[11]。現在，如果病人願意及早改變生活型態，這個被認為不可改變的事實將成為歷史！然而若是照顧者不留意自己的生活態度，跟著生病的風險仍然存在。

爵費・特雷蒙（Geoffrey Tremont）曾主持一項美國研究，研究裡特別輔導照顧家屬，並將照顧者從工作中發掘的一連串正面觀點條列出來[12]。照顧者能透過被需要和有所貢獻的感覺獲得自我肯定。裡面有些人是第一次從照顧工作經驗中找到正面的生活態度，並覺得他們的生命比以前更有價值。如果憑一己之力無法辦到（很少人能真的辦到），應該尋求心理醫師或是有經驗的家庭醫師協助。好幾個研究證明，以照顧者特殊需求為主的心理輔導確實有用，並可降低沮喪風險。一項先驅研究也從照顧家屬身上發現，瑜伽亦是不錯的輔助[13]。系統性的家庭輔導或是系統性的家庭醫療也會是很好的幫助。

如果照顧者一開始就跟著「治療」或是採取預防措施，剔除自己生活中的匱乏，那麼即可降低阿茲海默症罹病風險，不會因為照顧工作而受害。如果我們不再把照顧工作當成照管心智衰敗的過程，而是跟著家人一起過符合大腦需求的生活，大腦會因為我們的生活型態而獎勵我們，那就更加理想了。

基本上我的建議是，在生活態度上多一些童真。遠古時代的獵人和採集者就跟孩子一樣：不區分身體和心智，是身心完整的個體。只有這樣，才能一天接著一天過日子，而且一直能利用現有條件創造出最好的結果。遇上好時機，好事自然而然接踵而至，並可落實豐盛的生命，未來會豁然開朗。或許就是用孩童般天真單純的態度去接受生命的原貌，無論是好是壞。這讓泰勒與孫子的相處變成了祝福。

這並非偶然狀況；以演化生物學來解釋人類的長壽現象完全符合邏輯。在孩子們身邊，我們會感受到社會生物學的使命；兒童天真自然的模樣讓長者開心舒暢。泰勒還說：「他們如實接納我的樣子。最小的孫女每天下課後過來，我們一起玩牌，但是我總把遊戲規則搞混，她只對我說：『爺爺，又是你的阿茲海默症搞鬼！你不可以這樣！』然後我們繼續玩，我的孫女尊敬我，她愛我這個爺爺。我額頭上雖然寫著『阿茲海默症』幾個大字，但這對她不具任何意義。」

當我們幫助病人時如何自助？

❖切勿將親屬的疾病當成世界末日的開始，而是當成一趟全新旅程的起點。這個疾病也給予你機會，為自己在生命裡尋求新的意義。這個思想上的轉變也能提高遏制疾病的機會。

❖身為照顧者，也應該跟著一起改變生活型態。這樣可以降低自己的阿茲海默症罹病風險。

❖如果必要，請尋求社會及心理方面的協助，至少在開始治療的六個月裡，也就是排除匱乏、改變現有生活型態的那段期間裡（請參看第二十二章）。

第10章
長保心智健康

活動是我們的天性，完全安靜就是死亡。

——法國科學家帕斯卡

運動統合身體與心智

海馬迴萎縮會提高阿茲海默症風險。其實，海馬迴可以隨著個體經驗增加而持續成長，究竟是哪裡出了問題呢？我們不斷經歷新事物，尤其現代的電子娛樂媒體與廣告的刺激，常常遠超出我們想要的範圍。為什麼我們的自傳式記憶中樞每年還是萎縮一個百分點呢？想解答這個問題，應當檢視哪一類訊息可讓新的腦細胞產生有效連結並且生生不息。先了解一下，海馬迴到底如何知道應當形成新細胞？

必須形成多少新細胞呢？

根據人類演化史，海馬迴透過身體活動得到關鍵性的成長刺激。身體動作時傳遞訊號給海馬迴，表示要接收新經驗，請海馬迴加速形成新的神經元。這個運作過程如下：例如努力爬樓梯時，我們的肌肉會消耗氧氣，以提供爬樓梯所需之能量。呼吸及心臟對肌肉工作的反應會慢一步，所以血氧含量會稍許下降。這個遲來的反應也是為何當我們已經爬到高處時，心臟仍然繃繃跳，呼吸還會急促一陣子的原因。血氧濃度下降，會被正在使用中的肌肉血管和腎臟中的感應器記錄下來，血管會因此分泌一種荷爾蒙（VEGF），讓其周圍產生新的血管，讓下一次同一處肌肉組織的血液循環會更好，並改善局部供氧量。腎臟也會分泌荷爾蒙（EPO），讓骨髓製造更多紅血球來運輸血氧。更多的血管和更多的氧氣輸送量相互搭配下，讓下次爬樓梯的動作變得比較輕鬆，而這種輕鬆狀態被稱為訓練的效果。當然肌肉經過使用也會變得更結實，這種變化可在一夜之間發生，亦即在睡眠期間透過成長荷爾蒙（GH）作用達成。研究發現，EPO、VEGF 和 GH 會讓人體更健碩（這也是為何有些運動員把 EPO 和 GH 當作禁藥使用）；而且所有這些荷爾蒙、肌肉釋放出來的鳶尾素（Irisin）、或是脂肪細胞釋放出來的血清素（Serotonin）和脂聯素（Adiponectin）都能在身體動作時將具有關鍵性的成長刺激傳遞給海馬迴[1]！

這個機制非常古老，比人類歷史還久遠，早在遙控器和內燃機發明前幾億年就已形成。例如更格盧鼠在秋天儲藏食物過冬之際，海馬迴會跟著成長；牠們忙碌的身體活動將促進成長的關鍵信號傳遞給海馬迴，好讓牠們在冬天裡能夠記得自己藏匿食物的地方。

這個演化發展的邏輯很簡單：只要活動身體做些事，便比較可能體驗到新事物，並且必須記住新事物，因此需要比較大的記憶體。身體動作時所釋放的荷爾蒙會同時刺激海馬迴生成新的神經元。相對的，不活動的人不會傳遞這類荷爾蒙，也就是間接告訴大腦：沒有新經驗，海馬迴可以停止成長。

活動擴展我們的視野

神經元的成長，終身可能！某項針對一百二十名老年人的實驗[2]，以心智狀態與身體健康狀況做為篩選條件，選出來的受試者平均年齡為六十六歲；實驗開始前至少半年內，他們每週（！）走路時間不超過三十分鐘——這對安養院住民而言很常見。受試者隨機分為兩組，其中一組每天散步四十分鐘，另一組在同樣時間內只做伸展操。實驗期為一年。在實驗前、實驗中和實驗結束時，以顯像方式測量受試者海馬迴體積。散步組的海馬迴體積在一年內平均增加了大約百分之二；伸展組的海馬迴記憶組織平均萎縮了大約百分之一點四強。

做伸展動作無法刺激海馬迴成長，但散步可以。這項結果證明，海馬迴隨著年紀增長而自然萎縮的原因不在於年齡，而在於缺乏運動。（當然受試者在散步時聊天也有助於新的腦細胞相互連結，也是讓它們生生不息的重要因素。）證據顯示，海馬迴體積減小與記憶功能下降有關。在記憶力測試成績方面，散步者的分數優於做體操者。另一項設計類似的研究也發現，每天走三公里與每天只走四百公尺相比，前者幾乎能降低一半的阿茲海默症罹病風險[3]。

或許你會問，為什麼每天步行三公里不能將阿茲海默症風險完全降到零？為什麼爺爺奶奶每天都活動，還是得了阿茲海默症？在此，還是適用「最小因子法則」。為了讓在海馬迴剛「發芽」的腦細胞也能「生根」，除了運動外，還必須滿足一些其他條件才能保持健康，如之前章節所述。之後我會繼續介紹其他相關條件。不過，如果某個人其他地方都做得正確，**只是**缺乏運動而已，那麼運動也許真的能夠完全降低阿茲海默症罹病風險至零。

向前邁進直到休止

身體活動對頭腦有益；不僅有益於海馬迴，亦可改善腦部其他功能。常活動者比四體不勤者較具有抗壓力，因為他們的神經元生成作用也扮演著決定性角色。他們較能將不重要的事情拋在腦後，並在衝突情境中較容易做出決定。

運動量足夠，尚可改善膽固醇數值，使心血管循環系統運作更經濟，並降低血壓。如果白天讓身體勞動，但不過量，睡眠也會變得更恬靜。所有這些效果（而且還有更多好處）加在一起，不僅能降低由海馬迴變小所導致的失智風險機率（阿茲海默症），亦可降低血管型失智（中風）風險。

散步、游泳、騎腳踏車都有幫助。最重要的是：定期規律運動。尤其必須克服科技進步造成的身體惰性。我們的生活，至少對體力的要求，變得越來越求舒適。放棄科技輔助，即可顯出療效！

防止或治療阿茲海默症的目的不在於締造最佳運動成績。獵人和採集者在活動時需要深思熟慮，他若匆匆忙忙跑進森林裡一定會嚇走野獸。就算採集水果，若有足夠時間從容採集，則收穫較多。但活動時間僅數小時（據猜測至少四至六小時），即可收集或獵取到維持生命的必需養分。遠古時代人類畢竟無法簡簡單單開車去超級市場，購買食物補充能量。

治療計畫

布雷德森教授的治療計畫包括每週四至六天，每日運動三十至六十分鐘。根據最新研究結果顯示，就算患者還有遺傳風險，這樣的運動時間量已足夠保護海馬迴不萎縮[4]。例如：賓·米勒之前（推測現在仍繼續）每週游泳三至四次、慢跑一次，並且騎兩次腳踏車。

FINGER研究遵守美國運動醫學院（American College of Sports Medicine）及美國心臟協會（American Heart Association）的國際方針[5]。活動組受試者接受肌肉訓練、肌力訓練及有氧耐力運動。有氧代表受試者在訓練中仍能好好聊天。這套訓練組合乃基於下列觀點：健身計畫若包括有氧耐力訓練及重量訓練單元，而且每個訓練單元至少三十分鐘，最可強化智力。

在經驗豐富的物理治療師指導下，活動組受試者在半年時間內訓練所有的大肌群；重訓練習中不會過重，每個動作可重複至二十次。如此，不僅訓練到肌肉，也訓練到心臟和血液循環。每個動作會在一個訓練單元裡重複兩次。剛開始時，每週一至二次重量耐力訓練，每次三十至四十五分鐘。六個月後，「保持肌力」是每週二至三次的訓練單元，每次一個小時。有氧耐力運動變化豐富，包含健走、水中體操和慢跑。記錄訓練日記也有助提升訓練成果。

什麼阻礙我們運動？

我們每天都可以做一些新決定，或走路、或開車，自己做道菜、或是將冷凍披薩丟進微波爐——獵人和採集者當時還沒有這種問題，大腦會獎勵他們，因為他們為了取得食物而揮汗動作。大腦想要成長，因為它希望不斷收集生活經驗，並且利用所得知識保障能夠成功繁衍眾後代。這也是身體運動只要不過分，直到今天大腦都會釋放出「幸福訊號物質」血清素的原因。散步回來後，一般都會覺得比散步前來得舒服。

但是最後一個問題是，為何人們常常提不起勁來運動？為了生活舒適而工作太努力，當然要享受無所事事的休息時間？還是因為我們的教育和社會規範從小就教導我們要靜靜坐著，為了及早培育小孩準備迎接符合市場機制的生活，也就是誰能在電腦前面坐得久，誰就會成功的邏輯？

汽車大亨亨利．福特（Henry Ford）認為：「身體活動是胡說八道。如果身體健康，你不需要運動。如果生病了，你要避免運動。」很可惜，直到現今還有許多人有同樣錯誤的想法。直至為時太晚才大夢初醒。

如何保持健康並促進大腦成長？

❖最重要的是把身體活動融入日常生活。就算每週三個晚上各做一小時運動，一週內還有一百六十五個小時可能沒有活動。所以，只要有機會就放棄科技協助，用用自己的力氣吧！

❖根據前面簡述 **FINGER** 研究的規定，設計一套訓練計畫。在幾個月的強化期後，長期堅持每週二至三次重量訓練，以及五至六次不同變化的有氧耐力訓練單元。定期練習花費體力的哈達瑜伽（Hatha Yoga），可視情況而定，以瑜伽部分或全部取代重量訓練。

❖無論如何，建議所有很久沒運動的人和經驗老道的教練一起擬定訓練計畫。一開始前幾個月在教練指導下練習，尤其是要慢慢開始！

❖海馬迴引起的失智和血管型失智有幾個共同原因，特別是高血壓、壞膽固醇、脂肪代謝問題、抽菸、糖尿病、體重過重。若有任何一種風險，在開始更多運動之前務必去請教醫師。

❖重要：團體一起做運動最能帶來樂趣。所以最好能參加運動社團，或是約朋友和伴侶一起做運動——要規律！

❖盡可能常去戶外走走，不只因為空氣比較好，還因為如此一來能產生對海馬迴很重要的日光荷爾蒙維生素D（請參考第十八章）。

❖若有骨科毛病或是其他病痛，請與醫師、運動教練／物理治療師一起找出解決方法。坐輪椅者亦可鍛鍊上半身，並提升身體氧氣含量。

❖偶爾使用家庭健身器材，一邊健身一邊看電視也是可行的。

❖經證明，愛好園藝也可以降低阿茲海默症罹病風險[6]，例如：手動打水器是最佳鍛鍊腹部、手臂和背部的器具。「汗滴禾下土」、整地犁田也能讓人汗流浹背，釋放很多荷爾蒙刺激海馬迴成長。

第11章 智力的養料

人若不是命運的受害者，就是命運的主宰者。

——英國哲學家赫伯特．史賓塞

腦細胞具有社會性本質

身體活動透過釋放荷爾蒙（如鳶尾素、紅血球生成素〔EPO〕、血管內皮生長因子〔VEGF〕、生長激素〔GH〕、脂聯素、血清素和其他更多的荷爾蒙）來刺激海馬迴內神經元生成，人與人之間的身體接觸和親近也有同樣功效（釋放催產素）。然而超過百分之九十新生成的神經細胞在成熟過程中，還沒來得及為新記憶做貢獻就死去了[1]。這些成長中的腦細胞為了存活下來，必須在三到六個星期間跟周圍環境建立起長期性接觸[2]。腦細胞跟我們一樣具有社會性的本質，透過這個接觸點儲存新的記憶，同時也獲得訊息：「我們需要你，請你活下去！」

新的腦細胞從形成到完全連結需要一段很長的發展期，這也是為什麼治療憂鬱症常常需要好幾個星期，甚至好幾個月才能成功。基於相同原因，布雷德森對阿茲海默症病患的治療效果也要在幾個月後才會顯現。身體活動雖然能促進神經元生成，但是新的腦細胞繼續存活的關鍵在於彼此連結，這項認知也解釋了為什麼讀書、寫字、遊戲、交談和演奏音樂能延緩阿茲海默症初期智力的衰退[3]。藉由這項認知也可以賺大錢。現在以訓練記憶力來幫助大腦更有效率的產業正大發利市。

虛擬的腦力訓練

我們一直不斷聽到，大腦可以像肌肉一樣訓練。確實也沒錯，不過如果把這個畫面再往前推進關鍵性的一步，那就是不只有一條肌肉，而是有多種具備各式各樣任務的肌肉。問題就在這裡：如果你每天跑步，隨著時間進展你會成為跑步健將，但不會成為優秀的舉重選手。訓練大腦的情形也很相似，好棋手並不理所當然也是厲害的小說家。我們對練習過的事務比較嫻熟，但是練習而得的心智能力只能有限度地應用在其他心智活動上。現在問題來了，若想預防或治療阿茲海默症，到底得先訓練哪一條「大腦肌肉」呢？

阿茲海默症初期，神經元生成受阻、海馬迴萎縮、情節記憶流失。病情進一步發展後才會影響到短期記憶或是工作記憶，進而影響到智力和理性思考的能力。大部分腦力訓練試著讓人變得更聰明。這種訓練本身是好事，可是它能保護我們不受阿茲海默症侵犯嗎？或者也應將之應用於阿茲海默症的治療上？

FINGER研究受試者必須改變生活型態，讓生活型態更適合腦部需求。這些受試者在小組會議裡接受心理學家解說：了解大腦功能隨著年齡增長出現的變化、克服個人大腦區域功能降低時之因應策略。另外，研究者也指導受試者使用網路腦力訓練計畫，可在家裡透過電腦進行長達一年的訓練[4]。每週三次各練習十至十五分鐘，不同功能的大腦區塊會混合起來訓練，包括負責做決定和負責工作記憶的區塊，受試者必須完成空間記憶及時間記憶任務。整體而言，訓練目的在於普遍提升思考的速度。布雷德森教授也提供病人一套電腦支援的訓練計畫，以期改善病人一般的思考能力和記字能力[5]。

兩個治療研究都選擇以電腦為主的訓練計畫，因為這樣的系統比紙筆訓練來得有效率[6]。不過這樣的計畫主要在挑戰工作記憶，它基本上負責一般的思考力和理性智力，跟海馬迴內過程比較沒有關係，海馬迴內新記憶的連結跟經歷中情感的（而不是理智的）成分有關。所以FINGER研究受試者的思考速度有所改善。但是這樣的電腦計畫是否有助於神經元生成，或它能否訓練情節記憶（或者情節記憶到底能不能訓練？），在我的知識範圍內還沒有明確答案。互相連結對海馬迴內新細胞的生存至為重要，為了讓新腦細胞互相連結，學習內容就必須有**令人興奮**的情緒。所以現在的問題是：虛擬的訓練計畫能否逼真模擬出帶有重要情緒的經歷，以便讓學習到的內容可以改善我們日常生活中的記憶功能？根據一項為期五年的研究結果顯示，這樣的腦力訓練無法降低失智風險[7]。

另外還有一個問題，我們是否願意每天且長期接受越來越複雜的電腦化任務？應該比較不願意。至少很多研究指出，學習者很快就中斷這類電腦訓練課程[8]。

但是這並不表示使用電腦沒有好處。剛好相反，經證明，願意接受新事物的老人（包括經常使用電腦上網查資料）罹患阿茲海默症的風險比較小[9]。但這必須與樂趣相結合，亦即，有興趣在網路世界探索的人就一定要去做。但絕不能有這樣的刻板印象，認為每天都必須完成電腦任務，才能預防或是治療阿茲海默症。獵人和採集者絕對沒有這麼做，他們較常與族人互動。人類的海馬迴在社交團體相處中保證能受到最大的刺激和挑戰。

社交性的腦力訓練

要讓海馬迴興奮，自己也要興奮。要讓具有社會性的腦細胞幸福，我們也要在社交活動上活躍起來，讓別人（因此也讓自己）幸福。許多國際研究證實：就情節記憶功能和阿茲海默症罹病風險而言，從事社會服務類工作者掌握著最具優勢的出發點[10]。哈佛大學教授麗莎・柏克曼（Lisa Berkman）主導一項研究，在超過一萬六千名退休者身上測試：活躍的社交圈對大腦的保護效果[11]。她在一份新聞稿中說明：「從研究中得知，社交關係豐富的人死亡率比較低。如今，壓倒性的證據顯示，緊密的社交網絡可以防止記憶力衰退。」[12]

到目前為止，我們知道社交網絡不僅能防止記憶力退化，效果還遠遠超過目前顯見。例如一群退休者義務參與某學校計畫，以其生活經驗來教育兒童及青少年；在為期兩年的觀察期後，他們的海馬迴體積非但沒有萎縮，還成長了百分之一點六。在越來越寂寞的社會中，海馬迴萎縮的情況已成為常態[13]。然而社會服務工作的機會不少。在德國尋找社會服務工作以便訓練腦力的人，我推薦《地理》（Geo）雜誌的一篇文章〈公益精神——良善的崛起〉[14]。

和其他人相互連結也會讓你的新的腦細胞連結，並長期存活下去。這不僅是對抗阿茲海默症的最佳防禦，隨著病患的海馬迴成長，治癒機會也會跟著提高。

融入日常生活的腦力訓練方法

❖社會服務：無論是在家裡、協會或是給小朋友家教。社會計畫一直都需要志願服務的幫手貢獻他們的生活經驗。

❖在電腦上資料搜尋可以增廣視野，全球化的知識連結網絡可讓人找到許多答案！沒有網路，我們可能連問題也不會提出來。如果你願意，立刻去搜尋吧！

❖電腦遊戲和學習軟體也可以提供新經驗，但它們不應該成為必要的工作，而是為生活增添變化，只要我們不會因此而斷絕了跟其他人的直接（！）接觸就好。

❖跟真人玩遊戲和跟電腦遊戲相比，還是應該優先選擇跟人玩遊戲。沒有一個電腦模擬遊戲能勾起與人直接互動時所產生的深層感情。跟狗一起在草地上玩耍，同樣也能讓海馬迴和情緒記憶一起有效成長，這要歸功於催產素的分泌。

第12章
智力在睡眠中成長

醒著時大家有一個共同的世界，夢鄉裡每個人走進自己的世界。

——古希臘哲學家赫拉克利特

心智的力量來自休息

晚上睡眠時，我們的大腦要比白天醒著時還活躍，因為它必須把海馬迴內的記憶體「空出來」裝載第二天的新體驗。此外，那些必須存進新大腦皮質長期記憶中的回憶必須與先前的回憶相互比對、連結和處理。如果海馬迴白天得到足夠的運動信號，熟睡的時候就會生成新的神經元。

因此，睡眠對生命很重要，它讓自我成熟，保護我們免受阿茲海默症之苦。為了讓海馬迴在睡眠後能再度接受新的記憶，運走和代謝掉白天生產出來多餘的β類澱粉蛋白就非常重要。如果睡眠時間太短，這個「代謝作用」就不會進行，造成一天開始之際海馬迴部位就存在高濃度的β類澱粉蛋白。這不僅妨礙我們有效接收新經驗（因為β類澱粉蛋白阻止釋放必要的傳導物質麩胺酸），還會促使它們黏合成阿茲海默毒素（類澱粉蛋白原名 Amyloid 的意思就是「像黏膠一樣」）[1]。運走和代謝β類澱粉蛋白是大腦積極活躍的運作過程[2]。在深層睡眠中，腦細胞緊縮在一起，使得腦細胞之間的空隙幾乎變成原來的兩倍，如此腦脊髓液比較能流通於腦細胞間的空隙，並且把潛在的有害物質如β類澱粉蛋白、正在形成或已經生成的阿茲海默毒素沖走。科學新知記者艾蓮娜・伯恩納德（Elena Bernard）把這個過程背後的邏輯描述如下：「清醒的大腦正常運作時無可避免會產生有毒的廢物，這些廢物無法在『工作狀態』下被清除。只有睡眠時才有可能進行徹底的清理，讓有害物質不至於堆積，傷害我們的大腦。」[3]反向推理也可以解釋，為什麼只要一晚不睡覺就能讓β類澱粉蛋白升高到足以形成阿茲海默毒素[4]。

我們可以用澆花壺畫面來形容β類澱粉蛋白必須被倒掉的情形：當噴水口，也就是血腦屏障必要的運輸系統堵住了，睡眠中的清潔工作就無法進行（請參考第五章圖六）。為了打開這個系統方便運輸，或讓它保持暢通，必須採用系統生物學方式加以治療或預防。增加睡眠時間很重要，但是還不夠。

除了清除大腦裡的β類澱粉蛋白外，睡眠還有其他功能。長期睡眠不足也會嚴重影響海馬迴內的神經元生成，而且不論睡眠不足的原因是慢性壓力還是其他因素[5]。一兩個失眠夜晚還不至於對神經元生成造成戲劇性影響，也不會造成由壓力引起的永久性神經退化疾病。但是慢性睡眠不足和由此產生的β類澱粉蛋白代謝障礙所累積出來的負面效果是有明顯證據可以證明的：有長期睡眠障礙的人（經常性睡眠中斷和因此增高的皮質醇量）與有健康睡眠的人相比，他們的海馬迴明顯小了許多，也因此提高了阿茲海默毒素形成和智力減損風險[6]。所以長期睡眠不足會明顯提高阿茲海默症的罹患機率[7]。

輪班制導致睡眠不足

積年累月輪班工作者不只會出現為人熟知的「輪班症候群」，亦即包括比一般人高出數倍的意外風險、一般人三倍的心臟疾病罹病機率、較多之特定癌症病例。除此之外，長年輪班工作及長期夜班還會額外讓人老化六年半。根據最新一項研究指出：記憶力和思考力也會降低[8]：十年來工作時間不規律的人，認知能力要比其他從業人員退化得快很多。

睡眠不足是導致阿茲海默症的一個獨立危險因素；這項匱乏會自我增強[9]。因為抗壓性降低通常會擴大睡眠問題，並讓當事人陷入惡性循環，而這個惡性循環一定需要矯正[10]。令人驚訝且讓人詬病的是，**FINGER** 研究完全沒有把睡眠議題納入考量。晚期的阿茲海默症患者已經完全日夜作息顛倒。

褪黑激素不光是睡眠荷爾蒙

松果體在大腦內部深處的間腦上面。解剖學家維薩里按照外表形狀為它命名。松果體分泌睡眠荷爾蒙褪黑激素，控制晝醒夜眠的規律，黑夜來臨時它就導入睡眠，帶人進入熟睡狀態。從今日觀點而言，希臘第一批解剖學家埃拉西斯特拉圖斯（Erasistratos）和希羅菲盧斯（Herophilos）的想像讓人印象深刻，因為他們早在兩千三百年前就已猜測松果體控制著「我們記憶的河」。

褪黑激素負責熟睡、連帶的記憶轉移、提高夜間形成的荷爾蒙產量，並有抑制壓力荷爾蒙分泌的功能。褪黑激素也是海馬迴內神經元生成的基本要素。

此外，褪黑激素也能阻止所謂的活性氧化物（reactive oxygen species）產生過量。它們是新陳代謝中具有侵略性的副產品，我們身體用它們來當作信號（例如當作刺激肌肉訓練的信號），或是在免疫系統中充當武器攻擊入侵者或癌細胞。但是如果它們大量被製造，或是不能被自由基捕捉者如褪黑激素再度代謝的話，也可能會損害組織細胞，讓人迅速老化，然後也會破壞神經組織[11]。

能否把對大腦有多種保護功能的褪黑激素用於阿茲海默症治療上，專家們對此的意見尚不一致，因為嚴重的睡眠障礙，就像阿茲海默症晚期病人常出現的症狀，服用褪黑激素幾乎已無任何療效。原因可能是大腦組織受到大幅破壞，內部負責調節二十四小時晝夜循環的定時器亦遭到波及。沒有這個定時器，褪黑激素無法創造熟睡階段。不過在這裡，我關心的不只是阿茲海默症晚期出現的睡眠障礙，而是阿茲海默症成因之一的睡眠障礙。因此，必須盡速治好睡眠障礙問題。

我們知道，晚間褪黑激素自然釋出跟白天能否得到足夠的陽光有關。白天在大自然活動之後，晚上就會疲累熟睡。請你把大自然當成天然的安眠藥吧！白天戶外活動太少就會影響晚上的睡眠，阿茲海默症的風險就會明顯提高[12]。

你若仍然相信唯有安眠藥才能助眠，請務必遵守醫囑服用。褪黑激素在德國是需要醫師處方的安眠藥物。這不是沒有原因的，它現在只開放給五十五歲以上的病人，而且只能短時間服用。褪黑激素在美國卻被當成營養補給品，可以自由買賣。但我不建議（透過網路）訂購，或隨意服用。尤其睡眠問題的原因可能有很多種：除了運動不足之外（特別是戶外運動），睡眠問題也可能源自心理問題，或是不健康的飲食習慣。隨便服用安眠藥，其中某些成分，例如巴比妥類藥物（Barbiturate），甚至會打擾對生命至關重要的熟睡期，並未真正解決造成睡眠障礙的問題。很可惜，醫師開出的苯二氮䓬類（Benzodiazepine）安眠藥處方也遠遠超過需求，它們也被懷疑會明顯提高阿茲海默症的風險[13]。不過尚待釐清的是，導致長期服用越來越多安眠藥和鎮靜劑的個人因素，是否助長了罹病風險，或者個人因素本身就是原始的致病成因[14]。

布雷德森教授在研究中推薦病人在睡前服用褪黑激素，因為他的系統性計畫旨在讓病人比病發前睡更多。在睡眠問題於短時間內無法用其他辦法解決時，這個方法有它的好處，可以突破因神經元生成障礙造成的惡性循環。例如莎拉．瓊斯因此把睡眠額度從以前只有四到五個小時（！）提高了三小時達到七至八個小時。當然，瑜伽練習和冥想，也就是身體的鍛鍊和減壓，也幫助她大幅提昇了睡眠量。

至少長此以往，我們應該並且也能夠以自然的方式對抗潛在褪黑激素不足的問題。只是很可惜，現代效率掛帥的社會常將睡眠時間視為浪費掉的時間。

配合經濟發展導致睡眠不足

這裡也關係到人生意義的探究，因為睡眠的意義從演化史角度來看跟生命的意義緊密相連。我們對睡眠意義的解答受到文化的影響，但是從自然需求來看是完全錯誤的答案，十八世紀清教徒尤其深受影響。對他們而言，睡眠是魔鬼的誘惑，想要藉此阻礙人類工作。雖然我們已經不再相信魔鬼，但是這種想法還深植在集體意識中。根據經濟學家馬克思・韋伯的看法，浪費時間是「頭號罪惡，基本上也是最嚴重的一項」[15]。韋伯這項看法導致我們的睡眠額度不斷往下降。

現在我們的平均睡眠時間少於七個小時，比一百年前還少了兩個多小時，比我們的天然需求九到十個小時也明顯少很多。但是我們身體有機體卻還一直適應著赤道附近（也就是孕育人類的搖籃）各十二個小時的白晝黑夜的節奏。

另一項證明我們仍舊適應史前時代作息的標誌是午睡的需求，就像西班牙人的午休（Siesta）。因為在人類出生的非洲大草原裡，艷陽高照的中午就是休息時間，這個時候不會用來採集和打獵。我們的基因設計會自動調節血液中皮質醇濃度到相當低的程度。

與之對抗是不健康的。一項包括兩萬四千名健康南歐受試者的研究結果證明：部分受試者每天規律午休一小段時間，經過六年觀察期後，他們死於心肌梗塞的機率少了三十七個百分點[16]。午睡可以預防動脈硬化，因此也極可能可預防阿茲海默症。芝加哥大學教授伊芙．凡．考特（Eve Van Cauter）認為，慢性的睡眠不足讓所有器官系統提前老化：「我們猜測，慢性缺乏睡眠不只會讓糖尿病、高血壓、肥胖症和記憶力衰退等老年期疾病更加惡化，甚至促其提早出現。」[17]

睡眠不足讓人肥胖

雖然在睡眠中消耗的能量比清醒時來得少，但是睡眠不足會讓人變胖，因為沒睡飽，就比較懶得動。整體而言，睡眠不足會降低我們的能量消耗；疲倦的人比較沒興趣去森林裡散步。另外，睡眠不足也會改變血液中兩種食慾荷爾蒙瘦蛋白（Leptin）和腦腸肽（Ghrelin）的濃度。就算脂肪組織、肝臟和肌肉裡一般的能量儲存量還很飽足，我們也會感到飢腸轆轆。我們發現：睡眠時間越明顯低於七個小時，體重增加的情形也越嚴重[18]。

提高睡眠品質

我們要把睡眠習慣調整到更適合早期人類的自然生活條件，這裡不只關係到睡眠長度，也關係到睡眠品質。之前已經提過，如果白天身體能「加滿」自然的亮光，晚上就能睡好覺。而且身體活動讓人疲累，也是再明白不過的道理。並有研究可以證明[19]。尤其是熟睡期長度會依據白天的活動量延長，連帶給我們所有能預防或是治療阿茲海默症的種種好處。

特定的身體活動形式也能提高睡眠品質，它通常在睡覺的地方進行。麻薩諸塞州大學醫學院教授馬瑟·塞貝爾（Mache Seibel），同時也是一份更年期雜誌的出版人；他認為性可能是全世界最古老的安眠藥：「從事性活動時，透過擁抱、身體的刺激和性高潮，身體會釋放出『依偎荷爾蒙』催產素，提高寧靜和安全的感覺，壓力荷爾蒙皮質醇的濃度自然下降，這些都是擁有較好睡眠品質的先決條件。性高潮時，『抗壓荷爾蒙』催乳素（Prolaktin）的分泌會增加，引起強烈的睡眠需求，可助人迅速入眠，進入深層睡眠狀態。」[20]除此之外：催產素和催乳素是促進神經元生成非常強有力的刺激元，所以也是對抗阿茲海默症的得力助手。當在感情上回憶某件事時，習慣用「某事觸動了我」來表示，這並非偶然。

美麗的故事同樣會讓人心神安寧，床頭故事能讓小孩子入睡；對成年人而言，閱讀也有類似效果，不過得注意，故事情節不能太緊張刺激或是太撩動思緒情感，甚或跟工作有關。絕對不能把工作帶上床。同樣原則也適用於電子書，因為電子書散發出來的藍光會讓大腦以為還是白天，因而阻礙褪黑激素分泌。一項研究指指出[21]，閱讀電子書的受試者比閱讀傳統書籍的受試者大約晚十分鐘入睡。至於對記憶、大腦成熟、神經元生成和清運β類澱粉蛋白至關重要的熟睡期，閱讀電子書的受試者的熟睡期要比閱讀印刷讀物的受試者短了將近十二分鐘。整體而言，與閱讀傳統紙本書籍的受試者相比，閱讀電子書的受試者早晨起來後感覺比較沒有休息好。僅僅五天之後，電子書讀者的睡眠和清醒節奏已經往後延遲了一個半小時。所以在入睡前閱讀電子書會促進阿茲海默症，因為早上鬧鐘大響時，我們還缺少了寶貴的熟睡期去代謝阿茲海默毒素並去建設海馬迴。

同樣原則當然也適用於電腦、手機和電視。最好在睡前一個鐘頭關掉這些電子用品，兩個小時前更好。並保持臥室黑暗，這樣松果體才能儘量延長分泌褪黑激素的時間。

請注意，要有足夠的新鮮空氣流入室內，理想狀況是也讓氣溫稍微低一點的空氣進入室內。晚上人體體溫若可降低一度左右，可以睡得更好，經證明身體會釋放更多的褪黑激素。過緊的衣服會阻礙體溫降低，或在夜裡翻身時夾到弄痛身體。如果因此睡眠受到打擾，皮質醇分泌會自動提高，褪黑激素分泌下降。

眾所皆知，一直差不多在同一時間睡覺和起床，最有助於睡眠品質，因為我們的生理時鐘走得相當準確。

睡覺前三個小時盡可能禁食，至少不要攝取碳水化合物，因為它會讓血糖升高並刺激分泌胰島素，胰島素再降低血糖的水平，如此我們可能在夜裡餓醒。晚上應轉換成脂肪燃燒的狀態，也就是健康的禁食，所以英文的早餐 breakfast 就是中斷禁食的意思。如果睡覺前感到肚子餓，我建議最多吃幾個核果。

類似原則也適用於飲水。白天時你想喝多少水或是茶就喝多少，寧可太多也不要太少，睡前一至兩個小時喝最後一杯水就足夠了。膀胱中若無尿液，可睡得比較好。夜裡若仍感到口渴，可事先在床頭準備好一杯水止渴，這樣就不用起床。

一點酒精可讓人鬆弛並感到睡意，但是太多酒精會讓人睡不安穩，對熟睡期有不利的後果。夜裡會常醒來，然後很難再入睡。我建議在密集治療期中（請看第二十二章）完全放棄酒精。

睡前喝咖啡不是一個好主意；茶比較好，但不能是綠茶或紅茶，因為裡面也含有咖啡因。藥草茶較能讓人放鬆。

洗溫水澡可以鬆弛肌肉和感官，但水溫不要太燙。如果在泡澡和睡覺時，因為有太多關於第二天的想法在腦子裡轉個不停而無法安靜下來，我建議你把第二天要辦的事全部寫下來。事情既然在晚上無法解決，不妨做做瑜伽和冥想，幫助我們排除這些事情的影響。

如何睡個好覺？

❖培養良好的睡眠習慣。

❖如果這還不足以讓你達到八到九個小時的優質睡眠，可能是因為心理問題妨礙了睡眠，請務必尋求心理輔導。

❖去睡眠實驗室檢查一下，也是很值得推薦的。

❖就我的看法，安眠藥應該是最後的選擇。不只因為副作用，而且因為它無法排除睡眠障礙的原因。可先試用芳香精油來放鬆自己；薰衣草和蜜蜂花有幫助睡眠的特性，纈草和啤酒花也特別值得推薦。選擇品項與劑量仍需與治療師討論。

❖服用含有必需胺基酸色胺酸（L-Tryptophan）的藥劑也有很好的成效。它是幸福荷爾蒙血清素和睡眠荷爾蒙褪黑激素的前體。就算血液數值不錯，腦中也可能缺乏色胺酸，因為色胺酸在經過血腦屏障時會跟其他所有氨基酸競爭，所以應該優先選擇富含色胺酸的食物。包括核果，特別是腰果、杏仁，以及黃豆和花生等豆類，還有魚和全麥食品。

❖凡有規則必有例外，而且例外可讓生活變輕鬆。睡眠固然重要，但是活躍的社交生活也同樣重要。若因家庭聚會或朋友聚餐而耽誤了睡眠，可在第二天用午休來彌補。午休也應該成為常態。

❖反向思考：認清充足睡眠的重要就已經為睡眠「正名」，因為睡眠不會再被認為是浪費掉的時間。睡飽之後，不只工作更有效率，效率也較持久。滿足天然的睡眠需求，不用擔心因為睡覺而錯過生活。

第13章 建構智力的材料

一個國家的命運取決於其飲食類型。

——法國美食家薩瓦蘭

人如其「食」

如前所言，身體、智力、社交活動以及充足的睡眠能促進海馬迴神經元新生，乃治療阿茲海默症之重要前提。可是唯有在供給大腦正確養分時，新的腦細胞才能生長成熟。這亦可解釋「人如其食」的說法。海馬迴需要三種成分來維持記憶力和心智能力：新生腦細胞的建構材料、營養物質和保護物質。本章先解釋第一種成分；餘者將於其他章節說明。

遺憾的是，現代飲食越來越充斥著速食或廉價的即時食品。這類飲食行為雖然既省時又符合經濟原則（不過也可能縮短壽命，但幾乎不納入考慮範圍），但只能提供少之又少的優良建材去支援神經元生成作用，並且形成許多危害大腦的物質。甚至親手「煮食」者或許也會基於舊習，或者盲目相信媒體及食品企業，而選擇不健康的食材。大腦需求不會屈就於飲食文化，所以我們別無選擇，只能反向操作。為了防範阿茲海默症或讓病患康復，我們必須改變口味。味覺喜好乃從小訓練出來的，並非天生。人類既然可以改變習慣，當然也包括飲食習慣和口味在內。健康的食物也可以很可口，地中海型飲食或亞洲美食就是最佳例子。

用海鮮對抗阿茲海默症

成長中的腦細胞一定需要兩種建構材料：多元不飽和 Omega-3 脂肪酸和 Omega-6 脂肪酸。這兩種成分必須從飲食中攝取，因為身體無法自行製造。這兩種建構材料在腦中的分量比例約為一比一，也大致符合古生物學家推測史前時代獵人和採集者的食物組合[1]。

植物可以製造這些對人類生命非常重要的脂肪酸，不過人體需將植物性的 Omega-3 脂肪酸轉換成為 DHA（二十二碳六烯酸），並將植物性的 Omega-6 脂肪酸轉換成為所謂的花生四烯酸（Arachidonic Acid），之後方可做為大腦的建構材料使用。但每個轉換比例約僅一個百分點，效率並不高，使得例如在全素飲食 DHA 含量低。以亞麻油為例：亞麻油之 Omega-3 脂肪酸含量極高，達百分之五十至七十。若以亞麻油來滿足人體每日半克之 DHA 需求，則每天必須攝取零點二升的亞麻油；每克油脂可生成九大卡熱量，零點二升亞麻油相當生成一千八百大卡的熱量，幾乎是成人一天的基本熱量需求量。可是，難道一整天就只喝亞麻油嗎？所以，人體需要另一個 Omega-3 脂肪酸來源；最好其中已經含有 DHA，無須進行轉換。

特別好的 DHA 來自於海鮮。在過去數百萬年內，人類大腦體積大幅增加。遠古典型的獵人和採集者應較像是漁夫或貝殼採集者[2]，可能的食材包括蔬果海鮮等。加上魚類亦可提供豐富的碘、鐵、鋅、銅和硒。人體若缺少 DHA 及上述這些微量元素，大腦成長便會受限。

缺乏 DHA，大腦成長受限

由何可見人類的繁衍成功呢？例如大自然安排，只有人類的母乳可以補給嬰兒 DHA[3]；牛乳並不含有 DHA 成分。不過，人類母乳中之 DHA 含量與母親的 DHA 食物攝取量，亦即魚類及海鮮攝取量有密切關係。母乳中的 DHA 含量也會影響嬰幼兒腦部發育。所以在母乳中 Omega-3 脂肪酸及 Omega-6 脂肪酸比例最好的國家（日本，韓國和新加坡）裡，其子女十五年後之 PISA（國際學生能力評估計畫）成績最優[4]。如國內生產總值（GDP）或學校教育支出數據相比，母乳成分對於個體學業表現的影響力似乎更勝一籌。換言之：DHA 含量不足，會限制大腦成長。嬰幼兒之心智能力發展可能不如預期！

不論孩童或是長者，**DHA** 不足就無法形成新的神經細胞。所以，餐桌上一定要有魚，因為裡面的 Omega-3 脂肪酸能彌補完全的不足（關於全素者的選擇會於下文中介紹）。多項研究顯示：和不吃魚的老年人相比，每週至少吃兩次魚的老年人的心智健康可以維持較久[5]。不吃魚的人的記憶力和思考力退化速度要比一般人快百分之十。另外，魚脂肪裡的 DHA 能讓人心情愉快，是正面影響海馬迴內神經元生成的證明。

魚所含的 DHA 占其總重量之百分之一至二。每週兩餐各吃一百五十克的魚，既可攝取至少三至六克的 DHA，加上自行從植物性 Omega-3 脂肪酸合成的 DHA，即可攝取半克至一克的 DHA 分量；這是保護智力健康每天必需的量。但是根據我的看法，這種預防性劑量僅可維持現狀；阿茲海默療程初期必須加大 DHA 攝取量。要突破神經元生成障礙的惡性循環，建議密集治療的半年內每天至少攝取一克，最好能有兩克的 DHA。來源則可選擇富含 DHA 的魚類或服用營養補給品。

FINGER 研究參與者同樣也被督促必須一週至少吃兩次魚；不吃魚者則須服用魚油膠囊以獲取 DHA。布雷德森教授也建議病患每日服用一至兩克的魚油膠囊，並偶爾額外吃魚。他還強調，為了避免有害物質汙染，請勿選擇養殖魚。

有毒和無毒的選擇

大型掠食性魚類的脂肪當中累積著甲基汞（Methylmercury），有些可能濃度頗高。甲基汞毒素會累積在人類腦中，因此不宜選擇鯊魚、劍魚及鮪魚。鮭魚、鯡魚、鯖魚和比目魚的甲基汞含量尚且無虞。本土的養殖鱒魚亦值得推薦。不過應當盡量購買有機的魚類。再者，可選擇魚油膠囊產品，只要製造過程經過認證（因為魚油的多元不飽和脂肪酸不耐光也不耐熱），並保證不含汞等重金屬成分。建議不吃魚且忌食膠囊的全素者，選用由人工培植海藻所製造出來的 Omega-3 油。培育無毒水箱中的海藻所含有的 Omega-3 脂肪酸組合成分，並不會比魚類脂肪酸遜色。有興趣者可向保健食品公司或有機商店詢問。

有副作用的建構材料

遠古時代獵人所攝取營養成分當中，Omega-6 與 Omega-3 脂肪酸比例並非一比一，這可能是因為他們的食物除了魚、海鮮和野生植物之外，還有野生動物的肉。野生動物脂肪裡的 DHA 含量頗高，只是現代人多半購買（由政府補助）大規模飼養的便宜肉類。大規模飼養牛隻的 Omega-6 脂肪酸與 Omega-3 脂肪酸的比例，比放牧牛隻的差上了六倍[6]。Omega-6 脂肪酸本身（例如一天一克的量）對生命很重要；但是過多的 Omega-6 脂肪酸，例如攝取大量的香腸和肉類之後，容易造成身體發炎傾向，並帶給大腦（及其他器官）壓力。

慢性發炎

花生四烯酸是具有生物活性的 Omega-6 脂肪酸，容易引起發炎現象（花生四烯酸的功能在於啟動免疫系統）。具生物活性之 Omega-3 脂肪酸 DHA 以及 Omega-3 脂肪酸分解後的成分，則可抑制發炎（讓免疫系統再度平靜下來）。人體一旦被感染，就會出現上述兩種反應：首先啟動免疫系統抵抗外來病原，然後治療所產生的傷害。平均而言，我們飲食中的 Omega-6 脂肪酸攝取量是 Omega-3 脂肪酸攝取量的二十一倍，視飲食習慣而定，甚至可達五十倍之高。五十年前，人類飲食中的 Omega-6 脂肪酸和 Omega-3 脂肪酸的比例是三比一，與我們推測中史前時代老祖先飲食中的脂肪酸比例近似。現代人的 Omega-6 脂肪酸攝取量已高至毒性範圍，足以危害健康。Omega-6 脂肪酸過量，易導致組織慢性發炎。在這種情況下啟動了免疫系統，將產生不必要的自體防禦反應；這種反應會長期干擾大腦神經元生成作用，導致阿茲海默毒素形成，並引發動脈硬化症[7]。

基本上，飼育動物跟人類一樣受到相同的危害；牠們吃著荒誕錯誤的飼料、運動量不足、壓力也爆表。只因飼養期不長，未有機會發展出失智症。但是，這意味著最後由**我們**替牠們失智。以賓・米勒為例，他原本無肉不歡；治療期間聽從布雷德森教授命令，降低肉類攝取量至偶爾享受一塊放山牛牛肉或有機飼養的雞肉。**FINGER** 研究的飲食顧問則要求受試者同樣只偶爾吃肉，而且只吃瘦肉。

工業加工過的肉類食品特別會引起很大的健康問題。例如，高脂的香腸製品含有高比例的 Omega-6 脂肪酸，特別有害健康，不只會造成與 Omega-3 脂肪酸的比例嚴重失衡，甚至造成完全過剩。另外，以一百克豬油為例：其中幾乎沒有健康有益的 DHA，卻含有一點七克容易導致發炎的花生四烯酸。布雷德森教授因此建議病患完全不碰加工食品，包括香腸在內。

基於同樣理由，請阿茲海默病患務必避免所有例如奶油、乳酪等全脂奶製品。因為一百克奶油當中含有大約兩克容易引起發炎現象的花生四烯酸（另外，高脂食品也含有大量有害健康的反式脂肪酸，以下討論）。

健康的油

因為我們攝取 Omega-6 脂肪酸過量；只有戒除所有（！）高比例 Omega-6 脂肪酸的食物，才能修正體內的 Omega-6 脂肪酸與 Omega-3 脂肪酸比率。在葵花籽油、玉米胚芽油和薊油中，Omega-6 脂肪酸比例介於百分之六十至八十，但僅含少量 Omega-3 脂肪酸。就算廣告利用消費者對於飽和脂肪酸的恐懼，將上述這些油品吹噓成健康油（因富含多元不飽和脂肪酸），但因其 Omega-6 脂肪酸含量高，仍應避免購買。

若按照食品工業的錯誤建議，利用這些含 Omega-6 脂肪酸量高的油品煎炸，這些油品會變得更有毒性，因為裡面的多元不飽和脂肪酸並不耐熱，會在高溫下形成有害的反式脂肪酸（錯誤的大腦建構材料，請參考下文）以及高毒性的 HNE（4- 羥基壬烯酸）。自己料理時，若運用 Omega-6 脂肪酸量含量高的油品，會生成這兩種毒性化學物質，導致腦內形成更多阿茲海默毒素[8]。煎炸食物，只能選用天然椰子油；下一章將再詳細介紹。

調拌沙拉時適合採用亞麻油[9]和菜籽油[10]等 Omega-3 脂肪酸含量高於 Omega-6 脂肪酸含量的油品。橄欖油也值得推薦，因為它具備許多抗阿茲海默症的特性[11]，雖然它沒有 Omega-3 脂肪酸，但 Omega-6 脂肪酸含量極低。橄欖油能夠提供許多維生素以及非常健康的單鏈不飽和油酸（一種 Omega-9 脂肪酸）。購買時，必須注意選擇有機產品、冷榨製造、深色瓶裝，因為單元不飽和脂肪酸不耐光也不耐熱。不建議以橄欖油煎食物；但可於餐食上桌前撒幾滴橄欖油，既可增添食物風味，又可讓食物更加健康，如同地中海式飲食習慣一樣。

錯誤的大腦建構材料

以化學方式硬化植物油，例如製造人造奶油時，多元不飽和脂肪酸會產生有害健康的反式脂肪酸。另外，以葵花籽油等富含多元不飽和脂肪酸的油品煎炸食物的時候，也會形成反式脂肪酸。根據世界衛生組織的規定，早於一九七〇年代即禁止使用反式脂肪或反式脂肪酸，因為它明顯有害健康。截至目前為止，德國尚未規定產品必須標示反式脂肪酸成分，因為這樣的法令會對食品工業造成限制。如果消費者留意反式脂肪議題，酪農工業也會很頭疼，因為牛隻胃中食物之植物油成分在經過細菌分解改變後，也會產生大量的反式脂肪酸；最後出現在牛乳裡。視牛飼料組成成分而定，一百克奶油約含四至六克的「動物性」反式脂肪酸。過去甚至曾在奶油中檢驗出十公克的反式脂肪含量[12]。

工業製造的反式脂肪酸普遍見於：人造奶油、洋芋片、薯條和其他許多食品當中。研究已經證實：動物性反式脂肪酸和食品工業製品當中的反式脂肪酸會對身體造成一樣的危害。酪農業企圖將此問題大事化小、小事化無。雖然牛乳裡的動物性反式脂肪酸（其濃度在奶油和高脂乳酪中更高）形成過程是天然的，但是牛乳不是我們的自然食物。

不合乎人類物種的嬰兒食品

對人類基因而言，牛乳是完全陌生的物質。人類分解牛乳能力的遺傳變異也不過短短數千年。迄今，可分解牛乳成分者僅占少數。全世界大部分的人（非洲人、亞洲人及南美洲人）飲用牛乳時，會因其乳糖成分而引起嚴重的腸胃問題。對於沒有乳糖不耐症的人而言，乳脂當中的反式脂肪酸成分仍然屬於非自然食物成分，而且完全不健康；但是多數人不會加以留意，直至爆發嚴重後果為止。

一項為期十四年的長期研究調查了七萬名挪威人的飲食習慣。大約二十年後的結果顯示：與食用含等量工業製反式脂肪食物者相比，食用含有動物性反式脂肪食物者死於血管病變的風險較高[13]。動物性反式脂肪酸也會提高阿茲海默症罹病風險[14]，每天一點八克的反式脂肪量（相當三十至五十克奶油），就可能明顯提高罹病風險[15]。FINGER 研究建議患者完全放棄奶油，並優先選用低脂乳製品。

混淆的危險

（在反芻動物胃中、油煎食物或透過化學硬化作用所形成的）反式脂肪酸從多元不飽和 Omega-3 脂肪酸和 Omega-6 脂肪酸形成。因為化學結構式近似，我們的大腦會不小心將反式脂肪酸當成自然的大腦建構材料，用在形成新的神經細胞。這些錯誤的建構材料會讓細胞膜硬化，進而改變許多蛋白質的功能，因為這些蛋白質需要通透性較佳的細胞膜。β類澱粉蛋白形成的關鍵步驟之一，就在細胞膜上進行。細胞膜若受反式脂肪影響而變硬，β類澱粉蛋白釋放量會提高。再者，反式脂肪酸又會讓β類澱粉蛋白的黏合更容易，導致形成更多的阿茲海默毒素。科學界認為：「攝取反式脂肪酸有可能提高阿茲海默症風險，或甚至提早發病。」[16]

基本上，你不妨思考：工業界和政治界是否比較憂心經濟衰退，比較不擔心生病的人？就連科學界也只在追求自我利益。要不然無法解釋，為何主流專家依然堅持阿茲海默症是無法避免的命運，而且還一直在媒體上宣稱：人類的生活型態對這個可怕的疾病毫無影響力可言。雖然我們的相反論述鐵證如山，但主流權威依然堅持已見，並且剝奪病患掌握自己命運的希望。缺少政府的明確規範，食品工業又只仰賴目前權威的看法，因此也無法製造出比較健康的食物。我們只能靠自己去張羅健康的飲食。

換油的時候到了

- 為達治療目的，建議每週攝取六百克的魚，分成兩至三份。以椰子油低溫度油煎，或在椰奶裡煮熟，以保存大腦的建構材料 DHA。半年療程之後，每週約僅需攝取三百克的魚做為「維持健康的劑量」。應當優先選擇高脂肪、野生、從冷水水域的魚獲（例如鯡魚、鮭魚和鱒魚）；另須留意來源是否符合生態及永續漁撈作業法則；購買養殖場的魚，亦須留意其有機認證。
- 不愛吃魚的人可服用魚油膠囊。為達療效，治療期間每日約需攝取一至兩克的 DHA；之後，一半劑量就足夠。請留意魚油膠囊產品的製造方式；魚油膠囊成分中不得含有殺蟲劑及重金屬成分。
- 茹素者可服用從海藻中提煉出來的 Omega-3 脂肪酸和 DHA。這是很好的替代品，當然也適合非素食者。
- 為了平衡相對性的 DHA 不足，必須完全放棄高脂含量的香腸類製品，因為它們含有大量的花生四烯酸。基於同樣原則，不宜食用大量畜養的肉類產品。

- ◆應當避免所有相對於Omega-3脂肪酸（三元不飽和亞麻酸）有較高Omega-6脂肪酸（雙元不飽和亞麻酸）含量的植物油品，包括葵花子油、玉米胚芽油和薊油。建議選用高品質（冷榨和深色包裝）、來自有機耕作的菜籽油和亞麻油來取代。
- ◆請放棄奶油。好的全麥麵包本身已具有足夠的植物油，即使不塗上奶油滋味也挺不錯。口味事實上只是一種習慣。若還想攝取脂肪，建議選擇酪梨[17]，學西班牙人在麵包上淋點橄欖油，或者選用天然椰子油；這些選擇都有益大腦健康。
- ◆請放棄富高脂乳酪產品。素食餐飲業已發展出琳瑯滿目的麵包塗醬，可以讓人很快忘掉原本熟悉的乳酪和香腸製品。
- ◆請完全放棄人造奶油乳瑪琳、工業製食品，以及即食食品。這些食品當中，微量元素含量近乎零，卻常添加完全沒有必要的成分。自己煮菜的時候會加味精、防腐劑、色素或是乳化劑嗎？而且，你也不會以化學方法來讓食品成分硬化。

第14章 滋養心智的營養素

食物就是最好的醫藥。

——希波克拉底

記憶力所需之能量

海馬迴是大腦中很特殊的部分，不是因為它負責終身形成新的腦細胞，也因為它能保護自己不受到糖的壓力。跟其他大腦部位不一樣，海馬迴的腦細胞只有在胰島素打開專門輸送糖的閘門時才會吸收糖（葡萄糖）成為能量來源[1]。胰島素就像一把鑰匙打開一個特別的鎖，亦即海馬迴神經細胞表面上所謂的「胰島素受體」。這種調節功能自有深意；如此一來，由飲食引起的血糖波動才不至於讓糖不受控制地湧進敏感的神經細胞裡。

然而，現代生活型態會透過許多其他相關機制導致海馬迴內的控糖系統崩潰，以至於無法再打開鎖。胰島素受體一旦失去功能，海馬迴神經細胞就無法吸收糖，進而缺乏能量。藉由顯像技術（正子斷層掃描）測得之葡萄糖吸收障礙，就是確定阿茲海默症早期診斷的可靠證據。由於這是阿茲海默症非常早期的特徵，所以科學家認為：專家圈內所謂的「神經細胞的胰島素抗性」有可能是導致阿茲海默症的真正原因[2]。但是，神經細胞的胰島素抗性只是一長串原因當中的一環。我們的生活型態才是造成這一長串原因的主角：

- **慢性壓力**：在緊急壓力下，人體會為肌肉準備大量能量（葡萄糖），以利保護或逃命。壓力引起皮質醇上升，並壓抑所有的胰島素受體；因為危急時身體特別釋出的葡萄糖不應消失在脂肪細胞當中，並轉化成儲備脂肪。這些葡萄糖必須運用在立即的危急情況中。肌肉工作時，不需要活躍的胰島素受體來吸收和消化能量充沛的糖，但海馬迴的神經細胞卻需要胰島素受體支援[3]。緊急壓力很快消失，但慢性壓力卻使皮質醇水平持續處於偏高狀態，導致神經細胞胰島素受體長期無法發揮作用[4]，神經細胞頻臨餓死威脅。

- **糖**：高濃度的糖讓神經細胞表面黏合，因而啟動免疫系統，導致腦部慢性發炎[5]。速食產品及含糖飲料特別會使用提煉過的糖以及葡萄糖果糖糖漿；長期攝取這些糖類，不僅會讓脂肪細胞的胰島素受體停止功能，造成老年糖尿病；也會癱瘓海馬迴神經細胞的胰島素受體的功能[6]。缺乏Omega-3脂肪酸，更會強化這種不健康的效應。糖就是以這種方式破壞我們學習和記憶的能力（已對兒童造成傷害！）
- **脂肪細胞荷爾蒙**：脂肪細胞會利用超過十二種不同的荷爾蒙對大腦發出信號，通知其能量儲備情況。特別是圍繞在內臟周圍的腹部脂肪，其功能彷彿一個高活力腺體。當腹部特別突出肥胖時，這種腺體的活動力超強，釋出的荷爾蒙就會在海馬迴造成胰島素抗性[7]。因此，阿茲海默症罹病風險隨著腹圍增加而增加[8]。
- **反式脂肪**：反式脂肪酸會抑制所有胰島素受體功能，經由脂肪組織導致老年糖尿病（這無關年齡，只與飲食習慣有關）。而神經細胞的胰島素抗性會導致海馬迴神經細胞死亡；食物內的反式脂肪酸會透過這個機制（以及後續發展）提高阿茲海默症罹病風險[9]。

- **阿茲海默毒素**：除此以外，阿茲海默毒素也是潛在抑制胰島素受體的因素之一[10]。

慢性壓力與錯誤的飲食會直接終止細胞上輸送糖的閘道功能，也間接妨礙海馬迴神經細胞吸收糖的功能，因為這兩者都會促進阿茲海默毒素形成。只有調整壓力及飲食，針對個人需求或病因所設計的整體治療安案，才能避免這些傷害。

之前曾提過，減少或者避免惡性應激（但不是良性應激）乃治療及預防阿茲海默症的基本措施之一。同樣的，必須避免攝取反式脂肪。我認為德國出於經濟利益考量，而未規範食品中的反式脂肪酸標示義務。因此，我們必須留意並避免反式脂肪來源：

- 反芻動物的脂肪：肥牛肉、奶油和乳酪等高脂奶製品。
- 所有的加熱即食食品。就算並非所有產品都含有反式脂肪，但我們永遠無法確定，這些產品是否在製造過程使用了便宜的脂肪或質量不佳的人造奶油。

現在流行自己動手做料理！然而，烘焙用乳瑪琳仍含約百分之五的反式脂肪，因此烘焙切勿使用人造奶油或奶油，請使用天然椰子油。

- 餅乾，洋芋片和薯條也一樣。特別是未以天然椰子油油炸的產品當中，含有高比例的反式脂肪。二〇〇七年，巴伐利亞邦健康食品安全局在檢驗二十一種油炸用油時發現，所有的油品至少都含有百分之九的反式脂肪；大部分油品的反式脂肪含量在百分之二十左右；有些甚至含有高達百分之四十二的反式脂肪[11]。

再者，必須放棄所有的「高GI食品」（亦即「高升糖指數食品」）（單醣或容易消化的碳水化合物），這類食品包括：

- 含糖飲料（以白開水或不加糖的茶替代。咖啡會酸化體質，每天僅宜飲用一至二杯）。
- 精緻白麵粉（以全麥產品取代）。
- 含糖量高的果醬（自己製作低糖果醬並迅速食用完畢；百分之十的含糖濃度，即可足夠達到暫時保存的效果）。

- 巧克力（只吃高可可含量、但不含純牛乳脂肪的巧克力）。
- 還有葡萄糖，雖被當作三餐間之大腦營養補充劑來販賣，但不具意義。

布雷德森教授建議病患完全放棄食用加工過的碳水化合物食品。FINGER 研究中之健康生活組同樣也須排除攝取單醣。

此外，如第十章所言，運動能夠重新活化胰島素受體[12]。全穀類食物、富含活力成分且較符合人類物種需求的飲食，極有助於減重，這些亦可達到再度活化胰島素受體的效果。在療程一開始的半年內，莎拉‧瓊斯成功減重十公斤；賓‧米勒則約減輕了五公斤。

上述方法可消除部分經由生活型態所引起的阿茲海默症成因。但若已罹病，阿茲海默毒素在療程期間之內雖會逐漸減少，但仍無法充分恢復胰島素受體的功能，因此無法完全開啟輸送葡萄糖的閘道。如何才能避開這個障礙呢？是否還有其他管道可以供應海馬迴神經細胞能量？有的；因為糖並不是大腦唯一的能量來源，也不是最重要的能量來源。

大腦的替代能源：酮體

長久以來，科學一直都認為大腦僅能將糖轉化成能量；因為雖然飽和脂肪酸是人體其他器官的主要能量來源，但飽和脂肪酸無法經由血液抵達大腦。因為大腦裡有一種被稱為「血腦屏障」的特別保護機制，保護大腦不被例如病毒、細菌及毒素等危險外來者侵入。這些侵入者有時也會經由血液輸送到達腦部。第五章已提過這個概念，如同圖六呈現的β類澱粉蛋白的輸送一樣，體積大於葡萄糖分子的物質因為血腦屏障而無法穿過所有供給大腦能量與氧氣的血管壁。如β類澱粉蛋白等更大一點的分子，想穿過這道障礙就必須透過一種特殊的運輸系統，就好比夜店警衛只讓受歡迎的客人通過，攔下麻煩的客人。

例如多元不飽和 Omega-3 脂肪酸和 Omega-6 脂肪酸雖然也比葡萄糖分子大，但這些大腦建構材料還是可以很有效地進入大腦[13]；其機制仍未明。會危害健康的反式脂肪酸的化學成分與這兩種脂肪酸相近，所以它們極可能透過同一個管道進入大腦，閘道看守者因此無法發揮作用。若閘道看守者被這種方式矇騙，導致上述兩種脂肪酸進入腦內，就會對健康形成負面影響。

人體內為緊急時期所預備的儲備脂肪當中，就含有長鏈飽和脂肪酸。它沒有特殊的運輸系統，亦可穿過血腦屏障。問題來了，大腦本身既沒有儲備葡萄糖，也沒有儲備脂肪，如果人體長期未曾攝取糖分，那麼大腦從何獲得能量呢？為了讓大家了解這個問題，容我舉例演算說明：甲君體重七十公斤，體脂量只有百分之十（全身脂肪組織重量七公斤）；每克脂肪約可產生十大卡能量，因此可資利用之卡路里數約為七萬大卡，以長鏈飽和脂肪酸的形式存在。若甲君每日需要兩千大卡的熱量，那麼這些脂肪存量可以支持一個月。但因血腦屏障阻擋，飽和脂肪酸（不同於多元不飽和脂肪酸）無法抵達大腦。

其他器官當中只有肝臟可以葡萄糖形式儲存能量，並提供部分葡萄糖直接供給大腦運用。肝臟重約一點五公斤，其中的十分之一，也就是一百五十克是由葡萄糖所組成（採肝糖形式，是一種澱粉）。如果大腦真的只能利用葡萄糖獲取能量（因為儲備脂肪中的脂肪酸無法直接通過血腦屏障），按照每克葡萄糖約產生四大卡的熱量來計算，人體僅具備約六百克的熱量就可在缺少飲食時供應大腦能量，但遠不足大腦一日所需。

更困難的是，人體雖能很有效率地將葡萄糖轉換成脂肪酸，並用它們來增加脂肪存量（啤酒肚就是一個證明）；但相反的，即使在飢荒時期，人體卻無法將囤積的儲備脂肪酸轉換成葡萄糖。這表示：禁食會讓我們頭暈昏倒吧？這卻不符合事實。我們如何存活下來呢？人類如何度過饑荒？為何禁食不會危害健康，甚至有益健康？能量來源以及上述謎題解答就在於所謂的「酮體」。

半天時間裡不吃碳水化合物（麵粉，澱粉，糖），血糖值就會降低；人體也不會分泌胰島素（也就是糖壓力荷爾蒙）。只有在胰島素不活躍的階段裡，脂肪細胞才會釋放飽和脂肪酸，供應能量。如果不是偶爾禁食（例如晚上幾個小時不吃不喝就已是禁食），那麼一直存在的胰島素就會造成相反的狀況：人體永遠不會利用到這些儲備脂肪，它們就被一直囤積著。

胰島素不分泌，脂肪酸就會被釋出，並經由血液抵達肝臟。在肝臟裡，它會被分解成為更小的分子。在此過程中所出現之脂肪酸碎片，可概稱為「酮體」。它的體積比葡萄糖分子還要小，可以毫無困難通過血腦屏障抵達大腦，取代一直被認為是唯一能量供給者的葡萄糖。如此一來，大腦即可使用脂肪細胞中的儲備能量。

在阿茲海默症第一個臨床症狀出現之前，神經細胞胰島素抗性已經形成。因此，利用酮體供給大腦能量不僅是治療方法，也可以當作預防措施。早已缺乏能量的海馬迴神經細胞可透過酮體有效補充能量。

相對於葡萄糖，酮體有下列優點：在體內缺乏胰島素之際，就算是苗條的人也有豐富的儲備能量可以運用。酮體可以避開胰島素受體的阻礙，因它能夠直接進入海馬迴的神經細胞內。另外，它燃燒時的需氧量遠比葡萄糖燃燒時的氧氣需求量低，這也是為什麼在血液循環不良時（缺氧狀態）酮體尚可提供更多能量的原因。對於初期血管型失智患者，這也有好處；正因為神經組織供氧出了問題，才會導致血管型失智。

然而只要繼續吃碳水化合物，血糖值就會立刻飆高，胰島素濃度也會跟著再度上升，肝臟會停止生成酮體，導致神經細胞的胰島素抗性持續，海馬迴就必須面對能量匱乏狀況。

禁食，但不挨餓

遠古時期的獵人和採集者既沒有冰箱，也沒有超級市場和轉角的小吃店。因為打獵和採集遠比去超市購物來得危險，因此可以假設：我們的祖先一定是等到肚子咕嚕作響時才會出發打獵採集。換言之：空腹的時候，他們必須展現出特別有效率的體力及智力。因此也不必訝異，酮體不僅能在這種情況下有效供應大腦能量，還可完成更多其他的健康任務：身為類似荷爾蒙的傳導物質，它們能刺激舊有的大腦細胞年輕化，並促使海馬迴內形成新的神經細胞[14]。

狩獵不是一直都有斬獲，而且也必須不斷熬過植物性食物非常匱乏的乾旱期。對我們而言，這意味著什麼呢？一方面，我們每個星期應該吃兩次魚（第十二章）、多運動（第十章）促進食慾；但也應該禁食，讓脂肪酸轉換為酮體，在阿茲海默症初期保護海馬迴的神經細胞不會餓死，甚至啟動神經細胞年輕化和形成。

想解決這個問題，有兩個妙招。第一招是優質的睡眠，因為只需禁食約十二小時即可刺激酮體生成。理想的禁食時間介於晚餐和早餐之間。因此，布雷德森鼓勵他的病人睡前至少三小時前不再進食，加上八到九個小時的睡眠，即可完成十二個小時的禁食時間，而且日復一日實行。

用杏仁滿足禁食時的飢餓感

睡前三小時不再吃任何東西或許很難。若感到小小嘴饞，建議吃些杏仁。杏仁不會啟動胰島素，因它僅含有微量的糖，而且碳水化合物只占百分之二。相較之下，杏仁提供非常多種健康的脂肪、植物性蛋白質，以及高營養價值的成分。所有優點加起來，甚至能重新活化胰島素受體，並且改善膽固醇數值。研究結果顯示，杏仁有助於消除腹部脂肪[15]。每天六十克，大約兩把杏仁，非常適合解決三餐中間的飢餓感。

第一招是晚上禁食，完全沒壓力（同時能有效供應能量給飢餓的海馬迴）。第二個妙招就是在白天也刺激身體生成酮體，但是不用禁食。可利用所謂的中鏈飽和脂肪酸達到這個目標。大自然裡有兩種來源，含有高比例的中鏈飽和脂肪酸；

它們就是：椰子油和棕櫚仁油。兩者之中鏈脂肪酸成分高達六成之多，特別有益健康。不禁讓科學家懷疑，盤古開天時，人類的搖籃即使不是直接放在椰子樹下（因為太危險了），至少也在椰子樹附近。研究早期人類史的學者們在這點上是很有把握的[16]。

不同於儲備脂肪中的長鏈脂肪酸，中鏈脂肪酸是水溶性，可直接通往肝臟，有效代謝成為酮體。

椰子油小百科

天然椰子油是用新鮮的椰子果肉冷榨而成（理想狀況為攝氏四十度以下），並不需要經過提煉。提煉法只為了擴大產油量，或者因缺乏榨油設備。事後以化學方法處理過的椰子油會失去維生素E等高營養價值成分，也缺少了淡淡的椰子油口味。可藉由口味辨識出好的椰子油。天然椰子油不會以化學加工，例如 Palmin® 椰子油就是純天然的；同時例如 Palmin® Soft 也不會摻入其他油類混合。因此價格較昂貴。

瑪麗．紐波特（Mary Newport）醫師的丈夫史提夫罹患了阿茲海默症。她每天四次（平均分散在一天裡），每次給他吃一湯匙的天然椰子油（共五十五到八十克）。她會事先將椰子油以一比一比例混入所謂的中鏈三酸甘油脂油（MCT oil），這種油類添加了中鏈脂肪酸（但我覺得不必要，因椰子油已含有很高比例的中鏈脂肪酸，而且人體有機體每天製造的酮體量有上限）。撇開這個不談，她在書裡詳細描述如何透過椰子油食療促進她先生體內生成酮體，並供應性命攸關的能量給有糖分吸收障礙的海馬迴[17]。雖其病情已非常嚴重，但這個方法阻止了病情惡化，而且他的憂鬱症消失了。她在前言中寫道：治療才剛剛開始，對史提夫而言，就好像有人「把燈又打開了」。根據紐波特的說法，阿茲海默症患者食用椰子油和棕櫚仁油之後，可出現下列令人驚喜的效果：

- 記憶力改善
- 個人人格特徵和幽默感又回來了
- 人際關係再度活躍起來
- 又可以從事日常活動

● 某些身體症狀得到緩解。

紐波特繼續寫到：「這些效果非常真實。不僅對病人，也對一起受苦的照顧者及家屬具有重大意義。許多開始攝取椰子油的病人，在飲食改變之後馬上可以看到差別。出現像我先生一樣的戲劇化改善。」

飽和脂肪酸：健康還是不健康？

若你的答案傾向「不健康」，那麼你站在多數人那一邊。你可能會問，為什麼我偏偏推薦使用百分之九十飽和脂肪酸的椰子油來炒菜、烤麵包和塗麵包？你跟社會裡絕大多數人一樣，受到了行銷廣告的荼毒。從一九六〇年代以來，國家強力支持食品工業；他們積極又肆無忌憚地行銷在美國和歐洲廉價生產的植物油，包括人造奶油在內。食品工業抹黑飽和脂肪酸的形象，光光讚揚不飽和脂肪酸[18]。但是，科學已經推翻了飽和脂肪酸有害心血管及血液循環的看法。因為動脈硬化的風險完全與飽和脂肪酸比例或其絕對數量無關[19]。

大自然提供了最好的證明：它選擇飽和脂肪酸來囤積人體內的儲備脂肪，

並充當完全不具危險性的能量來源。沒有飽和脂肪酸，人體所有機能都必須停擺。就連大腦也可以從酮體獲取能量，而酮體則是由飽和脂肪酸所生成。飽和脂肪酸如果真的不健康，那麼做禁食療法時從儲備脂肪中釋放出來的飽和脂肪酸應該會危害身體。但事實並非如此。你還一直害怕椰子油或是棕櫚仁油裡的飽和脂肪酸成分嗎？那是因為食品工業煽動了你我的恐懼。所以我們會完全不加考慮選購以「富含不飽和脂肪酸」為廣告台詞的油品。正因如此，我們不僅每天攝取了過多的 Omega-6 脂肪酸，還在炒菜時製造出反式脂肪酸，進而提高罹患阿茲海默症的風險！

賓．米勒也聽從布雷德森教授的建議，每天早上和晚上各食用一湯匙椰子油。以椰子油取代奶油、人造奶油和炸油。不親自下廚者，就只有採取喝椰子油的方法。按我所見，最好一天服用三次椰子油（早上，中午和晚上）。

FINGER 研究並未利用酮體，至少在他們的治療方案中沒有這樣安排。我認為，因為 FINGER 研究並未強調改善睡眠習慣（晚間禁食和因此被刺激的酮體）與服用椰子油，這可能是降低其研究療效的原因所在。

對抗阿茲海默症最理想的能量供給

❖夜間禁食，睡前三小時不再攝取碳水化合物，加上長時間睡眠，可以讓海馬迴把備用脂肪當作最好的能量來源加以利用。當阿茲海默症出現典型的糖閘道封閉時，酮體可轉載能量進入大腦。

❖每天食用一湯匙有機種植的椰子油二至三次。有些人對飲食改變反應較為敏感；消化系統若需調適，則可先從一茶匙開始，然後慢慢增加劑量。若你已使用椰子油煎炒食物，並以之取代奶油和人造奶油，那麼你也可以不用每天服用椰子油。你的大腦會感激你！但是，絕對不能把椰子油當作廚房裡唯一的食用油，因為它只含有少數人體必需的基本脂肪酸。調拌沙拉和為食物增添地中海飲食風味時，可以使用高營養價值、有機種植的橄欖油。菜籽油有非常好的脂肪酸組合，也值得推薦。

❖堅果（杏仁，核桃等）和其他許多種子（奇亞籽、芝麻和亞麻籽）是很好的油類來源。它們也含有許多其他有益健康的成分。

- ◆基本上請飲食均衡！選擇全麥麵包、糙米和馬鈴薯。使用全麥麵粉烘焙。盡可能選用有機食物。
- ◆若懷疑有麩質不耐症，強烈建議食用不含麩質產品，以避免引發慢性腸炎（參考第二十章）。沒有麩質不耐症的人當然也可以選擇其他替代穀物種類。
- ◆避免所有的含糖飲料和甜點。所有讓血糖升高的食物都會損害大腦！應該努力將糖化血紅蛋白（HbA1c）血液值（血糖記憶）長時期維持在每公升五點五毫莫爾以下（請參考第十六章）。
- ◆巧克力本身是健康的；但請選用可可成分超過百分之八十五的巧克力產品。否則，會一併攝取到過量的糖與其他不健康成分，例如含有反式脂肪的純奶油，或是為了彌補過少的可可而添加的人工香料。

第15章
保護智力的物質

理智始於廚房。

——尼采

天然食物還是人工補給品？

人類基本上擁有較多的採集者特性，而不是獵人特性。我們可以不吃肉，但沒有水果和蔬菜卻無法存活，就是最好的證明。幾乎所有維生素，也就是對生命極為重要且須透過飲食來吸收的物質，都是植物性的。因為在人類漫長的演化過程當中，從未發生過植物類食物嚴重短缺的現象。因此即使我們的遺傳設定無法自行生成某些維生素，但我們都存活了下來。例如：人類和少數脊椎動物失去了自行合成維生素C的能力，卻不會造成問題；只要不是在缺乏蔬果的情況下長期航海，亦即如果沒有徹底改變遺傳下來的生活型態，我們應當都不會罹患壞血病。

在人類近期歷史中，都是因為生活型態而導致維生素缺乏的症狀。這種情形通常很緊急，以至於人類的遺傳基因來不及適應。維生素在幾乎所有的身體功能當中都扮演著重要角色。因此，每一種維生素缺乏（無論是A，B1，B6，B12，C，D或是E）都會以某種形式妨礙大腦功能、海馬迴神經元生成或β類澱粉蛋白代謝，大部分是影響全部的功能[1]。維生素的功效超多，在此我們只想問：自己究竟是想攝取天然的食物？還是人工的食物？想透過水果、蔬菜和其他完整食物來攝取維生素？或是透過營養補充品？

我根據一項簡單事實提出基本建議：完整食物是無法取代的。即便是最好的化學技術，最多也只能初步模擬大自然幾百萬年來所形成的一個錯綜複雜物質，更不用說取代了。種植在有機環境裡的蘋果幾乎不含毒素，裡面隱藏了幾千種現在才開始要去研究的植物有效成分。營養補給品怎能比得上？單單維生素E，大自然就創造了幾百個不同的化學變種。健康食品集團會選出其中一種，只是因為它剛好很容易合成。你真的願意相信這樣的集團是為了你好嗎？我寧願選擇橄欖油裡面多樣的天然成分，每天再吃定量的杏仁，讓我的身體從這些不同維生素E組合中選擇對我最有益的。不管怎麼說，每個人的遺傳裡存在著數百萬年以來的生活經驗，我們應該相信它。

另外，就算（很遺憾）不須醫師處方即可取得營養補給品，但是它們原本就是藥，不是別的東西。因為它們含有有效成分，要不然服用也沒有意義。如果在治療框架下由醫師應用在病人身上，他可留意其中的副作用或與其他有效成分之交互作用；這時，營養補給品有其意義，並可幫助病人。但是一定需要醫囑與監控服用，因為所有能發揮作用的東西也能造成傷害。基於理性考量，服用前應該請醫師確認真的是營養缺乏。營養缺乏可能是生活環境所致，例如歐洲某些耕地缺乏硒，導致生產的農作物硒不足（請參考下文）。營養缺乏也可能是由個體行為造成，例如進行單方面的節食。純素主義是一種極端的飲食範例；人們不希望屠宰動物，希望保護環境與自身健康。與選擇大量飼養所生產的肉類食品者相比，純素主義者雖然比較健康，但還是偏離了獵人和採集者的食物內容。因此純素者不如吃魚健康。不放棄吃魚，就不會斷絕重要的維生素 B12 及 DHA（Omega-3 脂肪酸）來源[2]。

一項調查美國耶穌再臨教會信徒飲食習慣的研究，以七萬三千多名信徒為樣本，為期近乎六年。他們發現：純素者的死亡案例比肉食者少百分之十五。奶蛋素者的存活率僅較肉食者好一些，原因可能在於有害的奶製品。吃魚素者的死亡率比肉食者少了百分之十九，相較之下，他們的健康狀況發展條件比較好。建議純素食者服用維生素 B12，因為只有在動物性食物中才含有足夠的維生素 B12，另須服用從海藻油所提煉並具生物活性功能之 Omega-3 脂肪酸（DHA）。

高半胱胺酸（Homocysteine）也是非常重要的生物標記，它在血液中的濃度很容易被檢測出來。高半胱胺酸是胺基酸代謝的中間產物。若非遺傳疾病，高半胱胺酸在血液中的濃度通常會因為維生素 B6、B9 或是 B12 的缺乏而升高，進一步危害健康。根據一項瑞典研究，高半胱胺酸值越高，梗塞的（心臟或大腦）的風險就越高。而且相對於血液數值正常者而言，血液中的高半胱胺酸濃度越高，罹患阿茲海默症的可能性會加倍[3]。一項大腦病理學研究顯示，長期高半胱胺酸值過高，會讓阿茲海默失智症罹病風險提高至常人的五倍（！）[4]。

升高的高半胱胺酸值（也間接證明維生素B6、B9或是B12不足）是引起阿茲海默症的獨立因子，也是具有因果關係的危險因子。高半胱胺酸特別會對受麩胺酸影響而興奮的神經細胞發揮神經毒素的功能，而這些神經細胞大都在海馬迴內[5]。所以另一項研究結果並不令人驚訝：一開始高半胱胺酸值很高的病患，透過可以降低高半胱胺酸的維生素混合物治療，其大腦受損過程可比對照組減緩百分之五十[6]。

布雷德森教授治療小組裡的賓．米勒的血液中也含有高濃度的高半胱胺酸（每公升十八毫莫爾），因此也採用維生素B6、B9和B12治療。德國飲食協會公布的上限是每公升十二毫莫爾，但是高半胱胺酸研究團體在評估多項研究之後，認為每公升六到八毫莫爾的高半胱胺酸血液濃度才安全[7]。布雷德森教授努力將病人的高半胱胺酸濃度控制在每公升七毫莫爾。

FINGER研究並未積極研究及治療高濃度之高半胱胺酸狀態，飲食計畫亦未補充B群。也許他們認為只要鼓勵病人飲食均衡即可。這樣的建議也許適用大部分的情形。但我仍然建議醫師做血液檢查。如果飲食均衡，卻無法滿足身體需要，則須額外補充相關的維生素。

微量元素

這個名詞概括了人體無法自行製造、濃度稀少、卻對生命非常重要的微量營養素。一般而言，它們在我們身體的濃度在每公斤五十毫克以下，例如鐵、碘、銅、硒、鋅和鋰。大多數是在微量元素不足時，也有少數微量元素過量案例，導致出現阿茲海默症症狀[8]。所以務必請醫師檢查一下患者血液當中的微量元素狀況。

硒：血液中理想的硒濃度會帶來較好的心情，換句話說憂鬱症比例會較低[9]。在甲狀腺荷爾蒙代謝上，硒扮演了重要角色。此外，它也是重要的抗氧化劑；能使大腦內有化學攻擊性的代謝物失去活性，發揮消炎作用。硒還能幫忙排除鉛、鎘、汞等眾所皆知會危害大腦的重金屬成分（請看第二十一章）。硒能以各式各樣方法幫助延緩阿茲海默症病情進展，並協助治癒[10]。基於這個原因，一定要避免硒缺乏。雖然硒濃度介於每公升八十至一百微克即可；但每公升一百二十至一百五十微克的硒濃度，方有助於降低罹癌率[11]。有鑑於此，我呼籲達成較高的硒濃度指數。但大部分人的硒濃度都偏低，為何如此呢？

植物處於硒的食物鏈開端，因為只有植物根部能吸收土壤裡的硒。因此，土壤中的硒濃度及我們的食物偏好都會影響每天的硒攝取量。理想的硒攝取量為每公斤體重一微克分量，甚至是二至三微克。居住地土壤富含硒元素者們——例如美國某些區域——他們血液中的含硒量遠高於每公升兩百微克。中歐地區土壤缺乏硒，導致部分地區民眾血液中的含硒量明顯低於每公升八十微克。

純素者尤其會受到影響，尤其當其居住地土壤缺乏硒元素，且僅食用當地農作物。前一章所推薦之椰子油，就是硒元素的絕佳來源。每一百克椰子果肉含有超過八百微克的硒；椰奶和椰子薄片等產品亦值得推薦。芝麻的硒元素含量與椰子油差不多。巴西堅果每一百克含有一千九百微克的硒，濃度最高。魚素者可從魚獲取每日之硒分量，例如一百克鱒魚可提供大約七十微克的硒；這是每日之應有劑量。

鋅：鋅元素對於健康不可或缺，因為這個微量元素直接或至少間接參與幾乎所有的代謝過程。由於人體總共僅能在骨頭、肌肉、皮膚、頭髮和指甲裡儲存幾克的鋅，所以必須從每日飲食中攝取鋅。營養協會建議之鋅元素攝取量為十至十五毫克左右，以便達到成人血液中每公升零點七至一點二毫克之標準值。飲食如果均衡，達成這個目標毫不困難，因為幾乎所有完整食物裡都有鋅的蹤跡。甲殼類動物裡的鋅含量特別高；其他如南瓜子、燕麥片、麥麩或扁豆也有高濃度的鋅。

飲食攝取中缺乏鋅元素，乃因為並非食用完整食物而導致體內缺乏鋅。務必要排除鋅缺乏狀況。除了飲食攝取不足之外，鋅缺乏的原因還包括：糖尿病或酗酒等疾病所引起之排泄量增高，以及瀉藥、荷爾蒙劑（皮質醇，雌激素）和降血脂藥等藥物所引起之鋅流失。大量流汗、壓力及體力負擔都會提高人體的鋅需求量。在上述情形下，可以補充這種微量元素。

鋅不足是否會導致阿茲海默症呢？這尚待釐清。但基於鋅的生物功能，的確有可能。例如鋅能阻止身體過度釋放麩胺酸，並保護海馬迴的神經細胞不受麩胺酸毒素侵害。另外，鋅不足也會抑制海馬迴內的神經元生成，並引起伴隨憂鬱症狀的發炎[12]。

一項針對早期至中期阿茲海默症病患所做之治療研究顯示：相對於沒有接受治療的對照組，服用鋅的治療組病情會趨於穩定。治療組血液中鋅濃度提高之後，會降低游離的銅離子濃度。研究者懷疑，血液和組織中游離的銅，也就是沒有跟運輸蛋白做有機連結的銅，會跟其他因素一起導致阿茲海默症，或令病情加速[13]。因此，應請醫師定期檢查患者血液中的游離銅濃度。如果游離銅濃度提高，則應考慮在醫師監督下服用鋅加以治療。布雷德森教授建議賓．米勒服用吡啶羧酸鋅（有機鋅），每天攝取五十毫克的鋅。

鋰：兩項日本研究公布結果之後，我們才知道少量服用鋰可以延壽；相反的，缺少鋰會提高自殺率。這個輕金屬是對生命很重要的微量元素[14]。關於自殺傾向，從阿茲海默症老鼠的實驗可得到證實：鋰可以啟動海馬迴內神經元生成，因此可藉以發揮抗憂鬱的效果[15]。另外，鋰可以阻止形成阿茲海默毒素。因為食物中鋰含量極少，因此建議每天飲用療養水[16]，以攝取約零點三毫克之必需量。阿茲海默症臨床研究證明這個劑量有治療效果（更多資料可參考第二十二章）[17]。

FINGER研究療程當中並未指定任何一種微量元素，亦未考慮補充任何一種營養素。跟之前提過的高半胱氨酸一樣，他們可能認為只要營養均衡即可維持各種數值正常。雖然這也符合大部分人的情況，但是在面對阿茲海默症個案時，我會請主治醫師檢驗其營養不足情況，並請醫師建議較合適之處理方式。

好吃的藥

到目前為止，製藥工業尚未研發出可以去除阿茲海默毒素的有效成分。但是，它們早已存在於大自然中，而且是長久以來都隱藏在食物當中。我們只需要保持開放的心，去享受它們豐富的多樣性。它們是賦予食物一種特殊味道的物質（咖哩或是薑），有時候帶一些辣味（辣椒或是胡椒），或可讓食物變成多彩誘人的佳餚（明亮的薑黃，或是不同顏色的蘋果和甜椒）。

綠茶：為了展示大自然隱藏的治療力量，舉綠茶中的有效成分為例。沖繩老一輩居民每天會喝好幾公升的綠茶，這是非常有意義的事：源自亞洲的綠茶含有抗阿茲海默症的有效成分，被稱為表沒食子兒茶素沒食子酸酯（Epigallocatechin gallate），簡稱 EGCG。綠茶的三分之一內容物，是由 EGCG 組成的。它能抗發炎，也就是對抗大腦裡阿茲海默症病情中一個很重要的部分。另外，它亦能中和多餘對身體有害的活性氧化物[18]。綠茶 EGCG 可以抑制阿茲海默症的典型進程[19]。動物實驗中，經過八個月「純喝茶」能使海馬迴內阿茲海默毒素堆積狀況減少超過一半的程度，進而改善智力。這效果驚人；原因之一在於綠茶 EGCG 可以遏止 β 類澱粉蛋白產生[20]。綠茶 EGCG 亦可直接阻礙 β 類澱粉蛋白黏合成為阿茲海默毒素，並分解已形成之毒素[21]。所以綠茶不只有預防功能，還有治療效果。

完全不需要處方箋，就可以得到這個仙丹妙藥。喝幾杯有機綠茶並搭配運動，即可強化抗阿茲海默症效果；沒有一種市售藥物能夠達到這種效果[22]。若對綠茶中的刺激成分敏感，睡前幾個小時不宜喝茶。可將有機綠茶當成水來喝，室溫即可。每天早上大約沖泡一點五公升的茶，以七十度的開水浸泡茶葉二至三分鐘，然後加入幾滴新鮮檸檬汁，這樣 EGCG 不會氧化，茶也不會變黑。以深色水壺裝茶，當作冷飲供一整天飲用。

希臘山地藥草茶：用希臘馬鞭草（*Sideritis scardica*）沖泡出來的希臘山地藥草茶有效物質對另外一種完全不同的機制有幫助，它能幫忙排出阿茲海默毒素。因它能活化特殊的運輸蛋白（被稱為 ABCC1），可將毒素透過血腦屏障帶出大腦。這項特殊運輸方式也出現在金絲桃上，如今已應用於治療（第二十二章）[23]。

綠茶和希臘山地藥草茶只是大自然眾多有益大腦食物中的兩個例子，跟綠茶

EGCG 一樣有效的是紅茶裡經過發酵產生的茶黃素，能將β類澱粉蛋白的結構轉換成不具毒性，並分解掉已經生成的阿茲海默毒素[24]。大多數（雖然不是全部）天然食物的味道和顏色成分跟人工香味和色素成鮮明對比，它們能減緩大腦的發炎狀況，抑制生成阿茲海默毒素，使已存在的毒素失去活性，刺激海馬迴內神經元新生。所以，每種成分皆採用自己獨特的方式一直與其他物質搭配，都具備高度的治療價值。不必為此跑一趟藥房，只要找到有機商店就可以了。

搭配的療效

包裝在藥丸裡薑黃素（薑黃裡的有效物質）效果不彰，因為只有一小部分成分能進入大腦。薑黃搭配魚油一起吃，即可增加薑黃素保護神經的效果。原因在於：薑黃素和 DHA（魚油裡的有效成分）會以不同的方式抑制阿茲海默症病程發展，搭配在一起更有加乘效果。而且搭配之後，可降低兩者之需要劑量，卻可達到同樣效果[25]。因此，不必等待藥物，而是去好好享受一頓椰奶咖哩魚，將之視為有效又美味的抗阿茲海默症療法，當然也可以把它當成預防措施。如果再加上胡椒調味，薑黃素會特別能夠被身體吸收[26]。喜歡辣椒更好，因為運用形成辣味的辣椒素（也是德國 ABC 辣椒貼布裡造成溫暖效果的物質），在動物實驗中可降低因壓力引起之阿茲海默症典型大腦病變狀況[27]。

地中海飲食和亞洲飲食的優點

從客觀角度來看，典型的德式食物用了太多的奶油，乳酪、香腸和肉類，並未顧及大腦健康。美式食物（速食，許多油炸食物和含糖飲料）也不理想。如果能把地中海食物（橄欖油、魚、杏仁、大蒜，許多水果和蔬菜，偶爾飲用紅酒和希臘山地藥草茶）和亞洲食物（椰子油、許多魚、咖哩、薑，以及許多水果蔬菜，還有綠茶）結合在一起，基本上即可較為滿足人類大腦的需求[28]。

趁著思考力還在，我們當中有許多人都必須盡速改變想法！

美酒配美食？

紅酒裡的白藜蘆醇（Resveratrol）是個有力且具多種功效的抗氧化劑，同樣可以減緩智力退化[29]。就連酒精也極可能放鬆大腦壓力，主要透過遏止形成麩胺酸，直接避免麩胺酸毒素形成，間接降低β類澱粉蛋白釋放，降低阿茲海默毒素形成量。

但是，多少酒精算是有益呢？多少量開始又會對大腦有毒？到目前為止，一項在美國進行的研究清楚揭示了每日「酒精劑量」對身體的長期影響。這項為期超過二十年的研究記錄著一萬兩千四百八十位年紀較長護士的酒精消耗量，以及酒精對他們智力健康的影響。結果顯示：與滴酒未沾者相比，每日平均攝取十五克酒精者在認知能力測驗上的成績高出百分之二十三。十五克酒精相當於每天零點一升的葡萄酒或是零點三升的啤酒，但是只要每天平均攝取量變成兩倍以上，促進認知功能的正面效果就消失了[30]。

也許是因為我們的祖先很少食用發酵的水果，所以我們只能容忍這麼少的酒精。而且，也不是非得喝酒才能活命。這裡的原則也是：究竟酒精是治療糖漿還是神經性毒素？由劑量決定一切！

從引用的研究結果當中，只能推論出酒精或是白藜蘆醇可能在某個程度上保護人體免於阿茲海默症，但尚未認定能夠治療阿茲海默症。所以在密集療程裡，不建議飲酒（請參考第二十二章）。

飯後要吃甜點嗎？

生活必需有樂趣，否則也沒有生活價值。偶爾吃甜食就是一種樂趣。獵人和採集者對甜食也不陌生，蜂蜜一定在「採購清單上」。雖然蜂蜜的組成成分幾乎全是糖，但不會讓獵人血糖飆升，反而是採集者必須爬上爬下，才能得到這美味甜食。由此可推衍一個妙招：工作中的肌肉不需要胰島素消化甜食。不妨運用這項優點。運動前一刻鐘到運動後半小時之內，可以放縱自己吃一塊蛋糕，並不會造成血糖快速上升。但烤蛋糕時，應將奶油換成天然椰子油，並且不要使用鮮奶油。

若沒有運動，可吃堅果。如果想吃巧克力，要注意一個原則：越黑越好。黑巧克力含有很多抗阿茲海默症的有效物質，同樣也適用於熱可可。

用餐結束後來一杯咖啡？

好幾項長期研究結果顯示：有節制地飲用咖啡，同樣可以預防思考力退化[31]。咖啡因跟綠茶的 EGCG 或是紅茶的茶鹼一樣具有類似抗阿茲海默症的特性[32]。一般而言，咖啡不像大家所稱的對心臟有害；三杯到五杯咖啡，甚至可以預防心臟疾病[33]。但會出現酸化體質的危險，因此一天一杯到兩杯即足夠。喝咖啡若會導致血壓大幅提高（由於基因的因素），則應完全放棄喝咖啡[34]。不須為此做基因測試，你自己一定早已發現了。這種情況下，建議選擇可可或是茶。

護腦大補帖

❖攝取足夠的水分：一天應該飲用一至兩公升的水。綠茶是另一種選擇。如果想大量喝茶（就像沖繩島老一代的居民一樣），則應去專賣店詢問茶葉來源，是否真的不含汙染物。綠茶有機標章常令人誤解，不過在品質上有機綠茶的品質略勝一籌，而且也有越來越多種類真的不含汙染物。

❖每天喝含有微量鋰元素的療養水。例如每日約零點三毫克劑量的鋰攝取量，只須喝一杯每公升約一毫克濃度的療養水即可（更多資料可以參考第二十二章）。亦可上網搜尋訂購含有高濃度鋰元素之礦泉水或療養水。

❖喝的多樣化：偶爾也可喝摻有新鮮果汁和果菜汁（當然要具備有機品質）的水。在果菜汁裡加入野生藥草更好，因為它比種植的菜含有更高的微量元素。亦可透過親自採收，以全新方式認識大自然。這種能勝任的挑戰活動，對大腦有益。

❖攝取多樣化：每天最好多吃幾份水果和蔬菜。請不要削蘋果，否則就失去最有價值的成分。

❖吃有機農產品。平均起來，它們的汙染物要少上五百倍，而且含有較高的維生素和無數的微量元素[35]。

❖盡量購買當地生產的農作物。與經過長途運輸、尚未成熟就被採收的農作物相比，本地農產品的維生素含量較高。

❖自己做飯，使用許多不同香料，按照地中海和亞洲食譜做菜。他們的傳統料理可以降低阿茲海默症風險，並讓人長壽。

❖尤其在用餐時請專注於美食上，好好享用！

第16章 受歡迎的副作用

精神創造身體。

——德國文豪席勒

可以感受到的改變

只要你的行為符合海馬迴以及物種需要，智力的工作效率就會提升，並常伴你左右。除此以外，還有幾個「受歡迎的副作用」以複雜的方式協調配合，以支援復原過程，或是協助維持一般的身體健康。本章將介紹其中三項有利的副作用來鼓勵讀者，或讓讀者確認自己生活改變的決定是否正確。這三項副作用分別是：可能存在已久的「大肚腩」消失了、血糖正常、血壓恢復正常。至於第四個副作用，膽固醇代謝自動得到改善，將於下一章探討。

多餘的腹部脂肪

長久以來，科學界一直認為脂肪組織只是一個被動的能量儲藏室。但是目前已經了解：它能製造成打的荷爾蒙和傳導物質，並介入身體內幾乎所有的生理過程並加以調節，使身體功能維持運作。這是有意義的，因為有誰能比儲藏室自己更清楚，儲備的能量是否足夠去製造新的腦細胞？或者為了避免挨餓，是否已到了該找食物的時候？特別是在腹部和腸周圍（內臟脂肪）的脂肪組織是高度活躍的腺體。

脂肪組織腺體是在我們演化史上一段食物大致充足但從不會過量的漫長時期中產生的，但是現在情況已經完全不同了，至少在工業國家，也在一些開發中國家（他們目前阿茲海默症的增長率達到百分之三百）。能量過剩的結果（同時又缺乏運動），腹部脂肪常常早在兒童和青少年時期就堆積成了大肚腩；它發出錯誤信號，或是它的信號不能再被其他身體部位正確詮釋。長期荷爾蒙失調下來，大腦容量和深藏在內臟周圍脂肪的關係倒轉了過來[1]。

這很容易解釋：例如腹部脂肪細胞製造瘦蛋白和脂聯蛋白兩種荷爾蒙，如果熱量足夠，它們會刺激海馬迴的神經元新生。誰會天真的認為：肚子越大，能量越多，大腦細胞也會越多呢？完全不然，隨著腹圍增加，瘦蛋白會失去作用。因為過多的脂肪組織不斷生產很多瘦蛋白，大腦裡就會形成瘦蛋白抗性。相反的，肚子越大，也就是脂肪細胞越擁擠，脂聯蛋白的釋出量就越少。在這種情況下，神經元生成也得不到脂聯蛋白足夠的刺激。此外，所有脂肪組織荷爾蒙（而且有很多種）的共同點是，如果因為腹圍突出體重過重導致它們功能失調，它們還會引起β類澱粉蛋白代謝紊亂，以及海馬迴內神經細胞的胰島素抗性。除此以外，它們會促進第二型（成人型）糖尿病，高血壓和動脈硬化的形成。由於代謝症候群（也以死亡四重奏著稱：腹圍突出的肥胖症，高血壓，血脂值不正常和第二型糖尿病）的影響，阿茲海默症的風險提高大約二點五倍[2]。

所以不論對男性還是對女性而言，過多的腹部脂肪都會助長失智症發展。一項瑞典的雙胞胎研究發現：中年體重過重不只會導致個體在老年期加速失去心智能力：腹部脂肪其實很早以前就已經減弱智力的健康[3]。文明帶來的腹部脂肪，是阿茲海默症病情發展的文化推力。

但另一個極端：厭食症，也會影響神經元生成。因為挨餓的脂肪細胞無法形成足夠的瘦蛋白。所以理想狀況是擁有中庸的體脂率，比較像苗條的獵人和採集者的體脂肪比例。不過，不要因此給自己壓力，不必要用特殊節食法盡可能去達成此目標。你只要做對海馬迴最有利的事，就會慢慢接近這個理想，而且自動自發不假外力！莎拉．瓊斯和賓．米勒在療程中就自然而然減重了。

這也適用於血糖代謝障礙方面。改變生活和飲食方式之後，血糖問題亦可自動恢復正常。

甜甜的血液

幾十年來，低脂飲食一直被宣導為健康的生活型態，這種邏輯下的結果就是飲食中含有高比例的碳水化合物，因為我們總要從其他地方獲得能量。這種飲食對我們身體有機體完全不自然。對石器時代的人們而言，富含糖類的食物來源很少見，當然蜂蜜是一道美食。對我們而言，糖（從餅乾到甜的巧克力）卻一直垂手可得，而我們似乎也一直需要這些甜蜜的小獎勵。

困境是我們自己造成的：只要吃了一些讓血糖上升的食物，糖壓力荷爾蒙胰島素就會反射性地釋放出來降低血糖值，因為增高的血糖會危害健康。所有腦細胞（除了海馬迴內的腦細胞之外）都能在沒有胰島素保護下自由吸收糖，並在高血糖值下膨脹起來，因為糖可以連結許多水，其後果從糖尿病昏迷到致命腦水腫都有可能。胰島素就是要保護我們不會發生這樣的狀況，它能讓多餘的糖在脂肪細胞裡轉換成儲備脂肪，以備飲食短缺時期的需要。如果血糖值因為過多的胰島素作用降到正常濃度以下，身體自動又會感到下一波強烈的飢餓感，因為胰島素存在，身體無法轉換到燃燒脂肪和製造酮體的狀態。

血糖波動可以解釋在美國觀察到的矛盾現象：自從美國瘋狂宣傳飽和脂肪不健康，要少吃脂肪以後，美國人的腰圍反而一直增加。不斷成長的大肚腩導致腹部脂肪荷爾蒙失調，加上一直過高的血糖值和隨之而來的胰島素分泌，長期下來產生胰島素抗性。這當然也是細胞的自我保護機制，以減少糖繼續大量湧入。結果：雖然胰島素水平很高，但是血糖值也一直高居不下，然後血糖開始沾黏，就像我們把可樂潑灑出來看到的情形一樣，雖然不是黏在桌上或地板上，但是以同樣的方式黏在所有它在身體內能接觸到的表面：血管壁和腦細胞。（讓人想到電影《腦海甜蜜蜜》）。免疫系統把這些黏有糖的表面視為必須對抗的異物，因此導致幾乎所有器官慢性發炎，也包括大腦。此外，黏糊糊的糖也會讓β類澱粉蛋白輕易黏合成阿茲海默毒素[4]，更進一步阻止鼓起的大肚腩和大腦本身去釋放對海馬迴神經元生成有效的生長元素。所有這些因素結合在一起，長時間下來會造成血管性或者是海馬迴的失智症，換句話說就是腦中風或是阿茲海默症，通常兩種病狀會同時引發。

通往失智症的甜蜜大道

為了了解經由含糖飲料引發阿茲海默症之分子機制途徑，科學家將基因改變成能發展出阿茲海默症的老鼠分成兩組：在一般飼料外，分別給予牠們清水或是百分之十的糖溶液[5]，與可樂和蘋果汁的糖濃度相當。半年或老鼠的四分之一壽命以後（換算成人類壽命約是二十年），飲用含糖飲料的動物身上同樣出現了人類身上也會出現的典型結果：第二型（成年）糖尿病、肥胖症和不正常的膽固醇代謝。誰要是集這些因素於一身，常常還會加上高血壓（可惜沒有測量老鼠的血壓），阿茲海默症的風險因此提高六倍[6]！完全由含糖飲料導致的代謝障礙讓老鼠阿茲海默毒素的形成量幾乎提高了三倍，連帶嚴重損害記憶力。該研究的研究員有鑒於全世界特別高的含糖飲料消耗量得出這個理所當然的結論：「控制含糖飲料的飲用行為，就是有效降低罹患阿茲海默症風險的管道。」

血液循環不良

除了造成慢性血管傷害外（動脈硬化），許多不良的生活習慣還會造成高血壓。而且，兩者有相加相乘的效果。動脈硬化所引起小的或是大的腦中風會導致血管型失智症。另外，動脈硬化引起之血液循環不良也無法有效運走不再需要的β類澱粉蛋白，以至於它在大腦中累積，黏合成阿茲海默毒素。難怪隨著血壓的增高，阿茲海默症的風險也就跟著提高[7]。這是個壞消息。但好消息是：如果戒除會導致阿茲海默症的不良習慣，不僅能保護血管，還能使海馬迴的氧氣、養分、建構及保護物質的補給狀況維持正常。

動脈硬化或血壓失控是怎麼形成的呢？如前所述，與過高的血糖可能有關。過高的高半胱胺酸（請見第十五章）亦可能令血管生病。下一章將討論膽固醇代謝異常；這也會讓血管變窄和變硬、血管失去彈性，除了造成血管阻塞的危險外，高血壓也是新陳代謝障礙的後果之一。然而高血壓也可能是動脈硬化的原因。除了慢性壓力（腎上腺素）外，抽菸（尼古丁）也會讓血管窄化進而導致高血壓，太多酒精也有同樣的後果。體重過重也會引起高血壓，尤其是當腹部脂肪特別多的時候。

目前越來越多人用藥物來控制血壓，因為現代生活型態讓血壓升高到不健康的程度，但究竟我們要追求的目標是什麼？某研究指出：老年人（超過六十五歲）

保持心智健康最理想的血壓組合[8]是將血壓維持在一百三十五毫米汞柱（收縮壓）與八十毫米汞柱（舒張壓）的範圍。這個建議很有意思，因為普遍來說收縮壓超過一百二十毫米汞柱是輕微的高血壓。但此研究結果跟最新的研究相吻合。一項針對八十六位百歲人瑞的調查結果顯示：血壓稍微超過一百四十毫米汞柱到九十毫米汞柱之間，最能提高長壽機會[9]。

這些研究結果可改變用藥態度，不用再想方設法把血壓控制在理想的一百二十到八十毫米汞柱之間。另外，我們也相信，轉換成健康的生活型態後，高血壓情況會得到改善，這也表示不再需要降血壓藥物。就像阿茲海默症和動脈硬化症引起的失智症一樣，高血壓風險因素也可以修正：我們自己就可以改變！例如簡單的有氧運動，也就是在不費力情況下從事的身體活動，就能降低高血壓連帶排除失智症的風險[10]。減輕壓力對正常調節血壓也至關重要，當然也有益於身體全面的康泰。

在療程中不費吹灰之力即可達成的目標

❖特別是減少腹部（內臟）脂肪。專門體重計可以測量體脂，但是偶爾用手測試，捏捏腹部的脂肪就足以當作約略的參考，或是偶爾把腰帶往前束緊一個洞。

❖恢復正常的血糖值。用測量糖化血紅蛋白（HbA1c）來監測是很有幫助的方法。HbA1c是運送氧氣的血紅蛋白的成分，當血糖調節不正常時，可以從中測得糖沾黏。這個數值應該降到每公升五點五毫莫爾。

❖高血壓也預期會降低。所以接受高血壓藥物治療者可在治療框架下降低用藥，長期下來甚至可以停止用高血壓藥。不過，必須經由主治醫師嚴格監控發展過程。導入的方法如果效果不如預期，就應繼續服藥治療。

第17章 膽固醇神話

驚訝是所有智慧的開端。

——亞里斯多德

膽固醇至關重要

膽固醇，別名膽甾醇，是大腦細胞細胞膜裡的一個基本成分，沒有它我們無法思考。膽固醇也是所有性荷爾蒙的基礎建構材料，沒有它我們無法繁殖。膽固醇也是壓力荷爾蒙皮質醇的原料，沒有它的作用我們沒有生活能力（請見圖九）。過剩的膽固醇會以膽汁酸形式經過肝臟、膽管，最後由腸道排除。就算在此，膽固醇依然很重要，因為沒有膽汁酸將很難消化食物中的脂肪，並把它當成能量來利用。

從飲食中獲取的膽固醇，對膽固醇代謝幾乎並無影響，因為肝臟能製造每天達兩克的膽固醇需求量，相當於十個雞蛋或是大約一百克富含膽固醇牛腦內的含量。若真的吃得這麼特別，那麼身體就會停止製造，並將多餘的膽固醇當成膽汁酸排出體外。大範圍的研究並未發現飲食中膽固醇量和阿茲海默症風險的關聯性[1]。

雖然健康的身體能夠自行有效調節膽固醇代謝，而膽固醇本身又對生命非常重要，我們卻將膽固醇跟不斷危害健康的風險因子聯想在一起。如同飽和脂肪，我們也為膽固醇建構了神話（不要吃，危險！），有利於食品工業的銷售策略。在美國，甚至有人行銷無膽固醇的水；德國也有人販售不含膽固醇的人造奶油。就連方糖，因為不含膽固醇或是飽和脂肪酸，所以應該是健康的。

基本上只要是植物性產品就不含膽固醇，但是有化學成分相似的植物固醇，它們經由植物性食物抵達我們的消化道後，幾乎不會被吸收，反而會阻斷膽固醇吸收，無論這些膽固醇是來自早餐裡的雞蛋，還是經由膽管排放到腸道的廢物。當植物固醇抑制吸收（雞蛋裡的膽固醇），或是再利用（從膽管來的膽固醇），它們降低了血液中的膽固醇，而且是所謂不好的膽固醇[2]。聽起來不錯，但是究竟如何評估哪種膽固醇是好的，哪種又是壞的呢？

壞的太多，好的太少

膽固醇不溶於水。為了讓肝臟新製造的膽固醇經由血液抵達器官，它必須被包裹在水溶性蛋白質內。這個往前運輸的包裹被稱為 LDL（代表低密度脂蛋白），裡面的內容物被稱為 LDL 膽固醇。為了回送過剩的膽固醇，人體又綑綁了一個 HDL 包裹（代表高密度脂蛋白）。如果肝臟製造過多的膽固醇，因而寄出太多的 LDL 包裹時，它們的內容物可能會堆積在血管裡，並導致動脈硬化。因為過度生產顯示危害身體的正常狀態，所以將 LDL 膽固醇稱做壞的膽固醇。評估動脈硬化發展最好的參數是氧化的 LDL（oxLDL），因為它形成的地方是在因發炎而受損的血管部位。oxLDL 數值越高，腦中風的危險就越高。

相反的，如果有許多膽固醇再度被運回，則有益健康，因為降低了動脈硬化的風險。所以對現代人而言，HDL 膽固醇是好的膽固醇，而且越多越好。身體活動（良性應激）提高 HDL 膽固醇，惡性應激則會提高血液中的 LDL 膽固醇（和 oxLDL）。

動脈硬化指數

每分升最多一百毫克（100mg/dl）的 LDL 膽固醇是努力目標；低於每分升七十毫克更好。這是統計學觀點！但是，三十五到六十五歲人口的平均 LDL 值超過每分升一百六十四毫克，明顯屬於紅色警戒範圍。簡而言之，我們自身製造太多膽固醇。如果可供運回的 HDL 太少，這些過剩的膽固醇幾乎不會再度被運出器官，進而提高梗塞以及阿茲海默症的風險。每分升超過五十五毫克的 HDL 值可以明顯降低這些風險[3]，然而只有極少數的德國國民能達到這個數值。三十五歲到六十五歲的德國人，HDL 值平均在每分升四十毫克以下。對疾病風險最有說明力的數值是 LDL 對 HDL 的比例，也就是 LDL/HDL 係數。它也被稱為動脈硬化指數：數值越高，梗塞的機率越高，阿茲海默症的機率也越高！目標係數是三以下，如果數值超過三，風險肯定提高；數值高過五，風險甚至會急遽升高！德國三十五到六十五歲的人口動脈硬化指數平均約在四點五。難怪，根據德國聯邦統計局的資料，現代工業國家四成以上的人口死於心血管疾病。即使接受現代療法而倖存的人，還是會受到阿茲海默症的威脅。

然而**兩種**運輸系統 LDL 和 HDL 都至關重要，所以從生物學的觀點來看，是非判斷（好或是壞）會讓人混淆，因為 LDL 膽固醇生產不足以致於量太少也是不健康的，但這很少出現。另外，不要忘記，測量出血液中膽固醇的總值，或是 LDL 膽固醇以及 HDL 膽固醇所占的比例，只是實驗室的測量值，比較能透露出目前的生活習慣，而不是目前真實的健康狀況！從醫學角度來看，判斷梗塞風險的決定性因素不是血液中的膽固醇值，而是直接在可能已經發生動脈硬化病變的血管壁上的膽固醇（通常是化學上已改變的氧化形式）。因為這些病變就是眾所皆知的血管鈣化，是導致心肌梗塞和腦溢血，以及器官血液循環不良的主因，也會波及到敏感的海馬迴。因為布滿膽固醇、oxLDL 和多元不飽和脂肪酸而變窄的血管，不只會使海馬迴在能量、建構材料和保護物質方面得不到足夠供給，也會讓多餘的 β 類澱粉蛋白不能被充分運走。大幅提高阿茲海默症的風險。

錯誤的建議

很可惜，仰賴儀器的現代醫學對血液數值的焦點，會誤導人們得到錯誤的飲食建議；這建議適得其反，剛好會造成它想要防止的結果。因要降低過高的 LDL 膽固醇，通常會建議攝取含有大量多元不飽和脂肪酸的食物，因此食物裡缺少飽和脂肪酸，但是飽和脂肪酸還一直被認為是好的。本書第十四章已提到其中的經濟利益動機。所以飽和脂肪酸被錯誤宣導為不健康，並成了血管鈣化的代罪羔羊。

目前已被承認的事實是，飽和脂肪酸不會引發動脈硬化，多元不飽和脂肪酸反而會。首先，多元不飽和脂肪酸會提高（！）肝臟製造膽固醇的生產量[4]，但是，這個過程常常被忽略，因為它還是會讓血液中的 LDL 膽固醇下降。兩種情況要同時發生，只有當多元不飽和脂肪酸也讓多製造出來包裹在 LDL 裡面的膽固醇有效從血液消失在身體組織裡，例如進入血管，而且正是在血管裡可以看到它們的蹤跡。動脈沉積物裡一直證明存在著大量的膽固醇，也有多元不飽和脂肪酸，它們原始來自食物，但是幾乎沒有飽和脂肪酸[5]。這意味著：攝取大量多元不飽和脂肪酸的飲食習慣雖然會讓不好的血液膽固醇值下降（一件先讓你高興的事），卻會提高「血管膽固醇值」（這件事應當讓你不安）。二〇一六年四月，有人重新評估一九六八至一九七三年的機密臨床研究結果，為我的推論提供了最終的證明。當時在所謂的明尼蘇達研究中，人們調查了多元不飽和脂肪酸對血液中膽固醇值的影響。把飲食調整為多元不飽和脂肪酸，就像葵花籽油或是玉米油裡的成分一樣，的確會減少血液中的膽固醇。但當時為了經濟利益隱而未說的是：伴隨膽固醇減少而來的是死亡率明顯升高；尤其是由動脈硬化導致的器官衰竭[6]。該篇研究報告的作者指出：「沒有完整公開研究結果導致，過度膨脹了把飽和脂肪換成富含亞麻油酸（Omega-6 脂肪酸）植物油的優點。」換句話說，製造價格低廉油品帶來的營業額對他們而言遠較人命重要。

致命的後果在於：到現在都一直還用這些富含 Omega-6 的油類能降低膽固醇的效果來做廣告，並對椰子油的飽和脂肪酸提出警告，雖然這完全與事實相反。這些建議卻繼續替廉價油類創造高的消費額。然而，特別是 Omega-6 脂肪酸，它們以高濃度（超過百分之六十到七十五）存在於葵花籽油和玉米胚芽油裡，跟血管鈣化有直接關聯，並因此提高心肌梗塞和腦溢血的風險[7]。同樣情形也適用於肉類，特別是脂肪多的香腸和奶製品裡的花生四烯酸（Arachidonic acid，一種具有生物活性的 Omega-6 脂肪酸）。好的血液數值其實並非重點，而是需要長時間維持血管健康。

然而，由 LDL/HDL 膽固醇比例算出來的動脈硬化指數是一個好的標準，我們只需要用自然的方式掌握好。但是以目前的生活型態常無法達此目標，因為膽固醇代謝幾乎不受飲食中的膽固醇影響，所以必須以其他方式讓它「恢復自然」。我故意不說「正常化」，因為正常並不自然，否則幾乎所有人都是健康的。放棄早餐中的蛋，也就是放棄營養價值高的 B12 絕對不是正確的方法。攝取不健康分量的多元不飽和脂肪酸，最後造成血管傷害，也不是正確的途徑。我們必須使新陳代謝以為我們過著獵人和採集者的生活，而這種生活一點也不困難。

也許你已經開始實踐前幾章所提之建議。若你尚未開始，請將下列十四點一併列入，並立即開始進行。

如何自然地調節膽固醇新陳代謝？

◆吃完整的食物。膳食纖維能在腸道中把膽固醇綁起來，不讓它被吸收，而是被排出體外。吃完整食物是有效的方法，能把多餘的膽固醇運出體外。在這裡特別推薦燕麥糠。

◆避免反式脂肪。反式脂肪會降低 HDL 膽固醇，提高 LDL 膽固醇。所有的反式脂肪都具備這兩種危害身體的作用，無論是來自工業硬化的不飽和脂肪酸、用葵花籽油炒菜，或是來自反芻動物的胃，然後以高脂肪牛排或是奶油形式吃進肚裡。

◆飲食多樣化。例如菇類、花生，還有全麥製品都含有豐富的維生素 B3（菸鹼酸）。菸鹼酸可以刺激脂肪細胞釋放出脂聯素，這個脂肪細胞荷爾蒙能提高 HDL 膽固醇並降低肝臟製造 LDL 膽固醇。因此，菸鹼酸有效成分早從幾十年前就用於治療上，對膽固醇代謝有正面影響。

◆如果必要，請減重。這應當一點也不困難，因為這是治療或預防阿茲海默症的生活型態所帶來的「受歡迎的副作用」。雖然脂聯素來自脂肪細胞，但是腹圍突出超重會降低脂聯素的分泌，所以動脈硬化指數會隨著體脂率上升或下降。

- ❖食用椰子油。酮體能像維生素 B3 一樣活化脂聯素，使 HDL 膽固醇增加，並藉此改善動脈硬化指數。
- ❖放棄富含具有生物活性的 Omega-6 脂肪酸（花生四烯酸）食物，例如高脂肪的香腸和奶製品。
- ❖玉米胚芽油和葵花籽油或許可降低 LDL 膽固醇，但你卻須付出血管健康的代價。將這些油品趕出廚房吧！
- ❖放棄那些令血糖值飆升的食物。白麵粉製品、含糖零食、含糖飲料和甜的果汁會引發胰島素分泌，阻礙酮體生成，連帶減少酮體對 HDL 膽固醇的正面影響。
- ❖攝取健康的脂肪。藉由均衡飲食及高脂肪飲食，就算同時攝取碳水化合物，也可以減緩血糖上升。不僅如此，碳水化合物帶來能量的百分比與 HDL 膽固醇之間還存在負相關[8]：碳水化合物越少，HDL 膽固醇就越高！從許多角度看來，杏仁、核桃和巴西堅果是除了椰子及其他許多核果之外，解決三餐中間飢餓最營養的點心。利用酪梨或是橄欖油塗抹在全麥麵包上，也是很好的脂肪來源。

❖利用夜間禁食。自然的禁食在於相當早的時間吃晚飯，然後到早餐之前不再吃任何東西。禁食可以降低肝臟中膽固醇的生物合成，並釋放出身體本身的飽和脂肪酸，也就是有效製造酮體的原料。飽和脂肪酸和酮體可以提高 HDL 膽固醇。

❖多吃水果和蔬菜。自然分量（！）的果膠和植物固醇對你的膽固醇值有幫助，因為它們能降低 LDL。一些研究證明，不自然分量的植物固醇並不會符合「越多越好」的邏輯[9]。所以請放棄人造奶油和其他人工添加植物固醇的產品。

❖運動。每個肌肉的活動都會提高 HDL 膽固醇並降低 LDL 膽固醇，而且無論什麼年紀！重要的不是運動的強度，而是每天運動的總長度。所以要提高身體的積極活動性，避免消極被動。

❖用餐時享受一點美酒：每天八分之一升紅酒裡的酒精能起保護作用，因為它能提高 HDL 膽固醇。但是在六個月密集治療期間應該完全禁酒。

❖減少壓力也能有效降低 LDL 膽固醇。

如果所有這些方法都不能改善你的膽固醇代謝，那必須假設，你身上可能有少見的基因因素導致膽固醇代謝不正常。只有在這種情況下，並有醫師監控，我才建議用藥物治療。

這裡還可以利用從香檸檬（Bergamotte）提煉出來的多酚萃取液（polyphenol extract）來治療，它能透過不同機制正面影響膽固醇代謝。多酚帶給所有水果和蔬菜顏色，這也是為什麼應當攝取自然多彩的食物。在監控良好的臨床研究裡，香檸檬萃取液可以在短短三十天內降低百分之三十九的 LDL 膽固醇，並同時提高百分之四十一的 HDL 膽固醇[10]。

另一項研究也指出：如果附帶服用香檸檬萃取液，可以大幅降低一般用於膽固醇值過高的羥甲基戊二酸單醯輔酶 A 還原酶抑制劑（Statin）的劑量[11]，請與醫師商談此議題。

香檸檬和其他柑橘類水果一樣，體質敏感的人可能產生強烈的過敏反應。這種情形下，推薦一種發酵過的紅麴米（Angkak）。它以降低LDL膽固醇的功效著稱[12]。也許在密集療程期間，以兩克DHA當輔助的措施就足以改善膽固醇和脂肪代謝。

第18章
天亮了！

日光有療癒效果。
——巴比倫塔木德

從日光荷爾蒙到維生素

眾所周知，人類搖籃在非洲，接近赤道的地方。所以祖先們不用擔心陽光不足，他們深色的皮膚反倒可在烈日曝曬下保護他們，日光裡位於B波長範圍中的紫外線（UVB，中波紫外線B光）不斷充足地進入皮膚裡，並用建構材料膽固醇來製造足夠的維生素D3。基於這個原因，維生素D3基本上不是維生素，而是一種荷爾蒙。按照定義，維生素是對生命重要但是自身無法製造的物質，如果缺少陽光，維生素D3才算是維生素。

陽光照射下的皮膚裡形成的維生素D3會經過兩個進階步驟轉換成活躍的荷爾蒙。第一個步驟在肝臟進行，維生素D3被轉換成激素原（Prohormon）25-OH-D3。然後在腎臟進行第二個步驟，激素原被轉換成真正的荷爾蒙1,25-(OH)2-D3。

地理位置離赤道越遠，日光斜射越大，中波紫外線B光的比例也越少，因此也會使更多維生素D3從荷爾蒙前體變成真正的維生素。因為膚色太深或是陽光太少而造成的維生素D3不足會引起佝僂病，骨頭病變尤其會使骨盆變窄，阻礙自然生產。為了使在北方的同鄉可以繁衍後代，人類只有兩種可能：要不找到可以供應必需維生素D的食物來源（例如生活在北方高緯度的因紐特人），不然就是產生基因變異。在歐洲，物競天擇的結果選擇了後者；遺傳物質偶然改變後令膚色變白，能彌補陽光的不足，進而繁衍後代。

如果人們越來越常只待在室內，就像現今普遍的現象，淺色皮膚也幫不上忙。人工的室內照明設備不能提供紫外線B光，而且窗戶玻璃也會把紫外線B光從外面射入的自然光中過濾掉。冬天陽光斜射比夏天大，所以冬季月分幾乎沒有紫外線B

光照射在地球的北歐，加上因為天冷而穿上遮蔽全身的厚重衣物，使得寒冷季節裡身體維生素 D3 製造量下滑。

十九世紀在歐洲和北美州工業化下，霧霾增加造成佝僂病例大量增長[1]。特別是居住在空氣污染嚴重工業中心的孩童們受到了波及。人們發現可以用高脂的魚肝油來治療佝僂病；因此發現了魚肝油裡對生命極其重要的有效物質。之前已經發現了維生素Ａ，Ｂ和Ｃ，因此將此新成分稱為維生素Ｄ。因為文化轉變（霧霾和在室內工作）引起陽光不足，使得荷爾蒙變成一種維生素，可採魚類食物取代。

維生素Ｄ缺乏造成阿茲海默症

維生素Ｄ缺乏，不只危害骨質代謝；免疫系統，心血管系統和大腦也都需要維生素Ｄ。詳細地說，是需要有生物活性的維生素 D3（25-OH-D3）。維生素 D3 不足會妨礙新生成的海馬迴神經元成熟[2]。冬季憂鬱症發作的原因可以從受到影響的神經元生成和抗壓力降低來解釋，也跟季節性的維生素Ｄ不足有關[3]。這是一個惡性循環，我們知道這是罹患阿茲海默症的引擎；維生素D不足時，引擎會加速，因為我們也需要維生素D去調控β類澱粉蛋白的代謝。所以補充維生素D的不足，可以同時幫助分解阿茲海默毒素，並降低一般被認為是年紀所引起的大腦發炎傾向，亦可阻止維生素不足所造成的智力退化[4]。不僅如此，維生素D3也可以保護腦神經細胞不會直接受到阿茲海默毒素傷害[5]。這也解釋了，為什麼人們如果從食物中得到較多的維生素D3，罹患阿茲海默症的機率就比較少[6]。

二〇一四年年底，一個國際研究團隊調查出必須有維生素D血液濃度的保護劑量[7]。科學家花了將近六年時間，一共觀察了一千六百五十八位心智健康、平均年齡六十八歲的受試者。研究期間內，一百七十一位受試者罹患失智症；其中一百零二位被診斷出是阿茲海默症。結果顯示：維生素D值在每公升五十奈莫爾（nmol/Liter，測量的是維生素D的儲存形式25-OH-D3在每公升血液中有多少奈莫爾）的人受到的保護最好。輕微的維生素D不足，每公升二十五到五十奈莫爾，會提高百分之五十三罹患一般失智症的風險，而阿茲海默症風險甚至提高百分之七十。維生素D值少於每公升二十五奈莫爾的參與者罹患阿茲海默症或是另一種失智症的機率在兩倍以上，後者通常是血管型失智症。丹麥另一項為期七年、受試者人數高達二十五萬人的研究也支持這項結果：維生素 D3 缺乏，會大幅提高心肌梗塞和腦溢血的風險[8]。

這兩個研究以及其他關於維生素D不足引起癌症風險的研究都得到一致的結果[9]，維生素D的濃度，大約每公升一百奈莫爾，可以讓身體長期不受癌症和失智症侵害的機率提高，略高於由美國荷爾蒙專家組成的內分泌協會（Endorrine Society）所頒布的標準值每公升七十到七十五奈莫爾[10]。血液濃度也不應該高於這個值太多，因為丹麥研究指出死亡率又會慢慢隨之提高。維生素 D3 也會有過量的危險，明顯超過每公升一百三十奈莫爾的濃度屬於過高的範圍。但營養均衡的話，通常不會達到這個濃度。根據種種考量，血液值介於每公升最少七十奈莫爾到最多一百三十奈莫爾是努力的目標。

維生素 D3 的來源和需求

太長時間的日光浴不太可能會造成「過量」的危險，因為我們的身體會很精細調節自身維生素 D3 的產量，只要一會兒時間，其生產率就會調降，況且常在日光下皮膚也會變黑。

缺乏維生素 D3 的危險卻很高，所以歐洲北部的人需要利用其他來源。因紐特人就提供一個很好的例子，證明其他來源也行得通。他們在極圈的家鄉幾乎終年得不到紫外線 B 光照射。即使日照不足，加上膚色也較深，他們還是能生存下來。因為他們能透過富含魚類的飲食來滿足所有需求。這對他們而言毫不難，因為冷水域的魚通常脂肪豐富，正是完美的維生素 D3 來源。一百克魚油（魚肝油）含有大約一萬兩千個國際單位（IU），鯡魚大約有一千個單位，鱒魚大約有八百八十個單位，鮭魚六百五十。還有一些其他食物也能幫忙滿足所有需求，兩個中等大小的雞蛋含有大約一百二十單位的維生素 D3。一百克酪梨和菇類也有同樣的含量，然而它們是營養價值相當的植物性維生素 D2。相對的，穀類、水果和蔬菜不含維生素

D，牛乳和奶製品的含量也微不足道。

只要自身透過皮膚無法生產或是自身生產的維生素D不足，德國營養協會（DGE）推薦成人每天要攝取八百個單位的維生素D3來彌補不足的情形。一個預防癌症的研究結果反駁這個建議，這個研究指出，成人每天必須攝取一百單位才能提高大約每公升二奈莫爾的血液濃度[11]。從預防失智症的血液濃度每公升一百奈莫爾出發，如果自己不能製造維生素D3的話，我們每天需要五千個單位，遠遠超過德國營養學會的建議。如果嘗試用綜合維生素藥劑來滿足這個需要，需要劑量可能更多。因為同一個研究發現，營養補充劑能為身體提高的維生素D3濃度常常不如預期。從非天然來源攝取維生素D，甚至需要四百個單位才足以提高每公升兩奈莫爾的血液濃度。原因可能在於維生素D是脂溶性，只有跟富含脂肪的食物一起服用才會被吸收。如果用水服用維生素藥劑，只有少量的維生素能到達血液中（所以總要跟少量脂肪一起服用！）。

為了不讓自力救濟的醫療情況出現，社會應當改變想法。目標是全面讓醫師確定身體內維生素D的情況，然後開放效果良好的維生素D3藥劑處方限制。芬蘭

FINGER研究推薦，改變不健康生活型態那組的組員每天只服用四百到八百單位的維生素D3，甚至也建議那些沒有額外吃魚的人如此少的劑量。這個劑量可能足以防範骨質疏鬆，但如同剛剛的說明，要降低因為維生素D不足引起的失智症風險（或是癌症風險）是不夠的。特別是在芬蘭更不夠，因為那裡連夏天太陽都斜射，無法得到足夠的紫外線B光。相反的，布雷德森教授遵守前面提到的國際研究結果，並且還按照個人特別情況開出不同劑量。莎拉・瓊斯每日服用兩千個單位的維生素D3，賓・米勒甚至服用五千個單位的維生素D3。

最好還是不要讓維生素D3成為維生素，只要情況允許就到戶外走走。只要認真做一次，淺膚色者可在短短二十至三十分鐘內製造兩萬個單位的維生素D3。在德國這個緯度的地區，最多只有在冬季需要補充營養劑。陽光不僅保護我們不會骨質疏鬆、不會罹癌，尚能預防血管型失智以及海馬迴引起的失智症。另外，陽光也有抗憂鬱的作用，換句話說，如果陽光太少，我們就會感到憂鬱。所以人類能直覺感受到陽光對自己的益處。當陽光展露笑顏，人類就走出戶外「加滿維生素D」。這種是天生的。

如何獲取足夠的維生素D？

❖最好立刻請醫師檢查體內之維生素D狀況。並於一年內多次複檢。

❖即使是冬天，也多在戶外活動。但絕對不要使用日曬床，因為會提高皮膚癌的罹病風險，另外也缺乏健康的運動。

❖即使是長者在陽光普照的夏季午後，視皮膚種類不同，僅須曝曬在陽光中十五至三十分鐘（臉，手臂和腿），即可製造足夠的維生素 D3。相反的，防曬係數十五的防曬油會阻擋百分之九十九所需之紫外線 B 光[12]。但若曝曬時間較長，防曬油就很重要。請治療師給予相關建議。

❖多吃魚。每個星期建議吃五百克的魚，亦即平均每日約七百至八百單位的維生素D攝取量。

❖若上述措施尚不足夠，請醫師開足量的維生素 D3 藥劑，讓血液值達到可以降低失智症和癌症的濃度。視測量出來的血液值離每公升含一百奈莫爾的 25-OH-D3 的標準值有多遠，每公升差二十奈莫爾時（如果我們提到的其他方法都幫不上忙），每天就補充大約一千單位的維生素 D3。

❖從地衣亦可提煉維生素 D3，可供應給純素食者（和其他所有人）選用。

❖嚴重腎臟病患者，即使血液值中 25-OH-D3 含量充足，亦應服用有生物活性的 1,25-(OH)2-D3，因為他們可能無法成功將激素原活化成為活躍荷爾蒙。

第19章
相依相偎很重要

我們透過寬恕得勝，透過溫柔得利。

——無名氏

愛不只是一種感覺

愛，性與溫柔，對人類心智健康的意義重大，而且是人類的終身課題。同時也是演化生物學回答生命意義問題的關鍵主題。由此觀點切入，生命的目的在於繁衍後代，亦即：將我們的遺傳物質傳遞下去。人類繁衍的過程不像細菌或酵母菌只是簡單地進行分裂，而是將遺傳物質的一半和另一個性別的一半遺傳物質相結合。許多不同的荷爾蒙在此時此刻，不論在身體還是心靈方面，都扮演著非常重要的角色。

「阿嬤的演化」告訴我們，繁殖一直要到自己也能協助自己子代完成其生物使命，才算真正成功。演化生物學上的成功，是由所謂的成年孫子女數目來衡量。父母雙方穩定的配偶關係提高孩子繁殖的機會。父母間的凝聚力叫做愛，父母與孩子間的凝聚力都植基於情感記憶。所以，所有在繁殖過程當中扮演重要角色的荷爾蒙，都能提高相處在一起的快樂。短期能帶來性愛的快樂，只有當做愛時出現快樂的感覺，人們才會常做愛，並因此提高增加後代的機會。長期下來，這些荷爾蒙對智力健康也出現決定性的影響，因為它們會增進海馬迴內神經元生成作用，使我們的情感記憶中樞發展出對生命至為重要的長期依附關係。

心靈的結合

荷爾蒙催產素透過調節陣痛來影響生產過程，以降低母親的生產壓力、降低血壓，並使產後傷口復原良好。催產素以促進海馬迴內神經元生成的方式，讓準媽媽做好與孩子建立緊密情感關係的準備。這種關係通常維持一生，所以催產素又多了一個「關懷荷爾蒙」的封號。它也是「依偎荷爾蒙」和「伴侶關係荷爾蒙」，因為在身體親密靠近接觸之際，它能活化伴侶雙方的神經元生成，進而發展長期的情感依附關係。

催乳素（Prolactin）是腦垂體前葉腺所分泌的荷爾蒙。於懷孕期間刺激乳腺發育、當嬰兒吸吮時分泌乳汁。催乳素在性愛時也扮演著重要的角色，它在性高潮之後直接發揮抗壓荷爾蒙作用，讓我們出現睡眠需求，有利受孕。除了這些身體功能外，催乳素還能夠鞏固心靈的結合，因為它能刺激海馬迴內的神經元生成，並創造空間給雋永的回憶[1]。

雖然身體上的親密關係對心靈健康有決定性影響，我們社會裡的祖父母常被認為是無性生活者。羅斯托克大學醫學系和倫敦瑪莉皇后大學的科學團隊在對已婚年紀較長的男性和女性的調查中發現，這完全不正確[2]。布麗塔·穆勒博士（Dr. Britta Müller）總括表示：「七十歲的老人中，百分之九十一的男性和百分之八十一的女性視溫柔愛撫為伴侶關係中很重要的部分。許多漸漸老去的伴侶嘗試用撫摸、溫存、依偎，偶爾也用早上或晚上的親吻儀式，或是散步時手牽手，來滿足他們與日俱增想要保有彼此身體親密接觸的需要。」[3]在這個年齡層，只有百分之二十一的女性認為性生活還扮演著重要角色，男性的比例雖然占百分之六十一，但是根據調查結果，性生活跟教育程度、身體健康或是伴侶關係的長度一樣，對伴侶關係滿意程度的影響力不大，只有柔情愛撫經證明是重要的。

在古老的沖繩社會當中，高齡人口雖然眾多，阿茲海默症病例卻很少。那裡還有分享幸福（ayakaru）的說法：人們相信透過撫摸高齡者，可將老年人的幸運和力量轉移至年輕人身上。當然，這是催產素發揮了作用！

催產素勝過雌激素

女性的阿茲海默症的罹病機率幾乎是男性的兩倍。雖然兩性平均壽命越來越接近，但是目前女性平均餘命還是比男性平均餘命長五年，所以女性擁有較長的病程發展時間。但是，這樣的解釋仍嫌不足，因為刪除了平均餘命因素之後，女性還是比男性較常罹患阿茲海默症。另一項兩性差異迫使研究尋求解釋途徑。女性進入更年期較快，之後就幾乎不再分泌女性荷爾蒙（雌激素和孕酮）；相較之下，男性荷爾蒙（雄激素）的分泌比較晚才停止。女性停產性激素（然後男性也慢慢停產）事關重大。經過證實，這些荷爾蒙很多元，彼此獨立，具有預防阿茲海默症的效果[4]：它們能減少阿茲海默毒素產生，並保護腦細胞不受已經存在的毒素影響，另外它們也能提高海馬迴內神經元的生成[5]。

但是如何解釋阿嬤的演化？透過阿嬤的演化，我們才發展出長壽和心智健康的特徵，難道卻是在保護大腦的性荷爾蒙自然枯竭之下？畢竟直到上世紀中期，停經後並無法使用荷爾蒙治療。

我有兩個理論，第一個理論是早期生活中性荷爾蒙不足，對大部分人而言並不重要，因為還有其他保持健康更重要的因素。特別是年老的婦女有自己的家族，她生活在大家庭裡，身為阿嬤在群體互動中扮演了重要角色，可以為了後代幸福一直貢獻心力到終老，家人需要她，她與孩子和孫子關係緊密，所以她的腦下垂體是每天分泌具有保護大腦功能催產素的泉源。在這種情況下，性激素缺乏的影響並不大。但是，老人目前經常孤單寂寞並有不被需要的感覺，會導致神經元生成受到阻礙[6]，第五章及第六章曾描述孤獨會對心智健康造成極大的傷害。

如果觀察成年後期男女罹患阿茲海默症的機率，會發現：與同齡男性相比，女性罹患阿茲海默症的相對風險要到八十歲以後才明顯增高（在此之前，男性患病的比例較高！）[7]。真的是婦女更年期比男性更年期要早，所造成之晚發後果嗎？或者更有可能是因為，老年婦女因配偶死亡而已平均獨身八九年了（歸因於女性平均壽命比男性多約五歲，再加上婦女比其配偶平均約年輕四歲）？孤單寂寞，讓人更感壓力，尤其是晚年喪偶單身，突然永久失去了與配偶在身心靈方面的親密。此外，婦女擔任照顧者角色的機率是男性的兩倍。她們的配偶或許先罹患阿茲海默症。因為照顧重擔，女性照顧者本身也罹患阿茲海默症的風險高出了四倍[8]。這些原因導致兩性罹病風險有所差異。

八十歲以上女性罹患阿茲海默症比例偏高的原因，或許源自於其從屬角色。即使在現代社會裡，很多婦女還是一直接受或曾長時間扮演這種角色。別忘了，阿茲海默症發展了幾十年，目前的病患出生於二戰期間或二戰結束後不久。那時候的女孩常擔心父親永遠不會再回來，加上當時人們需以極堅強的態度面對困境。在這些情況下，人體內很可能缺乏催產素，但皮質醇濃度卻偏高。女性病例偏高，真的起因於缺乏性激素？還是缺乏催產素？或皮質醇過多？

我的第二個理論是：基本上，遠古人類從大自然裡得到與雌激素和孕酮類似的荷爾蒙（後者是睪酮和雌激素的前體）遠比現代人來得多樣化。遠古獵人和採集者的飲食中，野生植物裡的有效成分含量基本上比現代食物豐富得多。我們的食物只局限在少數幾種人工培植的植物。許多植物製造跟性荷爾蒙類似的物質，食用後部分也能引起跟人體自身荷爾蒙極為類似的效果。為了盡可能攝取許多不同的荷爾蒙，飲食多樣化據推測非常重要。這些植物雌激素來源有紅菽草、亞麻籽、覆盆子葉或甘薯（富含孕酮的前體）。黃豆產品也含有大量特別的植物性雌激素，不過目前尚不清楚，經常單方面食用大量黃豆產品是否有害？至少仍未明確[9]。

基於所有不可衡量的因素，我優先選擇一種在監控下進行的荷爾蒙替代治療，用藥基礎是跟天然一致的有效成分。這種治療只適用某些特定情況。布雷德森教授建議莎拉．瓊斯恢復中斷約十年的藥物性荷爾蒙替代療法，並由婦科醫師監控服藥過程。然而在這麼長一段時間之後，或是說在更年期後好幾年才開始用雌激素和孕酮來做荷爾蒙替代療法，是否有意義或有無療效呢？專業文獻對此仍有歧見。懷疑的理由在於，如果荷爾蒙受體長時期沒有運作，女性身體會將這些荷爾蒙受體關掉或以另一種方式調節，這或許能解釋較晚開始的綜合治療甚至可能會提高阿茲海默症風險的矛盾[10]。根據最新的研究，荷爾蒙替代療法只有在停經後儘快開始並長期施行，才能降低阿茲海默症的風險[11]。

在布雷德森教授的研究裡，年紀最輕的五十五歲女病人也開始了荷爾蒙替代療法，並從專家所謂的「可能窗口」得到好處。她的記憶力已經退化四年，處於阿茲海默症第三期，布雷德森宣稱她已經痊癒。不過她接受了一共十二項措施的綜合治療，這些治療排除了她個人身體匱乏不足的情形，因此無法將其正向療效歸功於單一的改變。就算根據最新研究（並非接受系統生物學治療）結果顯示荷爾蒙治療是有意義的。也許第三位女病人在接受整體治療後走上痊癒之路，荷爾蒙治療反而是多餘的。相反的，同樣的研究結果也可能顯示，在生命晚期才開始的荷爾蒙替代療法並沒有幫上莎拉·瓊斯的忙，甚至產生傷害。但是在整體有益健康的治療框架下，這些傷害不具決定性的影響，因為她最後痊癒了。這令我想起自己的第一項理論，整體治療措施要比針對個人的措施更具關鍵性。因此，請與自己的婦科醫師一起決定，哪種對策才正確。

很重要的是要知道，關於長時期對婦女施行荷爾蒙替代治療效果的研究裡並沒有矛盾衝突，只要這個治療在停經後不久開始進行，服用跟天然成分一致的荷爾蒙，每半個月服用一次孕酮來模擬自然周期[12]。因為持續服用孕酮會減低雌激素抗阿茲海默症的效果，但是周期性服用反而會增強效果。這點曾在阿茲海默症老鼠實驗中得到證明[13]。

周期性使用與天然成分一致的荷爾蒙所做的搭配治療，對維持心智健康上的正面效果，也發現可以用在預防骨質疏鬆症上。因為跟控制生育（避孕藥）相比，這裡所需有效成分的劑量比較少，如果開藥正確（周期性的劑量和服用的形式），正面效果（如果荷爾蒙替代治療是為了減輕更年期的不適，那睡眠和生活品質可以得到改善）似乎會超過負面效果（潛在的癌症風險和可能會發生的血液循環不良）[14]。

活過一百歲

目前出生的女孩當中，每兩個人就有一個人的平均壽命將達到一百歲，而且不健康的生活型態預期還會持續下去，因為晚年生病時間增長的速度甚至要比平均壽命增長的速度來得快[15]。如果生活型態健康，據我估計，人類平均壽命可能達到一百二十歲[16]。不過悲觀的是，人類的生活型態及社會互動在未來幾乎不會產生根本變化。所以，也許該考慮採用長期預防的荷爾蒙輔助方式來對抗阿茲海默症風險。

男性更年期

相對於女性，男性更年期來得不明顯。睪酮（最有性能力的男性荷爾蒙之一）的分泌約從三十或四十歲「正常」老化開始慢慢減少，血液中游離具有生物活性的睪酮值每年降低百分之三。結果導致五成左右的七十歲以上男性都會出現睪酮「供應不足」現象，因而處於後更年期（相當女性的後更年期）。

男性荷爾蒙由性器官及腎上腺皮質形成。兩性終生分泌少量的男性荷爾蒙。除了促進神經元新生之外，睪酮一可降低β類澱粉蛋白生成，進而避免形成阿茲海默毒素。此外，就在睪酮直接或間接變成雌激素之後，亦可保護神經細胞不受阿茲海默毒素的破壞[17]。所以，老化導致睪酮分泌量降低，進而提高阿茲海默症罹病風險[18]。不過，前列腺癌細胞同樣與睪酮濃度有關（因此前列腺癌症病人必須接受抗雄激素治療），因此截至目前為止，由於前列腺癌罹病率高，所以禁止為男性施行荷爾蒙替代療法。根據李姆庫斯療法（Rimkus Methode），可採替代方案，亦即給予與天然成分一致的孕酮，人體將自行調節轉換成睪酮並決定供給量。請務必諮詢有經驗的治療師。

以完全自然的方法來抵擋睪酮合成的「正常」衰退，例如身體輕度活動即可提高雄性荷爾蒙的分泌及神經元生成[19]。整個阿茲海默症治療計畫都在延緩有保護腦細胞功能的雄性荷爾蒙的「正常」衰退。

特別給女性的建議

❖跟婦科醫師商量後，請考慮於停經後馬上服用荷爾蒙替代品，但務必是與天然成分一致的荷爾蒙（例如根據李姆庫斯醫師的方法），而且周期規律地服用孕酮。

❖若在六十五歲之後才被診斷出失智症（這是常見的情況，也因為缺乏早期診斷），根據現今資料，不建議這麼晚才開始進行荷爾蒙替代療法。

特別給男性的建議

❖改變所有會造成睪酮停擺的因素。適合的方法包括：大量的有氧運動、重量訓練、健康的飲食、足夠的睡眠和減壓，以減輕腹圍過大（內臟脂肪）的超重情形。

對所有人都適用的建議

- ❖透過依偎和撫摸帶來更多催產素，也許偶爾也該享受一下按摩。
- ❖社會服務在這裡也極為重要，還有與家人朋友的直接互動。
- ❖狗是刺激主人分泌催產素的最佳夥伴[20]。

第20章

阿茲海默症是感染性疾病嗎？

整個靈魂有時蜷縮在黑暗的牙洞裡。

——德國畫家威廉．布施（Wilhelm Busch）

後續損害

基本上，受損組織會在局部特別啟動免疫系統，但也很容易引發一般的發炎現象。亦即，整個組織似乎在準備防禦可能發生更糟糕的情況。就算感染不會直接影響腦部，但阿茲海默症如果伴隨著發炎，發炎可能讓病情加重，間接加速阿茲海默症的病程發展[1]。持續感染必定會導致患者的生活型態產生變化，這同樣可能導致失智。當莎拉．瓊斯因為暫時的病毒感染而必須中斷療程的時候，她又出現了阿茲海默症的初期病徵。感染康復，並再次接受治療之後，那些病徵又消失無蹤了。

同樣的道理，手術也可能影響阿茲海默症的病程發展。外科手術造成身體局部組織受損，除了引發免疫系統反應之外，手術時所使用的麻醉藥也可能引發特別的新陳代謝路徑反應，促使阿茲海默症病程加速發展。因此，應當盡可能縮短手術時間、減少對患者的傷害，並進行術後的消炎治療[2]。基本上，如果可能的話，我寧可採用其他保守療法來取代開刀手術。遺憾的是，大家越來越少這麼做。因為從經濟層面而言，手術較為有利可圖（至少第一印象是如此）。

慢性發炎

阿茲海默症患者經常會逐漸疏忽個人衛生，尤其是口腔衛生。因此容易出現例如牙周炎（亦即俗稱的牙周病）等慢性發炎症狀。牙齦炎不僅被懷疑可能間接引起腦部發炎[3]，也會一再將細菌釋放到血液中。這對阿茲海默症患者而言具有相當的危險性。因為在阿茲海默症初期，海馬迴入口區域已出現血腦屏障阻礙；原本能夠保護大腦不受感染的區域，現在卻容易被細菌滲透[4]。因為在這狹小區域裡，很早就形成了阿茲海默毒素[5]。在後續病程當中，隨著毒素分布範圍擴張，整個腦部的血腦屏障就變得越容易穿透。

隨著阿茲海默症病程持續加重，直接感染的風險將隨之提高[6]。例如在牙周囊袋深處生長的牙周病病菌可能造成腦部感染，進而加速阿茲海默症病程發展。牙周病病菌是細菌，屬於螺旋體門。梅毒病原體同樣也屬於螺旋體門[7]。

梅毒引發的失智症

全球每年有超過一千兩百萬人感染梅毒。後期的梅毒性病可能導致失智，有時難以與阿茲海默症區分。患者腦部病變區域會出現澱粉酶斑（也被稱為「腦的墓碑」）沉積。德國每年約新增數千名梅毒病患。梅毒雖然不可能是阿茲海默症的成因，但它指出兩件事：細菌可能引發與阿茲海默症相似的疾病，而且感染會加速阿茲海默症之病程發展。

在我們研究過的阿茲海默症患者當中，九成多患者的澱粉酶斑塊當中已被證實有牙周病螺旋體，或是同屬螺旋體科的萊姆病病原體伯氏疏螺旋體。然而目前尚未釐清究竟這些螺旋體細菌僅止於在斑塊上繁殖，抑或它們真的會加速罹病。

根據我的推測，感染不會導致阿茲海默症，反而是該病症所產生的後果。但是，感染會加速阿茲海默症惡化。我秉持這種看法的原因在於，就連最精密的檢查方法都無法在認知功能正常的老人腦部或者腦脊髓液當中發現任何病原體。阿茲海默症不可能是一種感染；如眾所周知，阿茲海默症的病程發展超過數十年，如果真的是感染，就必須證實該病原體大量存在於多數健康年長者體內。另外，隨著阿茲海默症病程發展，被穿透的血腦屏障範圍日漸擴大，加上免疫系統失調無法抵禦病原侵犯，感染風險因之提高。病原侵入會加速阿茲海默症惡化。因此，感染雖然不會引發阿茲海默症，卻仍會危害健康。

因此，例如布雷德森教授就督促莎拉．瓊斯使用電動牙刷與牙縫刷，力求維持口腔衛生的最佳狀態。

感染以及慢性發炎都會對阿茲海默症病程造成負面影響。這並不僅止於牙周病或蜱蟲叮咬。因此，必須消滅所有的（！）感染源。科學家漸漸發現越來越多的病原菌都可能直接（經由攻擊受損腦部）、間接（藉由活化免疫系統），或者既直接又間接地同時影響阿茲海默症病程[8]。例如：阿茲海默症患者如果同時罹患了由幽門螺旋桿菌所感染的消化性潰瘍，那麼其阿茲海默症病徵會比較偏向於認知功能受損[9]。與未使用抗生素治療消化性潰瘍者相比，接受抗生素療程者之阿茲海默症症狀較見改善[10]。

腸道整復

血腦屏障保護腦部，抵禦血液中病菌與有毒物質的侵犯；腸道屏障則保護身體，防範食物中病菌與有毒物質的侵害。腸道屏障居功厥偉，因腸道執行養分吸收任務的面積很大，同時也成為病菌與毒物最大的進駐場所。僅僅小腸上無數的皺褶與腸道絨毛的面積大約就超過兩千多平方公尺。腸道表面任何一個小破洞都可能成為有害物質的入口，進而危害健康，甚至影響認知功能。牛奶蛋白過敏、乳糖不耐症、乳糜瀉等食物不耐症，就是這類的典型範例。

乳糜瀉

由麩質所引起。專業術語將穀膠蛋白稱為麩質，它是一種穀物裡的蛋白質混合物。麩質食物可能引發腸道炎；一旦病況持續且未見改善，患者必須終身採行無麩質飲食療程。罹患急性乳糜瀉的阿茲海默症患者，接受了腸道治療之後，得以小幅改善其阿茲海默症症狀[11]。例如，布雷德森教授建議莎拉·瓊斯採行無麩質飲食法；放棄小麥、斯佩爾特小麥、黑麥、硬質小麥製品，以及燕麥與大麥製品。另一方面，小米、藜麥、紅藜、蕎麥製品、玉米以及稻米則完全不含任何麩質成分。

此外，在腸道裡面，尤其像結腸這個巨大的生物反應器裡面，存在的細菌遠比身體細胞數目還多出百餘倍。這些細菌與人類親密共生。科學家指出，如果沒有腸道微生物，人類根本無法生存。嚴格說來，腸道微生物就是人體的一部分。這樣看來，人體百分之九十九都是由細菌組成！微生物能夠製造維生素（例如維生素B或K），有助於免疫系統的發展與功能。近期研究發現，微生物會影響腦部的免疫系統[12]。例如腸道中的乳酸菌與比菲德氏菌能將食物裡含有潛在神經毒素的麩胺酸（尤其蛋白質有很高的比例是由麩胺酸組成）轉化成為對腦部具有安定作用的神經傳導物質γ-胺基丁酸（γ-Aminobutyric acid, GABA）。相反的，如果體內大部分的微生物皆遭受病毒侵害，它們則會攜帶著大量有害物質向我們反撲[13]。其中包括與阿茲海默毒素結構十分相似的蛋白質複合體，以及許多非特定的免疫系統激活因子。腸道菌的反撲同時也會導致腦部出現發炎反應[14]。

可以確定的是，食物掌管著人類與人體內大約一百兆種微生物菌種（！）之間的調和共生機制。人類仰賴食物藉以生存，細菌亦然。這種共生現象由來久遠。與現代人相比，遠古石器時代人類的飲食方式才算是優質的飲食方式；因為現代人攝取過多的單醣以及不健康的脂肪，纖維質攝取量則偏低。這不僅會限制營養供給，也會對腸道微生物形成極大的問題。飲食治療不僅能夠促進神經元新生、阻礙阿茲海默症進程、促進消化功能、完善免疫系統運作，更能夠供應更多有益人體維持生命所需要的養分，特別有助於促進心智健康[15]。只要確實改變飲食習慣，腸道即可長期自動自發地做好腸道環保與清理工作、保持健康，並為腦部痊癒締造有利的條件。

服用洋車前子殼粉末，有助於加速優質化腸道微生物相。洋車前子，屬於車前科（*Plantaginaceae*），是一種古老的藥用植物洋車前草（*Plantago ovata*）的種子。研磨外殼所製成的粉末，有利於清除腸壁宿便。短期服用洋車前子殼有益於腸道，對胰島素受體的敏感性也具有正面影響，若能配合長期充足的營養，也有助於促進糖類代謝、降低血壓以及脂肪代謝[16]。市面上雖可購得洋車前子產品，但我仍然建議大家在有經驗的醫師監督下進行腸道清理。

如何避免感染？

- 請醫師檢查發炎指數。數值如果過高，則須確定病原菌，並加以治療。
- 強化口腔衛生、接受牙齒檢查，並進行專業的牙齒清潔。移除牙口內之汞合金填充物，排除致病之水銀來源（見下一章）。
- 治療胃潰瘍、十二指腸潰瘍、降低腸胃中幽門螺旋桿菌數量。
- 若出現乳糜瀉狀況，應當立刻轉變為無麩質飲食方式。腸道整頓之後，通常即可大幅減少許多例如麩質過敏等食物過敏症狀，或令之完全消失。
- 微生物被視為有益於預防阿茲海默症。更確切地說，微生物有助於（並不會阻礙）阿茲海默症的治療。因此，應當均衡飲食並多攝取高纖食物。建議在療程的第一個月重整腸道健康，例如服用洋車前草（最好是膠囊）配上兩杯水，以加速療程。同時亦應服用益生菌，促進腸道增加新的好菌。
- 多運動。運動不僅能夠活化雙足，亦可促進腸道蠕動。運動時，請多喝水！
- 無論如何，皆應洽詢經驗老道的醫師。

第21章 中毒與解毒

萬物皆毒，只是劑量多寡而已。

——中世紀醫師、鍊金術士帕拉塞爾蘇斯（Paracelsus）

剩餘風險

阿茲海默症可以預防；只要不是太晚發現，亦有可能治癒。不過，還是存在著剩餘風險，這就是人生。因為所有生命，包括我們的生命在內，就是源起於一連串的意外；意外也會繼續掌控我們。人類無法駕馭意外，但有可能透過自己的行為對意外產生多多少少的影響。舉例而言，不抽菸也可能得到肺癌，只不過風險相對較低罷了。只有老菸槍才會利用這個藉口辯稱抽菸有益健康。

特例並非用來制定新規則，只是證實規則的確存在。大自然極其複雜，因此僅可描述其中之諸多可能，卻無法百分之一百確定，因此才會出現例外的情況。例如可以確定明天的氣象預測，卻無法預知氣體粒子的個別動向。一生都不搭飛機的人，仍有可能死於空難。雖與搭機遇上空難的機率相比，飛機墜毀住宅區的機率相對的低，但也有可能發生。諸事都有剩餘風險，這就是人生！

關於阿茲海默症的剩餘風險議題，有篇論文援引我們天天都會接觸到的環境毒素。避開環境毒素，談何容易呢？我懷疑這其中的可能性。同樣的，我們必須承認，我們一生當中都會在自己（或父母輩）不知情的狀況下吸收到一些有毒物質。例如：從前的廣告灌輸我父輩與祖父輩一種想法，認為抽菸象徵著自由的感覺；因此我從小就被迫吸進大量二手菸。再者，三、五十年前的農民普遍運用殺蟲劑、除草劑、殺真菌劑；當時誰會認真思考這些成分對於健康的危害？就算我們目前已經了解了許多關於農藥的壞處，其使用卻仍然廣泛。另一個例子是，雖然無鉛汽油已經普及，但燃煤發電依然盛行。燃煤電廠飄散出大量重金屬（光是德國每年就有五公噸的純汞由此而來），會對腦神經系統造成毒害。而且，新燃煤電廠的成立規範非常寬鬆。從常用的塑膠加工製品當中，我們也會接觸到許多有毒物質。另外，雖然麻醉藥會阻斷神經新生，但若需接受外科手術[1]或癌症化療[2]的時候，誰又會放棄麻醉呢？

長遠來看，接受剩餘風險的存在事實，才不會讓人捉狂。但仍應在個人可能範圍內盡量降低剩餘風險。最終策略則是不斷縮減剩餘風險，但仍保持心境平和，不會因此發瘋或失去理智。現在就來檢視，自己可以做些什麼。

塑化劑：因其神經毒性作用而著稱。而且在龐大經濟利益推動下，我們顯然不容易擺脫塑化劑的危害風險。雙酚A（BPA，或稱酚甲烷）是塑膠製業的一種化工原料，不僅妨礙嬰幼兒早期的腦部發展，亦會提高例如暴力、過動、憂鬱等精神疾病風險[3]。其原因在於塑化劑會干擾腦部成熟，並且妨礙神經新生。長久以來外界都宣稱，成年肝臟及血腦屏障功能可以分解塑化劑裡的有毒物質。但現在我們已經明瞭，腦部細胞受到阿茲海默毒素侵害之後，腦部通道即被開啟，接著就如同動物實驗所示：海馬迴裡的神經新生受到雙酚A的抑制，導致記憶功能下降[4]。

要健康經濟還是健康居民？

二〇〇三年歐盟執行委員會決議：正確使用雙酚A並不會對消費者造成危害。二〇一一年三月一日，德國聯邦食品及農業部、消費者保護部禁止以含雙酚A之塑膠原料製作嬰兒奶瓶，但已有之產品仍可持續販售至二〇一一年五月底。二〇一五年，歐盟執行委員會針對雙酚A重新評定，認為雙酚A對任何年齡層（包含胎兒、幼兒、青少年）都不會造成健康風險，因此減少了針對雙酚A健康危害的爭議。就如同抽菸有害健康一般，變得不值得一提。

遺憾的是，這些科學發現並未讓政府更加嚴格控管塑化劑，或是乾脆立法禁止。在導正消費者購買行為方面，工業界開始宣傳不含雙酚A的塑膠製品。這只不過是用雙酚B等大量雙酚類化合物來取代聲名狼藉的雙酚A罷了。雙酚類化合物已從雙酚A發展到雙酚Z（甚至已經有兩位數代碼的雙酚化合物）[5]。截至目前為止的檢驗結果顯示，所有的雙酚化合物就跟雙酚A一樣有礙健康。有鑑於此，不含雙酚A的產品未必就比較安全，因此有良知的科學家要求：必須禁止日常生活用品的製作原料含有雙酚化合物[6]。另外，必須禁止廚房裡**所有**的塑膠盤、塑膠瓶罐、塑膠袋等塑膠製品。這件事已不宜再拖延下去了。

抽菸：香菸包裝上都印著「抽菸可能致命」的警語。可惜只是「可能」，即使抽菸極可能導致早死，亦應考慮抽菸的後續傷害。話雖沒錯，再加上癮君子的廣告宣傳效果會形成一種錯誤印象，讓人輕忽了抽菸帶來的罹癌與血管梗塞的高度風險。相較於菸草工業吞雲吐霧的偶像，無數死於菸害的癮君子並無機會發言。

抽菸也極可能提高阿茲海默症罹病機率。鹿特丹研究針對將近七千名五十五歲以上的健康人士進行調查，其中抽菸人數占總樣本的百分之二十三。這項長達七年的大規模追蹤研究發現：每天每抽一包菸，即會提高百分之三十四的罹病機率[7]；而且在研究期間內，抽菸者罹患阿茲海默症的機率相較於不抽菸者高出百分之五十六[8]。吸菸會妨礙海馬迴神經新生，同時也會加速罹患阿茲海默症[9]。因為抽菸會導致體內血氧不飽和，而血氧不飽和的情況會減少血液對於海馬迴的能量供應。假以時日，大多數的抽菸者也會出現嚴重的慢性阻塞性肺病（COPD），加倍阿茲海默症罹病風險[10]。也會明顯提高血管型失智症的罹病風險。

不過德國肺病學家聯合協會（BdP）董事會成員麥可・巴爾佐克博士（Dr. Michael Barczok）仍然表示樂觀，認為戒菸有助於降低罹病風險。他表示：「不吸菸二十分鐘後，四肢的血液循環就會得到改善；二十四小時後，心肌梗塞風險開始下降；四十八小時後，嗅覺和味覺都將變得更敏銳。戒菸數週之後，血液循環會更穩定，肺部功能也會變得更好。戒菸幾個月之後，身體狀況會漸入佳境、呼吸道暢通、皮膚緊實，咳嗽也會變少。戒菸一年之後，冠狀動脈狹窄的風險會降低；五年之後，罹患心臟病的風險就會與不吸菸者相近。戒菸十五年之後，罹患肺癌的風險也終於降低到與不吸菸者相似[11]。」上述的鹿特丹研究也發現戒菸有助於降低阿茲海默症罹病風險。感謝我們身體的自癒能力，重回健康生活型態永遠都不會太晚！

基於治療原則，必須戒除電子菸。因為電子菸當中的尼古丁對腦部的影響就跟興奮劑一樣，會縮短睡眠時間，尤其會減少腦部夜間淨化所需要的深層睡眠時間[12]。

亞硝酸鹽：攝取量超過零點五克時，就會中毒；約莫四克的劑量，則會致命！香腸製品（還有某些硬起司）中含有亞硝酸鈉或是E250；這兩者在醃漬品當中的含量約為百分之零點五。然而，它們在胃裡會經由胃酸轉化為一定比例的致癌物質亞硝胺。熱也會刺激亞硝胺產生。抽菸時也會生成亞硝胺，這是吸菸容易致癌的部分原因所在。另外，高溫加熱煙燻肉品時也會形成亞硝胺。

硝酸鹽：與亞硝酸鹽相比，硝酸鹽顯得相對安全。植物利用硝酸鹽將氮素轉化為蛋白質。所以對植物生長而言，硝酸鹽是絕對必須的。因此，為了增加田地收成，利慾薰心的農民就會過度施加硝酸鹽肥料。另外，北德有許多大型養殖場，形成了所謂的「糞便帶」，因為當地人不知如何處置養殖場內大量含有硝酸鹽成分的動物排泄物。當地的地下水硝酸鹽含量高得令人憂心，因為被土壤吸收的硝酸鹽經由細菌和真菌作用之後，其中一部分會變成亞硝酸鹽。

醃製鹽當中也含有許多硝酸鹽成分，分別被稱為防腐劑 E251 及 E252。在肉類或香腸製品當中，硝酸鹽含量高達每公斤零點五克。在人類的唾液與腸道當中，醃製鹽會轉化為硝酸鹽，然後再轉化為具有高度毒性的亞硝胺。

亞硝胺：不僅會致癌，在許多方面也具有神經毒[13]。它會抑制神經細胞能量代謝，導致體內大量增加有害的活性氧自由基，危害遺傳基因。另外，亞硝胺會讓神經元產生胰島素抗性，增加阿茲海默毒素的分泌。若想降低罹癌及阿茲海默症風險，應該禁止食用肉製品（以及相關的起司製品）[14]！然而，逾九成的德國肉品來自於大型養殖場：大型養殖場的動物排泄物會滲入地下水當中，導致飲用水的硝酸鹽濃度提高。基於健康因素的茹素者以及有機農產品購買者也不幸受到影響。因為許多地方的地下水都受到硝酸鹽的汙染。我們可以逃避二手菸害，卻不容易迴避地下水或飲用水的污染問題。

重金屬：人體不需要例如鉛、鉻、汞等重金屬。而且不論其濃度多寡，都會危害健康（極限值通常只是安撫作用）。相反的，低濃度的銅、鐵、鋅等金屬，被稱為微量元素，在人體內具有極重要的功能。但是微量元素的濃度過高，也一樣不利健康。例如體內如果出現過量的銅、鐵或鋅的自由金屬離子，那麼原本能夠保護腦部的β類澱粉蛋白便容易形成沾黏，進而形成阿茲海默毒素。因此，只有缺乏時才需要補充微量元素，而且必須遵照醫囑。

隨著工業化盛行，存在於空氣、土壤以及水中的有毒重金屬也跟著增加。有機農產品當中的重金屬含量少，品質仍有保障。雖然有機農業運用銅離子來抑制真菌的侵襲，不過整體而言，有機食品仍然是比較優質的選擇。另外在微生物作用下，無機汞離子會轉化為甲基汞，存在於河流及湖泊中。湖中魚蝦或食肉魚吞食了甲基汞後會累積驚人的毒素（見第十三章）；再經過食物鏈轉化，逐漸累積在人體大腦中。食物的選擇，對人體的影響極大。

腦部有毒的汞離子從何而來呢？很多人口腔裡都有這類的汞合金牙齒填充物。約占人體內汞毒素來源的一半。為何大家從小就把這個定時炸彈放進嘴裡呢？真是令人百思不解。依照個人飲食特色（偏酸或不酸）與填充物數量而定，口腔每日最高可能釋放出二十微克的汞。如何才能終結這類慢性汞中毒？最好的解決方法當然就是移除汞合金填充物。因此，當務之急在於好好整頓牙齒。在很多方面，汞都被認為與阿茲海默症有關[15]；尤其會大肆破壞海馬迴神經新生過程[16]。

整頓牙齒

想移除牙口內的汞合金填充物嗎？只能請經驗老道的牙醫協助，因為過程中可能引發急性汞中毒。為減少危險的汞細屑量，必須使用慢轉速牙鑽。牙醫會讓患者僅露出需要處理的牙齒局部，以免患者吞下汞合金微粒，並放置強力抽引器抽吸汞蒸氣。儘管謹慎處理，仍可能接觸到汞。理想狀況是在療程中加入綠藻以及硫辛酸（Alpha-lipoic acid, ALS）進行為期四週的排毒治療。醫師亦應檢查排毒器官（肝臟、淋巴系統及腎臟），並進行排毒準備。有些醫師會用 DMPS 和 DMSA 做為汞螯合劑。另一個做法則是先移除填充物，然後用綠藻粉塗抹齒洞並靜置數分鐘。如此，亦有助於排除汞離子。

除了傳統農地作物可能含有重金屬之外，飲用水裡也可能含有毒物質，就算是水廠的乾淨用水亦不例外。因為絕大多數的重金屬汙染源都來自個人住家；雖然目前大都採用銅製水管，但老舊屋舍大部分用的都是鉛管或鍍鋅管。家中的飲水設備、熱水器與零件管路材質皆可能造成飲用水的鐵、鋅、銅、鉛、鎘等重金屬汙染。重金屬對健康的危害極大。此外，飲用水的酸性越高或是 pH 值越低，越可能溶出重金屬。在經常耕作的農業區裡，每公升自來水當中的硝酸鹽含量超過三十毫克。含高濃度硝酸鹽的水分容易侵蝕鍍鋅管的保護塗層。歐盟規定，每公升飲用水當中的硝酸鹽含量上限為五十毫克。事實上，這個數值經常超標。

鋁：可能是導致阿茲海默症的一個原因（或至少會加速阿茲海默症病徵發展）。這麼說並不誇張，因為阿茲海默症患者體內已被證實有大量的鋁離子；而且患者體內的鋁離子濃度越高，病程嚴重程度也越高[17]。鋁離子延用原本鐵離子穿過血腦屏障的特殊路徑，輕鬆進入腦部[18]。鋁離子會加速將β類澱粉蛋白轉化為阿茲海默毒素[19]。鋁離子與曾提及之（過量）重金屬游離電子一樣，會加速阿茲海默症病程發展。

我們最大問題就是：鋁無所不在。除了自來水廠以硫酸鋁淨化飲用水之外，我們也使用許多鋁製鍋具。烘烤椒鹽脆餅的時候，鋁離子會從鋁製烤盤「溶出」[20]。幼童體內早就布滿鋁離子的蹤影：兩歲前注射的二十多種疫苗當中，超過九成的疫苗都含有鋁。我自己對黃蜂蜂毒過敏，通常只能注射含鋁疫苗。但我堅持替自己找到一種不含鋁成分的蜂毒疫苗。無鋁疫苗的免疫功效其實也不差。

食品工業產品也常常含有鋁；只是暗藏在E開頭的代碼之下，例如著色劑（E173）、安定劑（E520到E523）以及抗結塊劑（E554）。食安問題一大堆，還是自己開伙好。另外，如果用鋁箔紙包切片水果，當檸檬酸接觸到鋁，便會產生檸檬酸鋁。

很多除臭劑也含有鋁，建議自製除臭劑，方法如下。

不含鋁的除臭劑

DIY超容易。把五十克的小蘇打、五十克樹薯粉與四小匙有機初榨椰子油混合，之後加入十五滴精油（像是柑橘、檸檬精油）攪拌，裝入玻璃瓶內。椰子油在攝氏約二十五度時呈現液態，有利於將上述混合物製成除臭劑。這款除臭劑夏天質地較軟，冬天較硬，用起來就像乳霜一樣。

傳統農業裡的毒素：阿茲海默症帶來的困境讓人逐漸明瞭，人類究竟是如何透過所謂優化環境和生活型態偏好而對腦部「殺很大」。直接抑制海馬迴神經新生的有毒物質無所不在，除蟲菊精類的殺蟲劑就是其一[21]。德國每年大約噴灑五十公噸的這類殺蟲劑，而這還不及使用殺蟲劑總量的百分之一。在西元二〇〇〇年裡，光是銷售給家庭與小花園使用的殺蟲劑就有二點七公噸。

歐盟於二〇〇七年起再度禁用會毒害蜜蜂的加保扶（好年冬），改以其他殺蟲劑替代。總是等到商人荷包賺滿之後，我們才瞭解這類殺蟲劑的潛藏危險[22]。但是直到今天，加保扶仍被錯誤歸類為植物保護劑，而且可以繼續使用。就算是經過官方核可的殺蟲劑，也未必代表著沒有危險。因此，我們只能選擇「買有機，吃有機」。當然，這也是為了保護大自然以及我們的後代。

毒品：絕對不能碰像「天使塵」一類的合成派對毒品，它們會抑制海馬迴神經新生[23]。喝酒也是；超過八分之一瓶的葡萄酒下肚，神經新生就會喊卡[24]。酗酒導致的酒精中毒會讓神經新生受阻長達數週之久[25]。因此，飲酒過量或經常飲酒都會讓阿茲海默症提早發生[26]。飲酒要享受的是質不是量。無須豪飲，小酌即可。密集治療階段（下一章）裡，必須做到滴酒不沾。

自然解毒

我們不可能逃離受污染的環境，所以必須做出最有益的選擇。這代表著一方面必須盡量避免受汙染的食材，另一方面則需健康多樣化飲食，減少身體吸收那些幾乎無法避開的有害物質。例如纖維會跟食物毒素結合，阻礙毒素通過腸壁，避免人體吸收到毒素。在同樣的機制下，肝臟經由膽汁所排出的毒素與纖維結合之後，也不會再被人體吸收。高纖食物可以協助有效解毒，並將之自然排出體外。另外，腎臟也會藉由尿液排除有害物質。器官功能必須完整，才能積極地達成解毒任務。所以，務必請家庭醫師檢查你的肝腎功能。

纖維能降低環境有毒物質造成的慢性中毒風險，而且水果的果膠（來自柑橘類水果、蘋果等其他多種水果）也被證實能夠凝結重金屬與有毒物質，並有助排泄[27]。類似成分還包括例如大蒜、洋蔥、花椰菜、薑等含硫食物，它們能螯合有毒重金屬，因此有助解毒。此外還有薑黃、綠茶、茄紅素等。許多植物的有效成分都會設法與有毒物質結合，協助人體排毒[28]。

自行解毒的幫手

為了加速解毒，移除汞合金填充物時亦可運用藻類粉末。綠藻已被證實有助於排除重金屬[29]。藻類膠囊較易吞服，粉劑則適合潔淨口腔之用。有些醫師另外會運用 DMPS 及 DMSA，通常會與強化主要解毒器官肝臟的方法結合，像是藉水飛薊來做預防治療。請遵守醫師建議。

特別是綠藻的使用，必須謹遵醫囑。儘管市面上即可購得綠藻粉，但務必需要醫師調配處方。不潔的藻類粉末若含有毒物質，則將引發危險。

在腸道裡，藻類粉末會與有害物質結合，以利排出。長期來說，亦可減少存在於腦部的有害物質，因為體內所有物質乃處於恆定的平衡狀態。若將某種物質搬移至末端（腸道），長久下來另一端（腦部）的該項物質也會變少。無論如何，若想加速解毒過程，我認為可直接進行腦部排毒，例如採用硫辛酸解毒療程。

用硫辛酸為腦部解毒

長久以來，硫辛酸都被視為維生素。如今則知：腦部會自行合成硫辛酸。天然食材中硫辛酸含量很少，只存在於內臟（肝、心、腎）、牛肉、菠菜與其他蔬菜。

對於生成維持生命必需的能量而言，硫辛酸是不可或缺的輔酶[30]。它的舞台就在粒線體，亦即在身體細胞的發電廠裡頭。在粒線體裡會形成活性氧化物；硫辛酸則發展出高強度的活性氧化物捕捉能力。這就是自然的巧思。此外，硫辛酸與其自然代謝產物二氫硫辛酸（dihydrolipoic acid）可與汞化合物和鉛化合物[31]結合，去除鉛汞之神經毒性。二氫硫辛酸能夠在腦部結合過剩的銅、鐵、鋅等游離金屬離子，促進β類澱粉蛋白去黏附有害的阿茲海默毒素[32]。

與先前提過的藻類粉末相比，硫辛酸容易通過腸道屏障，並讓二氫硫辛酸也能輕鬆通過血腦屏障，這是兩者的極大優點，並可藉此滲透致中樞神經系統的所有區域。危險的游離金屬離子一旦與硫辛酸和二氫硫辛酸結合之後，即形成穩定的合成物，並經由膽汁排出。硫辛酸已被證實能夠有效治療阿茲海默症[33]。

硫辛酸的療效並不僅限於上述解毒作用。在為期六個月的阿茲海默症密集治療階段裡，硫辛酸扮演著不可或缺的重要角色（見下一章）。

對腦部有害的輻射

手機輻射屬於環境負擔，長期可能導致腦部損害。但你我處於網路時代，對於與日俱增的輻射自然無可避免。眼下可能必須捫心自問：應該扔掉手機嗎？關於輻射與阿茲海默症的最新科學研究結果並不一致。

有些研究顯示輻射對阿茲海默症動物實驗不具任何影響[34]；另一派研究則認為輻射會形成負面影響[35]；也有研究顯示輻射能夠減輕阿茲海默症狀，尤其阿茲海默症小白鼠的腦部毒素會顯著地減少[36]。因此，有研究者建議阿茲海默症患者接受電磁輻射治療[37]。不過這是未來的夢想，可能有助於重病患者。

我不接受這些歧異甚大的說法，也不會考慮採用手機療法。雖然化療藥物本身就可能致癌，但仍被用來治療癌症。你大可留下手機。不過容我老生常談碎念一番，直接面對面講話還是比較好啦。

遠離毒素的方法

❖盡量減少使用塑膠類產品。塑膠絕對不可以加熱，因此不能用洗碗機清洗塑膠盤。食物放入冰箱或冷凍庫冷藏時，請使用對健康和環境友善的玻璃製品取代塑膠。

❖絕對禁止抽菸，也避免二手菸。

❖不吃醃製香腸與醃肉製品。

❖檢查水質。家庭飲用水中的硝酸鹽濃度過高、PH值過低，可能是因為水裡面含有過多的重金屬。請購買玻璃瓶裝水，並考慮修整管線或淨化系統。

❖購買有機食材。均衡充足攝取蔬果，即可自然解毒。蔬果應列為食材首選。

❖請牙醫移除牙齒上的汞合金填充物。

❖優質的飲用水原則在於：水中僅具微量的硝酸鹽與亞硝酸鹽。（醫生若未反對），請攝取充足的水分。

❖在阿茲海默症密集治療階段（見下一章）應服用硫辛酸半年或以上：每日服

用建議高於零點六公克，最好能到一點八公克。硫辛酸療程必須遵循醫囑與監督。必須依照患者體內之鋁與重金屬殘留量，來訂立硫辛酸療程用量。初期建議量為每日至多二點四公克。原則上，硫辛酸應於早餐前半小時服用。若在療程初期，患者體內重金屬殘留量極高，建議採注射方式，加速解毒。

第22章 密集治療階段

健康不是一切，但沒有健康就沒有一切。

——叔本華

系統生物學的阿茲海默症療法

親愛的讀者，為了成功治療阿茲海默症，你必須下定決心改變想法，並且有紀律地堅持到底。而且務必找到不是只做症狀治療的醫師，因為這位醫師必須懂得去發掘病因而且有系統概念。本章密集治療計畫的內容主要是寫給醫師看的。不過，當然患者本身、家屬或是照顧者也必須稍微認識一下這項系統生物學治療計畫，以便了解醫師運用某些治療方式的原因。再者，建議希望深入探究此項療法科學背景的人，從網路下載我的專文〈阿茲海默症的統一理論（UTAD）：預防和治療療法的影響〉[1]。

預防阿茲海默症，僅須調整生活型態即可。病發後，調整生活型態已不足夠。病程加重之後，體內許多的代謝過程與信號路徑皆已大幅改變，並自成一格。請見第五章圖五與第六章圖七。例如，已在腦內生成的阿茲海默毒素不僅開始感染其它細胞，還會活化它的前驅物β類澱粉蛋白，打亂腦部正常的代謝與新生。光靠改變生活型態，根本就不足以打破這個惡性循環。想要治癒阿茲海默症，就必須透過系統生物學治療方式，排除患者個別化的真正病因，並配合恰當的生活型態。

我再三強調，患者必須找到熟悉這項療法的醫師來主導。然而這並不容易，因為目前的醫學過於強調專業分科。見樹不見林，容易忽視全貌。

阿茲海默症十分複雜，需要整合式的治療方案，由優秀的專家團隊共同擬定治療計畫並執行。醫療團隊必須包括孰悉系統生物學療法的執業醫師，其他則視患者狀況需要而至少配搭一位營養師、物理治療師與心理治療師。治療必須採用「全方位」模式。因為例如若僅單方面改善睡眠，促進神經細胞新生，並藉由血腦屏障來擺脫阿茲海默毒素；另一方面卻不運動及改善飲食，這樣的治療就幾乎不會奏效。因若缺少運動或食物配合，可能根本無法促進應在睡眠期間內進行的神經新生作用、或者缺乏神經新生作用時所需之神經傳導物質，或者原本應在睡眠時被分解的阿茲海默毒素無法通過血腦屏障。

患者、照顧者以及醫療團隊都必須撇開舊思維，不可再一味認為阿茲海默症乃不可逆轉的命運，而是將之視為雖然複雜、卻絕對可以改變的生物學歷程。

人體本來就是錯綜複雜的生物系統。從系統生物學療法更往上一步，我們希望以「全人醫療」的原則來面對患者。一九四六年，世界衛生組織將健康定義為：「不僅為疾病或羸弱之消除，而是體格、精神與社會之完全健康狀態[2]。」我們創新的做法是：將全人醫療與世衛健康定義納入阿茲海默症的治療方案當中。

阿茲海默症診斷

約於兩千五百年前，現代醫學之父希波克拉底就提出：「治療之前，必須先完成診斷！」目前這句話顯得更加適切。當前醫事檢查日新月異且複雜；可能性過多，反易導致誤診，傷害病患。希波克拉底誓詞之基本信條在於：不以醫療措施為害病患。醫師時時刻刻皆須對此誓詞負責。現今之阿茲海默症診斷方法：造影檢查（正子斷層掃描）、神經心理測驗以及詳細病歷。綜合這些檢查結果，即可準確診斷。治療前，必須排除其他病因，以儘速確診。

病歷

診斷的基礎除了檢查之外，主要在於病史調查，亦即「病歷」。藉由詳細的會談，醫師可了解患者當前的病痛狀況與病情發展。詢問家屬亦屬重要，因患者或許對病程發展記憶不清，而家屬已先行察覺病徵。

醫療團隊必須向患者、家屬或照顧者解釋治療計畫。他們必須了解：第一至第三病程階段的患者（見第七章）可透過生活型態改變計畫達成痊癒；病程進入第四階段的患者或許仍可期待病徵好轉且延緩發病。病程評估雖有調整空間，但治療前不宜過於憧憬。

在本書第四、五、六章，我已解釋過阿茲海默症的主要病因。個體的行為會影響神經細胞新生、發展成熟、神經元連結；進而對其產生抑制。或許患者的基因有一些遺傳變異，但這只會加速疾病惡化，卻不會改變療法。在這種情況下，療法也強調提升自癒力，亦即重新活化海馬迴部位的神經新生作用。最主要的治療任務就是：徹底消滅所有造成患者出現阿茲海默症的匱乏不足狀況。因此，問診病歷時必須詳細記錄患者的行為模式，例如睡眠不足、錯誤的飲食、缺少運動、缺乏社交互動等等。患者的行為模式可能抑制其腦部神經新生與β類澱粉蛋白的分解。

另外，患者必須接受詳細的血液檢查。以利醫療團隊掌握患者之急慢性發炎現象、新陳代謝狀況（血糖、脂肪、膽固醇等）以及器官（肝、腎、甲狀腺等）功能。再者，可利用 DMPS 移動檢測（DMPS mobilization test），了解患者體內的重金屬殘留狀況，做為後續加入自然解毒或硫辛酸療程方案的參考。另亦可收集患者體內之維生素、礦物質與微量元素數據。

治療計畫

如圖十所示，密集治療約須時半年。這個期程與布雷德森教授的研究相符。對於神經新生作用受阻多年之後出現阿茲海默症的論述，布雷德森教授與我也所見略同。但是單單只治療這個病因，亦即僅針對海馬迴活化其神經細胞新生率，並不足夠。因為如同治療憂鬱症一般；不僅需要新生腦細胞，也需要所有的腦細胞一起有效率地整合在一起。這樣的療程需要數週，甚至好幾個月的時間。在阿茲海默症密集治療的療程當中，新生的腦細胞會將治療期間內患者所有的記憶、經驗、情緒的思維模式以及未來行為選項等等一起加以編碼。對於長期穩定的療效而言，新腦細胞的這些歷程才是重要關鍵所在！換言之：患者必須改變自己的想法。如此，方可避免阿茲海默症復發。

此外，療程中必須打破阻礙神經新生的惡性循環。不然的話，縱使改變了匱乏的生活型態，這項惡性循環仍會讓病程繼續發展或加重。建議在密集療程方案中使用金絲桃、硫辛酸、銀杏葉萃取物（EGb）、微劑量鋰鹽（見圖十）。詳盡介紹此項療法，如下。

依照患者之阿茲海默症嚴重程度以及共病狀況，來決定其治療方式。一開始不妨採取住院治療。之後再採取緊鑼密鼓的門診醫療照護，由系統生物學團隊（醫師、物理治療師、心理治療師，還有營養師）協助病患。理想狀況是門診和住院機構之間能夠緊密合作。

可藉血壓、血糖、血脂及膽固醇代謝數據的改善，來估計患者身體健康是否正在逐漸康復中。此時，必須適當調整藥物劑量。或許當系統生物學療程開始不久之後，即可完全停用某些藥物。除了在療程開始前進行一次完整的檢查以外，建議至少在一至三個月內重複進行詳盡的臨床檢查。患者逐漸改變了生活型態，新陳代謝數據一定也有所變動。藥物劑量亦須是最新之檢查數據而加以調整。病歷過程記錄也能充分描述病患治療期間的狀況、出現哪些困難或改善、病患身體對於高效補充品的接受情況、這些有效成分對於病情的改善或復原加速情況。

視個別治療計畫而定，尤其需要告知進行基本飲食改變的病患（例如從缺乏纖維質到富含纖維質），他們可能必須適應新的腸道菌群（微生物）或者容易出現某

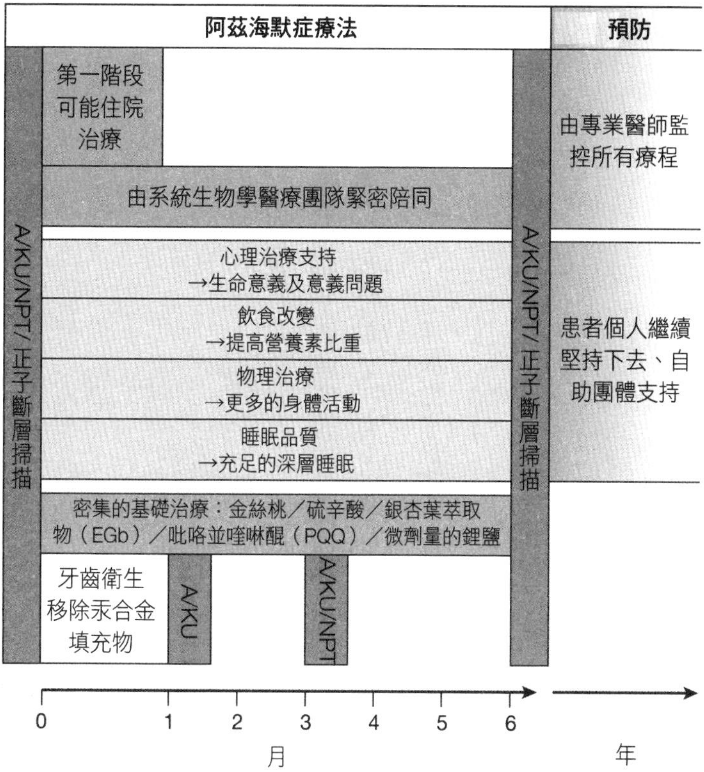

A：病歷
KU：臨床檢查
NPT：神經心理學測驗
正子斷層掃描：造影法（葡萄糖吸收或 β 類澱粉蛋白沉積）

圖 10：系統生物學的阿茲海默症密集治療階段，略過終身預防成效的部分

種程度的不適感（脹氣等）。原則上，這些不適感在數天或數週內就會消失。人體的腸道微生物群會適應健康飲食方式。依我所見，患者若服用益生菌即可撐過這段不適期。

如圖十所示，建議於療程進行三個月之後再次進行神經心理學測驗，以檢查治療之具體成效。若未進步，則須釐清原因（誤診、干擾的附加因素、順應性不佳等），治療方式可能也要再三思考。

六個月療程結束之後，應進行全面檢查。另也需要再做一次神經心理學測驗。除記憶功能評估之外，病患與其配偶之主觀感受也十分重要。主要著眼點應在於患者的日常生活自理能力。影像照影可客觀判定治療對器官的改善狀況。視所選的生物標記而定，可能看到β類澱粉蛋白沉積明顯減低，或是在睡眠方面葡萄糖吸收正常化。甚至經過半年的治療之後，極可能證實海馬迴容量的增加。布雷德森教授分析了一位病患在治療前後的海馬迴容量數據，發現：在療程結束約十個月之後，病患的海馬迴容量仍增加了將近百分之十二[3]。研究者目前感到高度興趣的是去測量療程結束後一年、兩年及五年的海馬迴容量數據分析。另外，科學家也積極想去探討兩組阿茲海默病患間之差異；一組是在療程結束後維持新生活型態的病患，另一組則是在療程結束後重拾舊日行為模式的。布雷德森教授告訴我，海馬迴的胰島素抗性非常難治療。或許這可解釋為何有些患者無法夜間長時段禁食、無法持續維持椰子油飲食法，總是喜歡吃碳水化合物來供應身體養分，進而抑制了生酮作用。半年療程結束後，這些患者很快再次出現阿茲海默症狀。因為他們的海馬迴再度處於缺乏能量的麻煩狀態，導致海馬迴功能失常。不過，布雷德森教授也表示，因為療程已將患者的神經新生作用活化，所以只要患者重新遵守規定，阿茲海默症狀很快就會再度消失。總而言之：阿茲海默症的預防，必須終身堅持健康的生活型態，減少胰島素突然大量分泌，進而抑制酮體釋放。這類患者至少必須堅持到自己腦部海馬迴的胰島素抗性消失為止。

阿茲海默症與營養匱乏有關。最小因子法則也適用於此。未納入考量的匱乏可能會引發治療計畫偏差，進而危害到治療目標。療程結束之後，也可能因為忽略了體內最少量營養元素的匱乏狀況而影響療效。因此，建議每半年追蹤檢查一次。

如圖十所示，治療奏效之後，患者就處於預防階段。有鑑於布雷德森教授的實務經驗以及我的理論觀點，我們建議患者終身預防阿茲海默症。如果病患在六個月的療程裡已經結識了病友自助團體，那麼就可以與其他患者保持聯繫，經常交換意見，這些皆有幫助。

孟喬森悖論

有些人聲稱落實這套治療概念很簡單，他們實在愚蠢之至。罹病就已苦不堪言了，還要改變生活型態。病患因此面對著極大的壓力。與一般的身體病痛相比，阿茲海默症讓人更難應付的就是：病情發展歷經數十年，病因與結果像是惡性循環一般彼此增強壯大。再者，由於神經新生受阻，正好會影響病人的能力，讓病人無法堅持接受挑戰改變生活。病患神經新生缺陷，導致抗壓性減弱，因而迴避新挑戰。我們又如何能要求這樣的患者敞開胸懷，徹頭徹尾地改變自己的生活態度與生活型態呢？

這讓我想起知名的說謊男爵孟喬森。他說：光光靠著辮子，就將自己和一匹下沉的馬拉出沼澤。孟喬森陷入沼澤的譬喻彷彿阿茲海默症患者的困境。想要自救脫困，完全不可能。因此，阿茲海默症患者僅有一次痊癒契機，亦即接受系統生物學治療，透過系統生物學醫療團隊照料支持與亦步亦趨陪伴直至痊癒。

這項挑戰讓我聯想到憂鬱症患者。他們也可以藉由行為改變來活化神經新生。例如倘若憂鬱症患者長期缺乏運動，那麼增加運動元素可能會讓治療更有效；尤其長期而言，更勝於服用抗憂鬱藥物[4]。如此方能徹底消除真正的病因。當然我們知道，不是按個按鈕就能讓憂鬱症患者開心地在森林裡奔跑。縱使患者理智上了解運動對他的好處，但大多數的醫師一開始仍會開立抗憂鬱藥物；然後再結合心理治療，協助憂鬱症患者走出活力缺缺的情緒「泥沼」。走出去一次，排除匱乏的起因。這也證實了防止憂鬱症的復發，身體活動遠較抗憂鬱藥物來得有效。

治療阿茲海默症時，建議一開始就採用金絲桃（也被稱為「神經的山金車」）治療。這是為了關掉阿茲海默症的中心引擎（亦即第五章圖五當中所謂的惡性循環）。大力推薦採用金絲桃還有另一個原因，就是為了達成治療目標。換句話說，這麼做可以打破腦內的惡性循環。

神經的山金車

金絲桃會在夏至，亦即在聖約翰日（六月二十四日）之前開出亮黃色的花朵，因此在西方被稱為聖約翰草。學名是貫葉連翹（Hypericum perforatum），早在數百年前就被用來治療憂鬱與悲傷。對於神經緊張引起的失眠也有效。它亦可提振情緒、提高動機。金絲桃對於輕度到中度憂鬱症的治療效果，亦已獲得臨床研究證實。科學研究也顯示出它對阿茲海默症的療效[5]。

金絲桃的主要有效成分包括：抗發炎的黃酮類化合物（花青素）以及貫葉金絲桃素。實驗證明，貫葉金絲桃素能衍生出四氫貫葉金絲桃素，後者不僅可刺激健康老鼠的海馬迴神經元新生，且對用人工改變基因而罹患阿茲海默症的老鼠也有療效。經過貫葉金絲桃素治療之後，這些阿茲海默症老鼠的空間（情節）長期記憶會得到改善[6]。此外，貫葉金絲桃素能夠調節乙醯膽鹼和麩胺酸兩種神經傳導物質的活性。因此，可降低阿茲海默毒素量，並且更加容易消除已經存在於腦內的阿茲海默毒素[7]。

越來越多的研究證實金絲桃的有效成分能活化傳導機制，疏通阿茲海默症老鼠腦部多餘的β類澱粉蛋白穿過血腦屏障（見第五章圖六）[8]。這有助於消除阿茲海默毒素，協助患病老鼠恢復正常的記憶功能。基於這些成效，我建議患者服用含有全天然有效成分的金絲桃萃取物。

你可能傾向於觀望，因為這些療效「只」來自於動物實驗的結果。不過金絲桃的抗憂鬱療效已在人體獲得明確證實，這意味著它的有效成分同樣能到達人類腦部，刺激腦部神經新生。血清素是強而有力的神經新生活化劑[9]。目前已經證實，金絲桃能夠提高血清素濃度，而血清素則可強化清除多餘β類澱粉蛋白的工作。金絲桃的這項作用不僅有利於阿茲海默症治療，而且它在抗憂鬱藥物（SSRI）裡的效果也已獲得人體實驗證明[10]。

選擇性血清素再回收抑制劑（SSRI 抗憂鬱藥物）

已經釋放出來的活性血清素會充當神經傳導物質。之後，則會重新回到腦部，然後被分解掉。選擇性血清素再回收抑制劑會抑制血清素的分解。藉此，即可提高血清素之有效濃度，迅速提振患者動力。選擇性血清素再回收抑制劑當中的金絲桃成分有助於提高患者動力；在治療阿茲海默症方面，金絲桃能夠提高腦部血清素濃度，再藉由血清素來活化海馬迴神經新生。效果可持續數週[11]。

SSRI 抗憂鬱藥物可藉由提高血清素來阻止阿茲海默毒素形成。科學家目前認為可利用 **SSRI** 抗憂鬱藥物來延緩阿茲海默症[12]。很多醫師累積了許多金絲桃治療憂鬱症的寶貴經驗；他們在治療重度憂鬱症時，寧願採用金絲桃當中幾種單一的天然有效成分組合。這種做法已透過統合分析得到驗證[13]。與服用合成的 **SSRI** 藥物相比，天然複合單方的做法不僅可以避免金絲桃的不良副作用，亦可減少病患中斷治療的比率。在治療憂鬱症與阿茲海默症方面，選擇性血清素再回收抑制劑和金絲桃的療效相當。不過，金絲桃的不良副作用非常少（依其獨特的有效成分組合可能會更加提高療效）。因此，系統生物學導向的阿茲海默症療法應優先選擇金絲桃成分。

有鑑於金絲桃多元化的阿茲海默症療效，建議盡可能使用最高耐受劑量。但請注意！雖有數款金絲桃劑型可供購買，但請讀者們切勿自己充當醫生。就聽從一下我的警告。金絲桃終究與有效成分有關（否則我就不會推薦了）！雖然副作用很少（見下文），但原則上它會加強肝臟的解毒功能，因此可能會與其他藥物發生交互作用。之後或許會被分解而效力減弱。但是，仍需遵守主治醫師指示使用。

副作用很少

「很少」表示：在每天使用零點九克金絲桃療法的患者裡，每千名中少於一人、每萬名中超過一人，可能出現皮膚過敏、腸胃不適、疲憊或焦躁等藥物副作用。極少數人，尤其是膚色白皙者可能在烈日輻射下透過感光作用而提高皮膚敏感度，因而出現皮膚刺痛、灼熱，或是對疼痛和冰冷敏感度提高，隨之而來的是皮膚灼傷變紅。可透過衣物或高系數防曬乳加以控制。尿液會變成深黃色，這是金絲桃含有天然的核黃素成分（維生素 B2），完全無害。

硫辛酸的抗阿茲海默症有效範圍

我建議運用硫辛酸做為對抗阿茲海默症的有效成分組合之一。原因在於其解毒特性（見第二十一章）；還有就是，硫辛酸跟金絲桃一樣，能夠中斷阿茲海默症當中許多重大的惡性循環。

抗毒素功效：除了第二十一章提過的內容之外，硫辛酸與其自然代謝產物二氫硫辛酸能夠抑制阿茲海默毒素繼續生成，並藉由生成金屬離子來消除已生成之毒素；二氫硫辛酸亦可直接保護神經細胞免受毒素危害。除此之外，硫辛酸亦可阻止血腦屏障的轉運體 RAGE（晚期糖基化終末產物受體，見第五章圖六），降低重返腦部的 β 類澱粉蛋白數量[14]。

抗糖尿病功效：硫辛酸會提高胰島素敏感度，亦可能降低阿茲海默症患者海迴部位常見的胰島素抗性。之前提過，硫辛酸有助於提高粒線體內的能量代謝。對於阿茲海默症患者腦中缺乏能量的受損神經細胞而言，能量的補充極為重要。藉由化學方法，可合成 R 式跟 S 式兩種硫辛酸鏡像異構物。天然的硫辛酸成分裡只有天然的R式硫辛酸具有抗糖尿病功效。因此在阿茲海默症療程當中，我傾向於運用合成過程稍顯複雜的R式硫辛酸[15]。

> 硫辛酸會降低血糖，因此會增強抗糖尿病藥的藥效。因此，硫辛酸療程必須經由醫師監控。特別是在硫辛酸療程初期，必須由醫師密切控管血糖數值的變化。患者必須遵循醫囑，減少抗糖尿病藥的劑量。沒有糖尿病的阿茲海默患者極少在硫辛酸療程當中出現暈眩、冒汗、頭痛、視力模糊等低血糖狀況（一萬人少於一例）。此外，長期服用硫辛酸可能會改變B群的吸收或代謝。醫師必須經常檢驗患者體內的維生素B群含量。

消炎效果：硫辛酸與二氫硫辛酸善於捕捉多餘的活性氧化物自由基。它們可以消除自由基這些「好戰之徒」，保護粒線體與人體所有細胞。另外，當維生素C、維生素E、輔酶Q10、麩胱甘肽等體內的抗氧化物逐漸消耗減少之後，硫辛酸與二氫硫辛酸會提高這類抗氧化物在身體細胞內的含量[16]。

增強乙醯膽鹼功效：血清素與乙醯膽鹼都是腦部的神經傳導物質。腦部乙醯膽鹼濃度的降低，似乎也會與罹患阿茲海默失智症有關。因此，製藥工業試圖研發藥物以阻止（抑制）其分解，並求提高其濃度。乙醯膽鹼酯酶抑制劑（AChEI）的效果與劇毒殺蟲劑 E605（對硫磷）十分相近。前者已是上市的治療藥物。

殺蟲劑 E605

殺蟲劑 E605 能夠持久抑制乙醯膽鹼酯酶。使用如 Donepezil、Rivastigmine、Galantamine 等乙醯膽鹼酯酶抑制劑，可以治療阿茲海默症狀（並非治療病因）。殺蟲劑 E605 被允許用來治療阿茲海默症型輕度到中重度的失智；只是，它對於輕微記憶認知障礙的療效極小。副作用包括：噁心、嘔吐、腹瀉、厭食症、頭痛、暈厥（循環衰竭）。因此病患停藥率高。二〇一三年的一項系統研究結果指出：有鑑於殺蟲劑 E605 的副作用，並不推薦這項藥物[17]。

乙醯膽鹼在人體內掌管許多功能。因此，一旦提高乙醯膽鹼酯酶抑制劑的用量，通常會帶來大量副作用（即使它是可逆的）。導致患者的停藥率偏高。動物實驗證實，硫辛酸或二氫硫辛酸也能提高海馬迴裡的傳導物質乙醯膽鹼濃度，並藉以改善記憶功能。雖然這其中的機制尚待釐清[18]。但是，硫辛酸或二氫硫辛酸的療效更優於乙醯膽鹼酯酶抑制劑。而且，硫辛酸療程的副作用少。不論如何，臨床實驗實驗組於六個月療程內每日劑量最高為一點八克，對照組服用安慰劑；結果顯示硫辛酸療程並未形成副作[19]。

德國漢諾威研究團隊曾執行一項為期超過兩年的阿茲海默症療效研究，結果顯示：「與未接受療程的患者以及接受合成乙醯膽鹼酯酶抑制劑治療的患者相比，硫辛酸療程組之心智退化比例低出許多。」[20]另一項為期一年的阿茲海默症治療研究證實：硫辛酸（每日劑量零點六公克）搭配動物性 Omega-3 脂肪酸（每日劑量約兩公克）會產生加乘效果。不過，該項療程必須運用系統生物學概念，因此我猜想它僅可減緩而非逆轉患者的心智退化狀況[21]。另一項硫辛酸療效研究（每日劑量零點六公克）發現：在罹患第二型糖尿病的阿茲海默症患者當中，硫辛酸療程直接改善了其中百分之四十三的受試者的心智功能[22]。

基於上述諸多原因，我特別建議至少在密集治療期採用R式硫辛酸做為基礎治療。基於同樣原因，我反對目前常見的乙醯膽鹼酯酶抑制劑醫囑。硫辛酸應該最晚在早餐前三十分鐘服用，以確保最佳吸收狀況。在硫辛酸金屬離子生成的時候，晚上或許亦可額外補充必需礦物質。此外，也建議在治療期間定期檢驗血液中的鎂、鈣與鋅濃度。

布雷德森教授也建議患者採用硫辛酸療法。賓．米勒每日最多服用零點一公克的硫辛酸做為預防；我認為這劑量偏低。許多臨床研究指出，硫辛酸治療劑量應介於每日零點六到一點八公克之間；如果患者體內重金屬殘留濃度非常高，則建議在療程初期加重劑量至每日二點四公克（見第二十一章）。研究數據顯示，儘管服用劑量如此高，卻未引發任何不良副作用。

銀杏

銀杏葉萃取物（EGb）被用來治療血管型失智症，因為它具有促進血液循環的特性。它的效用範圍廣，可打破一些阿茲海默症特殊的作用歷程[23]，例如：銀杏葉萃取物可減少阿茲海默毒素的形成、黏著與神經毒作用。另外，銀杏葉萃取物能夠抑制發炎過程，並增進粒線體效能強度。在年邁的實驗老鼠身上，銀杏葉萃取物能夠活化神經新生。近期的臨床研究雖然並未矯正受試者的匱乏，卻還是證實了銀杏葉萃取物的正向功效[24]。因此不僅是世界衛生組織，德國醫學協會也於二〇一六年起在〈失智症臨床診療指引〉（S3-Leitlinie Demenzen）當中建議使用銀杏葉萃取物EGb-761，特別是用來治療輕至中重度的失智者。隨著製作過程的不同，銀杏葉萃取物的功效亦有所差異。其療效與 EGb-761 的療效相近。

EGb-761 這類的萃取物很少會引起不良反應。EGb-761 與金絲桃一樣，具有活化肝臟的解毒效果。主治醫師應留意銀杏葉萃取物與其他藥物的相互作用，因為它在肝臟中被代謝的速度超快。

吡咯並喹啉醌

西元一九八九年起，吡咯並喹啉醌（PQQ）被收編納入龐大的維生素B群當中[25]。動物實驗發現，吡咯並喹啉醌不足會導致成長障礙、皮膚異常及生育力下降。它也是一種極有效的抗氧化劑，並可保護粒線體。植物類食材檢測發現，每一百公克當中大約含有二到三微克的PQQ。然而，目前還不知道需要多少補充量，人體才不至於匱乏。

PQQ的特性非常多樣化。半年的系統生物學療程證實了我的觀點無誤。PQQ抑制β類澱粉蛋白的黏著，並可防範阿茲海默毒素的毒性作用[26]。此外，PQQ可刺激粒線體新生，且極其有效。可藉由這項機制，改善神經組織之能量供給情況[27]。

除了布雷德森教授使用PQQ來治療阿茲海默症之外，迄今未有其他關於PQQ療效實驗的文獻發表。某項研究以七十一名四十歲至七十歲的日本人為樣本，發現：與服用安慰劑的對照組相比，每天補充二十毫克PQQ實驗組之心智功能改善顯著[28]。在半年密集療程初期，患者若服用適當劑量的PQQ，亦被證實具有療效。

下一段將提及，微劑量的鋰鹽在動物實驗中所出現之加乘療效。

微劑量的鋰鹽

躁鬱症患者罹患阿茲海默症的風險極高。與未罹患躁鬱症的同年齡者相比，躁鬱症患者罹患阿茲海默症的數目多出三倍。失智與惡化風險亦大幅增加。鋰鹽不僅有助於治療躁鬱症，亦可降低失智風險[29]。研究者一開始推測，鋰鹽可以緩和病情或減少發作次數，然而鋰鹽並證實具有直接的預防效果[30]。更確切地說，鋰鹽能夠直接中斷阿茲海默症病程當中的一項關鍵機制。這項機制就像惡性循環一般，會促進阿茲海默毒素甚至β類澱粉蛋白生成。同時也有助於生成神經毒性的 Tau 纖維蛋白（見第二章圖二），誘發受損腦部細胞死亡。鋰鹽同樣可以抑制這些作用。就我看來，療程是否能夠成功，鋰這個微量元素扮演著相當重要的角色[31]。基於其作用機制，阿茲海默症所需之治療劑量約躁鬱症治療劑量的千分之一即可。一項鋰鹽臨床研究發現：經過十五個月的鋰鹽治療，得以完全遏制阿茲海默症患者的心智退化[32]。對照組僅服用安慰劑，十五個月之後其心智功能顯著減退；例如其簡短智能測驗（MMSE）的成績變差，認知功能從平均分數十八分降至大約十四分。

最近有一項動物實驗指出，微量鋰鹽搭配PQQ可增強療效[33]。鋰鹽與PQQ複方藥劑可減少阿茲海默症病鼠腦部之阿茲海默毒素，並治癒其心智認知障礙。科學家推測這是因為：鋰鹽與PQQ皆可中斷阿茲海默症之惡性循環機制，並會出現加乘療效。

雖然這其中的療效機制仍待未來研究釐清，但我認為現在即可加以運用。每日二十毫克的PQQ搭配微量鋰鹽應不至於引起任何的不良副作用。鋰鹽目前還不是經過衛生部門核可的營養補充劑，但每日可從鋰礦泉水或療養水當中輕易獲取約零點三毫克之微量鋰鹽（見第十五章）。

礦物質、維生素與活力物質

可視病患飲食狀況而定，加以補充維生素E（生育酚和生育三烯酚的混合物）、維生素B1到B12，維生素C、D、K及活力物質等。盡可能以營養補充品形式進行高劑量的補充，直到患者能夠透過飲食改變而能自行攝取或生成這些維生素或微量元素為止。

上述原則亦適用於礦物質與微量元素的補充。例如在密集療程當中應提高DHA攝取量至每日最多兩公克。

療效概要

第五章圖五描繪出阿茲海默症病程發展時之惡性循環。因個體行為模式，導致腦部神經新生作用受到抑制，進而削弱個體的抗壓能力，導致長期在腦部生成過量的皮質醇。神經新生作用積年累月被持續阻斷，惡性循環於是繼續持續。長期過量的皮質醇分泌會導致腦內大量生成β類澱粉蛋白。同樣的不良生活型態也會抑制血腦屏障的淨化功能（見第五章圖六），使得逐漸增加的β類澱粉蛋白不僅無法派上用場，也無法離開腦部或被肝臟自然分解。β類澱粉蛋白被大量生成，分解卻受阻，如此勢必大幅提高海馬迴的β類澱粉蛋白濃度。結果就是β類澱粉蛋白沾黏形成阿茲海默毒素，進而危害神經細胞。環境毒素、鋁、重金屬、慢性發炎、感染、錯誤飲食以及其他許許多多的原因，都可能是在旁搧風點火加速形成阿茲海默毒素的「幫凶」。

請參考本書第八章至第二十一章介紹的治療方法，回歸自然健康的生活型態，改變阿茲海默症病程發展當中所有的因果環節。如此即可促進神經新生再次活躍，並再度增加個體的抗壓能力。上述兩種變化會讓患者樂意去探索新的經驗與挑戰；而這正是促進新生腦細胞彼此產生連結，並達成長期治療成功的不二法門。良性應激才是生命中的不老藥，藉之可將惡性循環扭轉成為「良性循環」（見圖十一）。

阿茲海默症治療計畫的療效關鍵在於：以系統生物學理念為基礎，同時透過許多方式來改變先前形成阿茲海默症的罹病機制。例如神經元胰島素抗性導致海馬迴的能量供應受阻，可透過下列幾項治療措施加以修正或克服：

- 選用椰子油、拒絕宵夜、減少攝取砂糖等，以利生成酮體。
- 服用硫辛酸、銀杏葉萃取物、PQQ、鋰鹽、攝取富含維生素的食物、多運

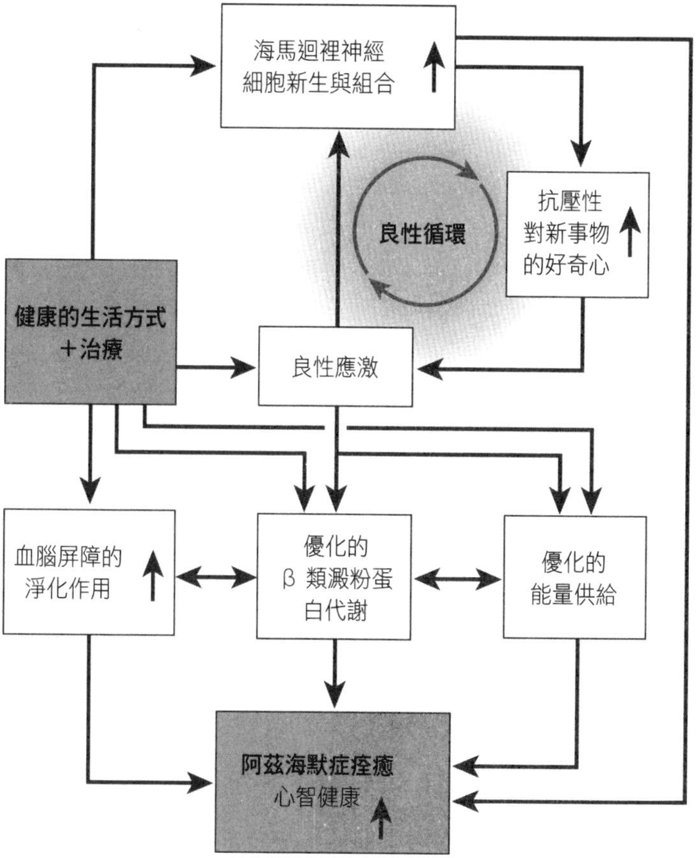

圖 11：個人生活型態改善與目標導向的治療方式是系統生物學阿茲海默症治療的基礎。

動等，以便積極活化粒線體並加以保護。

- 服用硫辛酸、多運動、減重、減少壓力（降低體內壓力荷爾蒙皮質醇濃度）、消除阿茲海默毒素等，以減少胰島素抗性。

除了力求遠離環境毒素外，可透過各種治療方法分解阿茲海默毒素，重新活化功能正常的血腦屏障，然後將阿茲海默毒素全然排出。依據患者狀況量身訂做的個人化治療計畫，不是只有一招半式，而是同時運用許多治療措施來克服阿茲海默症超級複雜因果鏈當中的每一個環節。唯有如此，方能一鼓作氣治癒疾病！

英雄所見略「不」同

基於我從演化史因果聯結觀點來看待阿茲海默症病程發展，導致我的某些治療建議與布雷德森教授的治療方案有所歧異。例如我建議：採用高劑量的硫辛酸療程、利用金絲桃成分促進神經新生、利用金絲桃療效成分達成額外的抗阿茲海默症效果、利用微量鋰鹽並搭配 PQQ。基於上述這些療程方案特點，我反對布雷德森教授要求阿茲海默患者服用睡茄（Withania somnifera）、猴頭菇（Hericium erinaceus）、假馬齒莧（Bacopa monnieri）萃取物等營養補充品的建議。因為這些萃取物的作用機制尚待釐清；而且患者或醫療團隊可能購入難以了解其成分組合的複方藥劑；更無法確定這些營養補充品的製造與控管過程。我也不建議患者服用胞二磷膽鹼（CDP-Choline）與乙醯左旋肉鹼（ALCAR）；因我認為，這兩種成分的副作用似乎大於其療效[34]。我反對使用泛醇（輔酶Q）；它無法穿越血腦屏障，應不具療效。不過，我仍然對科學新知抱持開放的態度。

在治療實務工作方面，醫療團隊運用系統生物學原則制定計畫，為阿茲海默症患者治療病因源頭。隨著醫師經驗的累積，一定能將上述治療建議繼續發揚光大。在阿茲海默症研究領域裡，一定也會出現長足的改善與進步。不過，未來或許**不會**出現阿茲海默症仙丹。阿茲海默症成因複雜，不可能允許我們在不改變生活型態的前提之下，只靠一顆小藥丸即可獲得痊癒。未來的阿茲海默症新知與療法，皆可融入這套系統生物學療法之中。不清除源頭病因，就無法治癒阿茲海默症！

容我再次向衛生政策、健保局、醫學協會以及執業醫師們大聲呼籲：不要傻傻地等待可能永遠缺席的奇蹟藥丸。還不如仰賴早期診斷。越早診斷出阿茲海默症，就越能化治療為預防。經濟學榮譽教授赫曼・謝爾博士（Dr. Hermann Scherl）對此深表認同：「阿茲海默症療程既複雜又嚴格，而且需要長期抗戰與堅持。對已經失智的患者來說，無疑很難達成。但是，在生活型態上做改變預防……相較之下，簡單多了。」[35]

第23章
我曾經罹患阿茲海默症……

真理三部曲：首先受到嘲笑，然後遭到激烈反對，最後被理所當然地接受。

——叔本華

科學教條

從一九九四年起，九月二十一日被訂為「世界阿茲海默症日」。全球舉行活動公開阿茲海默症的可悲狀況，並呼籲民眾關注。製藥大廠及大學專家特別受到媒體青睞。於二〇一五年世界阿茲海默症日，有人提出阿茲海默症無法避免且仍無法治癒的說法，再度加深世人印象。不過，就在同一天，本書德文初版提出了相反的論述，我們主張：「阿茲海默症可以避免，而且只要及時發現，甚至可以治癒！」

如今，也是下初步結論的時候了。大家必須思考：如果這本書介紹的知識是對的，為什麼阿茲海默症（至少在德國）尚未成為過去式？其他專家的意見如何？他們如何回應本書所提及之反駁論點呢？原本一般醫師、家庭醫師、內科醫師或訓練有素的治療師皆可提供治療建議，但為什麼患者與其家屬找不到能夠提供系統生物學療程的醫療團隊呢？

在我尋找上述答案之際，章前的叔本華箴言給了我指引。最近某位患者家屬告訴我，他們想採取我建議的系統生物學療程，卻遭醫師拒絕。那位醫師表示如果這種方法真能治癒阿茲海默症，那麼我肯定已經拿到諾貝爾獎了。但我並沒有獲獎，所以一定是錯了。他以此為理由拒絕替該位患者治療。這個小故事說明了，有些醫師很嘲諷我的理論；他們一點也不想改變，總是沿襲一貫的治療方法，總是開一大堆完全沒有用的藥。

縱使舊有的信念已被證實有害，想要拋棄它，又談何容易呢？在研究領域裡也是如此。雖然研究致力於建立新知、廢除過時信念，但是自從經濟與科學掛勾之後，金融權力結構就操縱著科學知識的進程。教條是鞏固權力最好的水泥。教條意味著穩定，因為基本教義就是不可辯駁的真理，且由居上位者來宣告真理，教條通常被視為宗教的特點。但目前連自然科學也經常屈從於教條。

例如來自西班牙的諾貝爾獎得主桑地牙哥・拉蒙卡哈（Santiago Ramón y Cajal）維持超過五十年不變的教條，他在一九二八年對每個神經細胞和大腦的命運提出如下定義：「一切都會死，沒有東西會再生[1]。」因此，一九六五年成人神經新生的發現受到了很多質疑，因為它否定了主流學說。幾十年過去，沒有人想要真的接受這個科學論證。雖然在一九七〇年代末期，一個研究團隊已經證實了一九六五年所發現的成年期神經新生作用，但是在一九八〇年代的大學醫科教育仍然信奉拉蒙卡哈教條。這正符合叔本華所指之真理第二部曲：「會遭到激烈反對。」神經科學家麥可・凱普蘭（Michael S. Kaplan）尤其倍受抨擊；他想發表關於成年期神經新生的論文，卻是困難重重。凱普蘭寫道：「不論政治或科學革命，一定都會出現十字軍東征與屠殺……革命中，人們必須選邊站。在六〇至七〇年代期間，支持成年期腦部神經新生觀點的人，不是直接被漠視，就是被要求三緘其口。」[2]（關於阿茲海默症成因理論，我也遭遇過類似的經驗。）他被迫結束研究生涯。直到公元二〇〇〇年，凱普蘭才見證到科學界拋棄了拉蒙卡哈所提出之主流教條。對此，凱普蘭再次寫道：「舊教條已死，典範轉移。」成年期神經新生的理論觀點終於為世人所接受，並視為完全理所當然；一如叔本華真理必經之第三部曲。凱普蘭成功奠定的基礎，使我們得以從系統生物學觀點解釋阿茲海默症成因。

阿茲海默症並非「天定」

雖然許多醫師都被藥物學專家洗腦，認為阿茲海默是不治之症。但是，我還是希望再次彙整我所主張的治療方式及預防方法，協助病患做好準備，直到找到配合的醫師為止。

演化的概念很「簡單」，僅為了繁衍後代；並透過遺傳特徵變異來提高後代存活可能，讓後代能夠繼續生生不息。以雌猩猩為例，牠們進入更年期之後，最多僅能存活幾年。至於人類不尋常的長壽現象，又該如何解釋呢？目前為止最有說服力的假說就是所謂的「阿嬤假說」；人類長壽之目的在於傳承經驗知識，而且年齡增長本身就是自然選擇上的演化優勢。目前，科學界已經採納這項假說，並已經成為德國學校教材內容。人類基本的演化原則在於：「延壽，而非衰老」。這項演化原則與一般社會大眾「人老了，就無法避免罹患失智症的命運」的看法大相逕庭。另外「現代人因為活得夠老，老到會罹患阿茲海默症」的看法也被推翻了。從前，高兒童死亡率導致整體平均餘命低。在狩獵與採集文化時期，個體若可存活超過童年期，長壽的機率即可提高。

就長壽在人類的演化意義而言，我們的遺傳已經設定好，讓我們一生能夠蒐集並運用新的經驗，而且將見識與知識傳承給下一代。這表示：長壽者得以維持心智健康。每天在海馬迴裡有數千個神經細胞新生，直到高齡也幾乎不會減少。這一切皆有憑有據；而且是事實，不容質疑。

合宜生活型態的重要性

生活型態一輩子都會影響海馬迴裡的神經細胞新生與成熟過程。在一九七〇年代，凱普蘭就已經發現：社交或運動特別會促進神經細胞增加。現在我們知道：運動會透過很多神經傳導物質傳送信號給海馬迴，促其生成更多神經細胞；因為與比不活動的人相比，活躍者必須記住更多的新經驗。社交活動也一樣。睡眠也十分重要，因為記憶中樞只有在睡眠時才得以成長。此外，必須攝取有益大腦的食物。所有的活力物質（微量元素、維生素）皆有助神經新生作用；反之，許多有毒物質（包括許多藥物在內）則會對神經細胞新生造成直接或間接影響。身體若有任何匱乏不足，則可能阻礙神經新生作用，增加阿茲海默症罹病風險。生活形態若能刺激海馬迴成長，罹病危機就會下降。這點吻合臨床經驗：初期阿茲海默症患者會逐漸喪失情節記憶能力，之後則出現心理功能與社交功能障礙。海馬迴是生活經驗的記憶中樞，所以它是阿茲海默症病程的主要地點。海馬迴裡的神經新生作用受阻，就是解釋阿茲海默症病程發展的邏輯關鍵。上述內容已無爭議。

文化發展和遺傳演化

人類累積經驗與傳承知識的能力，來自於另一項演化歷程，亦即文化。但由於科技革新的協助，現代文化發展極為快速；相對而言，我們的遺傳演化就顯得跟不上腳步。現代人與石器時代人類的生活型態差距越來越大。而且在長達逾數十萬年的時間裡，人類的身體功能與大腦也有變化。再加上現代生活造成我們缺乏運動、睡眠與社會互動，進而導致許多文明病產生，讓許多人深受其苦，最後因之死亡。基於神經生物學、演化論與人類歷史觀點，我認為：阿茲海默症其實只是一種可以避免的文明病。

最小因子法則

從養盆栽的經驗可以得知：大自然中的生長歷程遵行著「最小因子法則」。亦即，生長取決於那些處於最少量狀態的營養元素；最缺乏的資源會變成限制生長因素。植物缺水時，必須澆水，否則它會停止生長並枯死，施肥或使用農藥都無濟於事。人體若有所匱乏，就會直接或間接抑制海馬迴生長。這些匱乏不足就是阿茲海默症的風險因子。然而，年齡並不是阿茲海默症的風險因子，因為海馬迴腦細胞的新生能力並不會隨年齡增加而減退。

運用最小因子法則來解釋阿茲海默症成因，即可一併納入所有的罹病風險因子，並了解各因子間具有意義的生物學關聯性。藉之即可指出，患者真正的罹病風險因子（究竟來自哪些生活型態的匱乏），與導致病情加重的條件（例如遺傳）。我想強調的是，截至此時為止，我在二〇一六年六月所發表的理論，與目前的科學研究結果並無出入[3]。

以最小因子法則可以解釋許多患者形形色色的人生路。他們或許是競技運動員、哲學家、家庭主婦或經營管理者。第一眼看過去，發現這些人的共通點就是年紀較大。難怪，年齡一直都被視為阿茲海默症的風險因子；不過，這已被證實並不正確。撇開患者個人的生活型態匱乏或風險因子不談，阿茲海默症需要好幾十年的時間才會發作，因此較常見於老年群體。

此外，最小因子法則亦可解釋為何單一的治療措施無法奏效。患者可能不只單一一個罹病風險因子，而是全面匱乏，例如：既缺乏運動、又睡眠不足、不僅缺少微量營養素、社交關係亦寥寥可數。有趣的是，有些單一面向生活型態改變的研究企圖駁斥我的理論。殊不知，其研究結果反而能證實我的理論。因為基於最小因子法則，單一治療措施經常會徒勞無功。或許這也可以解釋，為何系統生物學方法常被誤認為不具預防或治療效果。

二〇一五年八月三十一日的德國《醫師報》（*Ärzte Zeitung*）以失智症為主題，刊登《運動及Omega-3脂肪對腦部幾乎沒有幫助》一文[4]。作者引用兩項研究來論述，但其中僅一項研究提及預防效果。這就像汽車無法發動時，技師只建議我們加滿汽油一樣；並未考量整體可能因素、做法片面。你會信賴這樣的修車技師嗎？當然不會。這就是目前對於系統生物學療法的抗議水準。大約一年之後，《醫師報》似乎不再抵制系統生物學療法；並於二〇一六年八月十五日報導魚油對於失智症的小幅預防效果[5]。

在系統生物學治療方案當中，每項單一治療方法雖都有人贊成，但反對聲浪更大。但是，它們本來就不是「個體戶」，而是必須統整運用，以排除患者所有（！）個人的致病匱乏。關於系統生物學療法的錯誤詮釋滿天飛，導致有些醫師認為與其不清不楚，還不如不要給病患任何相關的建議。容我再次強調：唯有全面消除每位患者個人的罹病風險因子（匱乏），才能再度活化神經新生作用，並促進自癒力（或預防）。

自癒力好幫手

目前大家普遍都相信：只有藥物能夠治癒疾病（順帶一提，不只門外漢如此相信）。這個想法起源於剛發現抗生素的時代。仔細探究可知，藥物成分雖可減少病原數目，但痊癒過程則須仰賴體內器官正常運作，引領人體痊癒。原則上，我們天生，亦即在遺傳程序中就具備著潛在的疾病痊癒能力。腿骨斷裂後生長閉合，不是因為醫生加裝了夾板，而是因為與生俱來的自癒能力。法國哲學家伏爾泰早就斷言：「疾病自癒時，醫學的奧祕就在於轉移患者注意力。」抗生素的能耐，無疑更勝一籌。進行阿茲海默症療程時，醫療團隊的工作也不僅止於轉移注意力；他們必須找出患者生活型態中會形成疾病的匱乏，並加以排除。唯有如此，人體才得以發揮自己潛在有效的自癒力。

如本書第一章所言，加州大學洛杉磯分校神經內科的布雷德森教授於二〇一四年發表了一項科學研究；這是系統生物學方法首次藉由有限的臨床研究分析得到證實。治療之後，八名阿茲海默症早期患者不僅不再心智退化，甚至還出現逆轉[6]。該項治療目的在於排除患者阻礙海馬迴生長的匱乏現象（儘管布雷德森教授並未預期這樣的結果）。這項研究在醫學界造成轟動！因為它不僅止於理論，而是實際證明：一定嚴重程度之內的阿茲海默症，仍有治癒機會。

如何推動典範轉移？

1. 透過資訊

本書引用的論點完全是不具爭議的事實，而且完全合乎邏輯。只不過，我們的立場和主流教條恰恰相反。主流派認為生活型態與阿茲海默症無關。不過，從前主流看法也曾經認為其他文明病與生活型態並不相干；抽菸或汽車廢氣也長久被認為不會導致某些特定疾病。對於既得利益者（權力、聲望及高媒體曝光率）而言，他們一定要捍衛主流派教條。這種人性反應，我們也能理解。不過對於所有阿茲海默症患者而言，卻需克服另一個障礙。因為主流派專家在媒體上公然質疑改變生活型態的治療意義，更加深整個社會與民眾（也包括許多醫師在內）的集體想法；眾人普遍認為（除了未來的藥物以外）沒有任何方法可以阻止阿茲海默症或是防止心智退化。但是，生活型態引起的疾病，如何透過藥物根治呢？我這麼問自己。

幸運的是，有越來越多的醫師與研究人員積極投入，去質疑主流教條。我則嘗試透過寫作與演講，找到志同道合的夥伴並加以培訓。若僅關注阿茲海默症的研究，則容易因為僵化的教條而走入死胡同。二〇一五年春天《新蘇黎世報》的文章〈阿茲海默症：研究者誤入歧途？〉中提及所謂的「類澱粉蛋白黑手黨」[7]。指的就是一群操控整個研究領域的主流學者專家們。他們竭盡所能「阻止其他可能的看法」。該文中引述「類澱粉蛋白假說之父」神經學家約翰・哈迪（John Hardy）所言：

「我們現在才發覺，根本完全不了解類澱粉蛋白與其作用。完全一無所知。」哈迪繼續質疑說：「即使能夠抑制類澱粉蛋白，失智症也不會就此消失。不過，這已是我們能交出的最佳成績了。」無論如何，至少研究界已經開始出現了質疑的聲音。

2. 透過其他獨立研究

目前非常重要的一件事就是：透過臨床研究來證實布雷德森教授的研究成果與我的理論基礎，令人無法繼續懷疑我們的觀點。

二〇一六年六月，布雷德森教授與其同事在美國發表了一項治療研究的結果。他們重複第一次的研究設計，並得到相同的治療成果。而且，他們證實了我的論點：即使是 ApoE4 遺傳基因也不會引起阿茲海默症。更確切地說，如果生活型態不健康，ApoE4 只會稍微加速阿茲海默症的病程發展。另外，布雷德森教授在臨床發現[8]，擁有 ApoE4 遺傳基因的人在調整過有害的生活形態之後，目前為止都反應良好。ApoE4 是從 ApoE 變異而來；在演化史當中，它大約出現於人類開始變得比猩猩還要長壽的那段時期裡。早期人類茹素為主；或許這可以解釋為何 ApoE4

能在素食者體內缺鐵的狀況下，將少量的鐵運送至腦部執行重要功能。現代人嗜肉，ApoE4的優點反而變成了缺點，導致鐵量過多及腦部發炎。不健康的飲食可能造成腦部慢性發炎，同時也會抑制神經新生作用。這表示：ApoE4加速罹病過程。阿茲海默症患者如果攜帶著ApoE4遺傳基因，可透過少肉多菜的飲食方式預防或延緩阿茲海默症。

布雷德森教授的研究證實了我的另一項預測：治療效果一定會伴隨著海馬迴的體積增加。布雷德森教授的一位患者在接受十個月的療程之後，海馬迴的體積破紀錄增加了原體積的百分之十二。我告訴布雷德森教授，這個特例很可能是一般現象，必須更系統化地進行臨床研究。阿茲海默症一開始就伴隨著神經新生障礙與海馬迴萎縮。相反的，如果神經新生作用再度被活化，海馬迴體積增加，即可重新建立神經元連結，治療就會出現效果。可在治療前後透過核磁共振（MRT）測量海馬迴體積；這類測量很簡單。

我致力於推動相關研究，而且很希望能夠建立一個國際研究網絡，以貢獻我書中的知識。布雷德森教授的團隊也規畫在二〇一七年在美國與紐西蘭進行臨床研究。我們也會在德國進行臨床研究。這些研究必須擁有獨立經費，不接受製藥工業贊助。

還有，目前我們尚無法在媒體廣泛宣傳系統性生物學療法。對此，我有很多經驗。只提一則小軼事：二〇一五年聖誕節前，本書德文初版剛上市。有位女性雜誌編輯與我聯繫，且明確告訴我，在說明腦部健康飲食時，切勿談論精製糖的危害，因為他們計畫在同一期的雜誌上刊登聖誕餅乾食譜。當然，我不想破壞讀者的胃口，也不想破壞任何人的生意。因此拒絕了訪談。

不過還是有令人振奮的時刻。二〇一六年世界阿茲海默症日時，SWR2-Wissen廣播節目的記者瑪格麗特．布拉蘇斯（Margrit Braszus），非常詳實地介紹了權威專家們對於阿茲海默症治療的看法[9]。少數報紙也逐漸開始留意這些議題，以便開啟討論與批判[10]。

3. 打破自身的「文化惡性循環」

如同所見，阿茲海默症是系統內部問題，無法透過系統本身解決。因此必須

「腦筋轉彎」對系統提出質疑。因此，阿茲海默症早已不再純粹是科學問題，而是社會文化問題。毋須期待來自政治與經濟的協助，因這之間會出現嚴重的利害衝突。經濟首重經濟成長，企圖透過政治來獲取高齡社會的醫療利潤（見第六章梅克爾的談話）。有幾位權威專家利用媒體影響力為自己過時的論點辯護。一般認為，新知識（尤其是科學領域的新知識）很慢才能帶動新的思考。物理學家馬克斯・普朗克（Max Planck, 1858-1947）在他的回憶錄裡寫道：「新的科學真理不需要去說服或去教育它的反對者，而是等到反對者相繼死去，讓新一代一開始就熟悉這項真理。」[11]這段話的意思與叔本華的真理三部曲不謀而合。

我在大學的主題講座獲得學生的極大共鳴。這讓我充滿了希望。在年輕學生眼中，我所提出的阿茲海默症形成因果鏈以及健康生活型態預防與治療法，都是再自然也不過的觀點。漸漸的，也有一些權威專家改變了他們的看法。例如在二〇一六年世界阿茲海默症日，埃森大學老年精神醫學中心主任李察・杜德爾教授（Prof. Richard Dodel）在盛大的德國神經科學學會年會上公開表示：「我們期待能夠阻止阿茲海默症及其他失智症，甚至是預防。」並且補充說：「可靠的數據顯示，更健康、更有活力的生活型態能保護我們遠離阿茲海默症。」[12]如此看來，系統生物學療法已經進入叔本華所謂的真理第三部曲。現在只需要讓社會大眾了解這套療法。民眾被誤導了數十年，亟需迅速改變他們的想法。

現今資訊傳播迅速，很容易取得資訊，並提出自己的想法。這些情況有助於改變社會大眾的既定想法。從經驗得知，我所提出的阿茲海默症治療計畫的成效完全取決於病患下定決心去改變自己的生活方式。而且如果主治醫師、家屬、照顧者或是周遭環境反對這種療程，甚至插手干預，那麼這套系統生物學療法終究必須宣告失敗。多數社會大眾仍然選擇相信主流教條，系統生物學療法可能還是讓人不安。每個人幾乎都有一些完全不相信這套療法的親友；他們認為花費心力調整生活型態根本就是浪費時間。因此在系統生物學療法成功普及之前，我們必須打破一般人「思想上的文化惡性循環」。

被診斷出罹患了阿茲海默症，為什麼讓人深感絕望與痛苦壓力呢？為什麼只有少數人願意捉住我在這本書中傳遞給他們的救命希望呢？為什麼家人不一起振作起來，至少爭取住一個機會呢？

某報紙上的讀者投書給了我答案。撰文者是一位阿茲海默症患者的照護者。她認為，匱乏症的說法冤枉了所有的阿茲海默症患者。他們已經痛苦難堪了，我還斷言他們就是讓自己罹病的罪魁禍首。

摘錄我的公開回應如下[13]：

「二〇一五年十月十七日的一封讀者投書，指出我對阿茲海默症的成因解釋完全錯誤，並質疑過去十年中支持我論點的全數研究。雖然這位讀者並未提出任何反證，卻還指責我。他認為，阿茲海默症是匱乏症的說詞對大家都沒有好處。怎麼可以把過失歸咎在患者身上呢？

這好比事後責難罹患壞血病而死亡的水手，都是咎由自取；誰叫他們蔬果攝取量不足。這種指責有些卑劣。後來才發現病因源頭在於營養失調，但是當時根本沒有人知道缺乏維生素C會引起致命疾病。

醫師應當保留自己的專業知識，避免招來危險被冠上『怪罪他人』的汙名嗎？……

衛教宣導是保護人類免於阿茲海默症的關鍵！容我在此強調，系統生物學觀點有利於阿茲海默症患者，尤其是初期患者應可透過排除致病匱乏情況而獲得痊癒。」

這位讀者的指責讓我思索，是否大多數人都不願對自己負責呢？因為自我負責需要很多的投入。一切照舊並選擇舒適的方法，是人類的天性，目的在於減少能量消耗。從生物演化觀點來看，不想投入去改變行為的確有其道理。

此外，也有來自照顧者的諸多批評。阿茲海默症是匱乏症的理論揭露了照顧上的缺失。彌補這些不足很困難，必須付出更多金錢與心力。因此，潛在的阿茲海默症患者家屬如果要求預防或治療措施，醫療照護體系應當如何因應呢？本書引發出實際的問題。

如何找到適合的醫師？

每天都有家屬（及海茲海默症初期患者）告訴我，他們的家庭醫師或神經內科醫師拒絕採用系統生物學療法。這種拒絕的態度當然與利益輸送及醫學教條有關。在這種狀況下，我只能建議患者或家屬列印我的論文（免費的 PDF 檔連結[14]），連同這本書一起交給他們信任的醫師；看看能否藉由書中的觀點來說服自己的醫師，並請他閱讀一下書中的療法建議。這篇期刊論文曾說服過其他專家（至少他們並未提出反對理由阻止發表）；在美國也有約二十位患者採用類似的系統生物學治療計畫而獲得痊癒。為了自己病人的健康，醫療團隊至少應當初步了解這項治療理念。

醫療回歸系統化思考與行動

一如希波克拉底的呼籲，醫療應當回歸系統化思考與行動。我特意將此療法命名為「系統生物學」療法。第一個原因在於：基於生物學觀點來進行預防與治療時，必須選擇系統化方法，以期打破主宰阿茲海默症病程的最小因子法則以及複雜的惡性循環。第二個原因則在於：讓此療法形式隸屬於正統醫療範疇。或許這項療法也帶著「全人醫療」或「補充療法」的意涵，但我運用了「生物學」這個字。因為全人醫療及補充療法已經成為「另類療法」的同義詞。但從科學角度而言，不宜將系統生物學療法冠上另類療法的帽子。醫師應當以系統化方法確定病因，而不是只會治療症狀。遺憾的是，我們的醫療體系讓醫師們只會依照病徵開藥。因此，醫者本身必須改變想法「腦筋轉彎」，系統化去釐清可以在生活型態當中找到的文明病病因。唯有改變生活型態，才能真正治癒。我希望，阿茲海默症能引起眾人的「思想改革」。

健保方面亦需改變，例如將生活型態改變的衛教諮詢費用納入健保給付範圍。患者體內微量元素及維生素等含量檢查費用，亦應由健保吸收。雖然微量元素或維生素缺乏之症已被證實與許多疾病有關，但德國健保局目前並未提供這類檢查給付。再者，阿茲海默症患者或家屬必須自費進行系統生物學療程。根據估算，為期半年的系統生物學療程費用大約相當於阿茲海默症末期患者一個月的重症照護費用。我們的治療方法就是希望減少病患痛苦並避免高額醫療支出。

結語

藉由演化學與神經生物學思考觀點，我們找到了阿茲海默症的真正病因。這是阿茲海默症在預防與治療工作上的一大轉捩點。目前，這個疾病的診斷並不困難，且可早期診斷。阿茲海默症以全新的方式成為整個社會的挑戰。勝任這項挑戰的唯一方法就是：拋棄謬誤過時的教條，而且不再相信藥物無所不能（藥物無法排除真正的病因）。我們須以開放的心態接受新的科學發現，質疑自己的生活習慣是否仍然符合人類天性。然後運用這些新知規劃自己的生活，活得既合乎大腦的自然機制，也合乎人性尊嚴。

我認為阿茲海默症是大自然對人類的告誡，敦促我們對自己的生命負責。因為我們最終必須用身體來承受自己一生行為的後果。阿茲海默症呼召你我，不去找藉口，而是去找答案；不要刻意拖延，不要隱藏令人不舒服的真相。當下如果不花時間思考、不願做出改變，以後根本就不再有能力思考。期望許多阿茲海默患者能夠勇敢抓住機會，然後用「我曾經罹患阿茲海默症」這句話來講述自己的成功故事。

致謝

首先，我想向戴爾．布雷德森教授致謝；他對阿茲海默症的治療研究為我開啟了一扇廣闊大門。感謝經濟學榮譽教授赫曼．謝爾博士，因為他將布雷德森教授的研究論文拿給我看。早在我撰寫《阿茲海默症的謊言》（*Die Alzheimer-Lüge*）一書時，德國第一家記憶醫院的前主治醫師伯恩哈德．迪克萊特醫學博士（Dr. med. Bernhard Dickreiter）就提供了我許多寶貴的建議。弗萊堡大學製藥及藥物化學講座主持麥克．慕勒教授（Prof. Dr. Michael Müller）也曾惠賜我許多有益的評論。弗萊堡全人醫學中心（Freiburger Zentrum für Ganzheitliche Medizin）的卡納博士夫婦（Dres. med. Brigitte und Wolfgang Karner）曾採用生活型態改變療法，協助病患控制病情；他們的經驗給了我很多勇氣。感謝貝緹娜．西蒙尼斯（Bettina Simonis）及阿德海德．梅藤斯（Adelheid Mertins）對原稿的批評修正。感謝經驗老道的編輯安潔莉卡．利克（Angelika Liek）製作出完美的定稿。感謝亨麗耶特．林特倫（Henriette Rintelen）的製圖，以及我在Heyne出版社的責編海克・普勞爾特（Heike Plauert）；雖我經常拖稿，她仍鼎力相助，而且一再以同理心來諒解並校稿。真是感恩！最後，特別感謝我太太莎賓娜；她不辭辛勞從批判觀點協助我校訂，始終在我身邊給我勇氣。沒有她任勞任怨的協助，就沒有這本書的誕生。

麥可・內爾斯

二〇一五年七月

注釋

導論

1. 28.04.2010; www.nih.gov/news-events/news-releases/independent-panel-finds-insufficient-evidence-support-preventive-measures-alzheimers-disease
2. Handel, S.: »Volkskrankheit Demenz: Allianz gegen das Vergessen«, Süddeutsche Zeitung. 13.12.2015; http://www.sueddeutsche.de/muenchen/volkskrankheit-demenz-allianz-gegen-das-vergessen-1.2780522
3. James, B.D.: »Contribution of Alzheimer disease to mortality in the United States.«, Neurology. 2014; V. 82 S.1045-1050; www.ncbi.nlm.nih.gov/pubmed/24598707
4. Lüthi, T. »Alzheimer: Sind die Forscher auf dem Irrweg?« Neue Zürcher Zeitung. 21.2.2015; http://www.nzz.ch/nzzas/nzz-am-sonntag/gegen-alzheimer-gibt-es-noch-immer-kein-medikament--weil-die-forscher-auf-dem-irrweg-sind-1.18483526
5. 引述自 Gebhardt, U.: »In der Sackgasse«, Gehirn und Geist. V. 5, 2016, S. 72
6. 引述自 Gebhardt, U.: »In der Sackgasse«, Gehirn und Geist. V. 5, 2016, S. 71
7. Nehls, M.: »Unified theory of Alzheimer's disease (UTAD): implications for prevention and curative therapy.«, J Mol Psychiatry. 2016; www.ncbi.nlm.nih.gov/pubmed/27429752

第 1 章

1. Raichlen, D.A. & Alexander, G.E.: »Exercise, APOE genotype, and the evolution of the human lifespan« Trends Neurosci V. 37, 2014, S.247-255; www.ncbi.nlm.nih.gov/pubmed/24690272
2. Verghese, P.B. et al.: »Apolipoprotein E in Alzheimer's disease and other neurological disorders« Lancet Neurol V. 10, 2011, S. 241-252; www.ncbi.nlm.nih.gov/pubmed/21349439
3. Nehls, M.: »Unified theory of Alzheimer's disease (UTAD): implications for

prevention and curative therapy«, J Mol Psychiatry 2016; www.ncbi.nlm.nih.gov/pubmed/27429752

4. Bredesen, D.E. et al.: »Reversal of cognitive decline in Alzheimer's disease«, Aging V. 8, 2016, S. 1250-1258; www.ncbi.nlm.nih.gov/pubmed/27294343
5. Bredesen, D.E.: »Reversal of cognitive decline: a novel therapeutic program«, Aging V. 6, 2014, S. 707-717; www.ncbi.nlm.nih.gov/pubmed/25324467
6. Bredesen, D.E. et al.: »Reversal of cognitive decline in Alzheimer's disease«, Aging V. 8, 2016, S. 1250-1258; www.ncbi.nlm.nih.gov/pubmed/27294343
7. Nehls, M.: »Unified theory of Alzheimer's disease (UTAD): implications for prevention and curative therapy«, J Mol Psychiatry 2016; www.ncbi.nlm.nih.gov/pubmed/27429752
8. Ngandu, T. et al.: »A 2 year multidomain intervention of diet, exercise, cognitive training, and vascular risk monitoring versus control to prevent cognitive de-cline in at-risk elderly people (FINGER): a randomized controlled trial«, Lancet 2015; www.ncbi.nlm.nih.gov/pubmed/25771249

第 2 章

1. James, B. D. et al.: »Contribution of Alzheimer disease to mortality in the United States«, *Neurology* V. 82, 2014, S. 1045–1050; www.ncbi.nlm.nih.gov/pubmed/24598707
2. Lopera, F. et al.: »Clinical features of early-onset Alzheimer disease in a large kindred with an E280A presenilin-1 mutation«, *JAMA* V. 277, 1997, S. 739-799; www.ncbi.nlm.nih.gov/pubmed/9052708
3. Bickel H.: »Die Epidemiologie der Demenz«. Informationsblatt der Deutschen Alzheimer Gesellschaft 2012; www.deutschealzheimer.de/fileadmin/alz/pdf/factsheets/infoblatt1_haeufigkeit_demenzerkrankungen_dalzg.pdf
4. Savva, G. M. et al.: »Age, neuropathology, and dementia«, *N Engl J Med* V. 360, 2009, S. 2302–2309; www.ncbi.nlm.nih.gov/pubmed/19474427; Gunten, A. von et al.: »Brain aging in the oldest-old«, *Curr Gerontol Geriatr Res* 2010; www.ncbi.nlm.nih.gov/pubmed/20706534
5. Crimmins, E.M. & Beltrán-Sánchez H.: »Mortality and morbidity trends: is there

compression of morbidity?«, *J Gerontol B Psychol Sci Soc Sci* V. 66, 2014, S. 75-86; www.ncbi.nlm.nih.gov/pubmed/21135070
6. Boyd, W.: *A Textbook of Pathology: An Introduction to Medicine,* Lea and Febiger 1938
7. Grant, W.B.: »Trends in diet and Alzheimer's disease during the nutrition transition in Japan and developing countries«, *J Alzheimers Dis* 2014, V.38 S.611-620; www.ncbi.nlm.nih.gov/pubmed/24037034

第3章

1. »Warten auf den Aha-Effekt«, *Börse Online* V. 31, 2014, S. 20-21 f.
2. »Memory loss associated with Alzheimer's reversed for the first time: Small trial from UCLA and Buck Institute succeeds using systems approach in memory disorders«, *Newswise UCLA Health System* 30.9.2014; www.newswise.com/articles/memory-loss-associated-with-alzheimer-s-reversed-for-first-time
3. Norton, A.: »Alzheimer's Disease Health Center report: Success treating Alzheimer's memory loss«, *WebMD News from HealthyDay* 6.10.2014; http://consumer.healthday.com/senior-citizen-information-31/misc-aging-news-10/report-claims-success-treating-alzheimer-s-memory-loss-692387.html
4. Neubauer, K.: »Sport und gesunde Ernährung können Gedächtnisverlust bremsen«, *Spiegel Online* 12.3.2015; www.spiegel.de/gesundheit/diagnose/demenz-vorbeugen-sport-und-gesunde-ernaehrung-bremsen-schwund-a-1023117.html
5. Nehls, M.: »Unified theory of Alzheimer's disease (UTAD): implications for prevention and curative therapy«, *J Mol Psychiatry* 2016; www.ncbi.nlm.nih.gov/pubmed/27429752

第4章

1. Junker, T. »Was sagt die Biologie zum Sinn des Lebens« 2010 & »Der Darwin-Code und der Sinn des Lebens« 2011: Beide PDFs: www.thomas-junker-

evolution.de/Evolution-des-Menschen
2. Lahdenperä, M.: »Fitness benefits of prolonged post-reproductive lifespan in women«, *Nature* V. 428, 2004, S. 178–181; www.ncbi.nlm.nih.gov/pubmed/15014499
3. Brent, J.N.: »Ecological knowledge, leadership, and the evolution of menopause in Killer Whales«, *Current Biology* V. 25, 2015, S. 746–750; www.ncbi.nlm.nih.gov/pubmed/25754636
4. Merlot, J.: »Alte Orca-Weibchen: Wer Hunger hat, fragt Oma«, *Spiegel Online* 6.3.2015; www.spiegel.de/wissenschaft/natur/orcas-alte-schwertwal-weibchen-fuehren-familie-zum-futter-a-1021356.html
5. Gurven, M. & Kaplan, H.: »Longevity among hunter-gatherers: A cross-cultural examination«, *Population and Development Review* V. 33, 2007, S. 321-365

第5章

1. Spalding, K.L. et al.: »Dynamics of hippocampal neurogenesis in adult humans«, *Cell* V. 153, 2013, S. 1219-1227; www.ncbi.nlm.nih.gov/pubmed/23746839
2. Wang, H. et al.: »Consequences if inhibiting amyloid precursor protein processing enzymes on synaptic function and plasticity«, *Neural Plasticity* 2012; www.ncbi.nlm.nih.gov/pubmed/22792491
3. Dong, X. et al.: »Molecular mechanism of excitotoxicity and their relevance to pathogenesis of neurodegenerative disease«, *Acta Pharmacologica Sinica* V. 30, 2009, S. 379-387; www.ncbi.nlm.nih.gov/pubmed/19343058
4. Du, X & Pang, T.Y.: »Is dysregulation of the HPA-axis a core pathophysiology mediating co-morbid depression in neurodegenerative diseases?«, *Front Psychiatry* 2015; www.ncbi.nlm.nih.gov/pubmed/25806005
5. Dranovsky, A. & Leonardo, E.D.: »Is there a role for young hippocampal neurons in adaptation to stress?«, *Behav Brain Res* V. 227, 2012, S. 371-375; www.ncbi.nlm.nih.gov/pubmed/21621559
6. Eckerström, C. et al.: »High white matter lesion load is associated with hippocampal atrophy in mild cognitive impairment«, *Dement Geriatr Cogn Disord* V. 31, 2011, S. 132-138; www.ncbi.nlm.nih.gov/pubmed/21293123;

Braak, H. & Braak, E.: »Evolution of the neuropathology of Alzheimer's disease«, *Acta Neurol Scand Suppl* V. 165, 1996, S. 3-12; www.ncbi.nlm.nih.gov/pubmed/8740983
7. Tu, S. et al.: »Oligomeric A β -induced synaptic dysfunction in Alzheimer's disease«, *Mol Neurodegener* 2014; www.ncbi.nlm.nih.gov/pubmed/25394486
8. Walker, L. C. et al.: »Mechanisms of protein seeding in neurodegenerative diseases«, *JAMA Neurology* V. 70, 2013, S. 304-310; www.ncbi.nlm.nih.gov/pubmed/23599928
9. Csernansky, J. G. et al.: »Plasma cortisol and progression of dementia in subjects with Alzheimer-type dementia«, *Am J Psychiatry* V. 163, 2006, S. 2164-2169; www.ncbi.nlm.nih.gov/pubmed/17151169
10. Raz, N. et al.: »Regional brain changes in aging healthy adults: general trends, individual differences and modifiers«, *Cereb Cortex* V. 15, 2005, S. 1676-1689; www.ncbi.nlm.nih.gov/pubmed/15703252
11. Jack CR, Jr.: »Steps to standardization and validation of hippocampal volumetry as a biomarker in clinical trials and diagnostic criterion for Alzheimer's disease«, *Alzheimers Dement* 2011, V. 6, S. 474-485; www.ncbi.nlm.nih.gov/pubmed/21784356
12. Bredesen, D.E. et al.: »Reversal of cognitive decline in Alzheimer's disease.«, *Aging* V. 8, 2016, S. 1250-1258; www.ncbi.nlm.nih.gov/pubmed/27294343
13. Sagare, A.P. et al.: »Impaired lipoprotein receptor-mediated peripheral binding of plasma amyloid- β is an early biomarker for mild cognitive impairment preceding Alzheimer's disease«, *J Alzheimers Dis* V. 24, 2011, S. 25–34; www.ncbi.nlm.nih.gov/pubmed/21157031
14. Erickson, M.A. & Banks, W.A.: »Blood-brain barrier dysfunction as a cause and consequence of Alzheimer's disease«, *J Cereb Blood Flow Metab* V. 33, 2013, S. 1500-1503; www.ncbi.nlm.nih.gov/pubmed/23921899
15. Lin, T. W. et al.: »Running exercise delays neurodegeneration in amygdala and hippocampus of Alzheimer's disease (APP/PS1) transgenic mice«, *Neurobiol Learn Mem* V. 118, 2015, S. 189-197; www.ncbi.nlm.nih.gov/pubmed/25543023
16. Herring, A. et al.: »Environmental enrichment counteracts Alzheimer's neurovascular dysfunction in TgCRND8 mice«, *Brain Pathol* V. 18, 2008, S. 32-

39; www.ncbi.nlm.nih.gov/pubmed/17924982

第 6 章

1. www.cosmopolis.ch/politik/d0185/volltext_von_merkels_parteitagsrede_d0000000185.htm, 9.11.2014
2. Snyder, J. S.: »Adult hippocampal neurogenesis buffers stress responses and depressive behaviour«, *Nature* V. 476, 2011, S. 458–461; www.ncbi.nlm.nih.gov/pubmed/21814201

第 7 章

1. Burgmans, S. et al.: »The prevalence of cortical gray matter atrophy may be overestimated in the healthy aging brain«, *Neuropsychology* V. 23, 2009, S. 541-550; www.ncbi.nlm.nih.gov/pubmed/19702408
2. Jessen F. et al.: »A conceptual framework for research on subjective cognitive decline in preclinical Alzheimer's disease«, *Alzheimer's & Dementia* V. 10, 2014, S. 844-852; www.ncbi.nlm.nih.gov/pubmed/24798886
3. Lim, Y. Y. et al.: »Effect of amyloid on memory and non-memory decline from preclinical to clinical Alzheimer's disease«, *Brain* V. 137, 2014, S. 221-231; www.ncbi.nlm.nih.gov/pubmed/24176981
4. Mosconi, L.: »Brain glucose metabolism in the early and specific diagnosis of Alzheimer's disease. FDG-PET studies in MCI and AD«, *Eur J Nucl med Mol Imaging* V. 32, 2005, S. 486-510; www.ncbi.nlm.nih.gov/pubmed/15747152; O'Brien, J. T.: »18F-FDG PET and perfusion SPECT in the diagnosis of Alzheimer and Lewy body dementias«, *J Nucl Med* V. 55, 2014, S. 1959–1965; www.ncbi.nlm.nih.gov/pubmed/25453043
5. Eckerström, C. et al.: »High white matter lesion load is associated with hippocampal atrophy in mild cognitive impairment«, *Dement Geriatr Cogn Disord* V. 31, 2011, S. 132-138; www.ncbi.nlm.nih.gov/pubmed/21293123
6. Reisberg, B. et al.: »Outcome over seven years of healthy adults with an without

subjective cognitive impairment«, *Alzheimers Dement* V. 6, 2010, S. 11-24; www.ncbi.nlm.nih.gov/pubmed/20129317

7. Desai K.A. & Schwarz L.: »Subjective cognitive impairment: When to be concerned about ›senior moments‹«, *Current Psychiatry* V. 10, 2011, S. 31-44
8. Mayer K.-M.: »Der lange Weg zur Diagnose«, *Focus* V. 9, 2015, S. 79
9. Galvan, V. & Bredesen, D.E.: »Neurogenesis in the adult brain: implications for Alzheimer's disease«, *CNS Neurol Disord Drug Targets* V. 6, 2007, S. 303-310; www.ncbi.nlm.nih.gov/pubmed/18045158
10. Bredesen, D.E. et al.: »Reversal of cognitive decline in Alzheimer's disease.«, *Aging* V. 8, 2016, S. 1250-1258; www.ncbi.nlm.nih.gov/pubmed/27294343
11. Diniz, B.S. et al.: »Diagnosis of mild cognitive impairment revisited after one year. Preliminary results of a prospective study«, *Dement Geriatr Cogn Disord* V. 27, 2009, S. 224-231; www.ncbi.nlm.nih.gov/pubmed/19225236
12. Boyle, P.A. et al.: »Mild cognitive impairment: risk of Alzheimer's disease and rate of cognitive decline«, *Neurology* V. 67, 2006, S. 441-445; www.ncbi.nlm.nih.gov/pubmed/16894105

第8章

1. Karp, A. et al.: »Mental, physical and social components in leisure activities equally contribute to decrease dementia risk«, *Dement Geriatr Cogn Disord* V. 21, 2006, S. 65-73; www.ncbi.nlm.nih.gov/pubmed/16319455
2. Ertel, K.A. et al.: »Effects of social integration on preserving memory function in a nationally representative US elderly population«, *Am J Public Health* V. 98, 2008, S. 1215-1220; www.ncbi.nlm.nih.gov/pubmed/18511736
3. Drew, L.J. et al.: »Adult neurogenesis in the mammalian hippocampus: Why the dentate gyrus?«, *Learn Mem* V. 20, 2013, S. 710-729; www.ncbi.nlm.nih.gov/pubmed/24255101
4. Rosenthal, L. et al.: »The importance of full-time work for urban adults' mental and physical health«, *Soc Sci Med* V. 75, 2012, S. 1692-1696; www.ncbi.nlm.nih.gov/pubmed/22858166
5. Boyle, P.A. et al: »Effect of a purpose in life on risk of incident Alzheimer

disease and mild cognitive impairment in community-dwelling older persons«, *Arch Gen Psychiatry* V. 67, 2010, S. 304-310; www.ncbi.nlm.nih.gov/pubmed/20194831
6. Yerkes, R. M. & Dodson, J. D: »The relation of strength of stimulus to rapidity of habit-formation«, *J Comp Neurol Psychol* V. 18, 1908, S. 459-482
7. Saaltink, D. J. & Vreugdenhil, E.: »Stress, glucocorticoid receptors, and adult neurogenesis: a balance between excitation and inhibition?«, *Cell Mol Life Sci* V. 71, 2014, S. 2499-2515; www.ncbi.nlm.nih.gov/pubmed/24522255
8. Neumann, B.: »Leben mit Alzheimer: Opa, da ist wieder dein Alzheimer!«, *Gehirn und Geist* V. 5, 2012, S. 76-78
9. Lindstrom, H.A. et al.: »The relationships between television viewing in midlife and the development of Alzheimer's disease in a case-control study«, *Brain Cogn* V. 58, 2005, S. 157-165; www.ncbi.nlm.nih.gov/pubmed/15919546
10. »Durchschnittliche Fernsehdauer in Deutschland in den Jahren von 1997 bis 2013 in Minuten pro Tag«, *Statista. Das Statistikportal,* 2013; http://de.statista.com/statistik/daten/studie/118/umfrage/fernsehkonsumentwicklung-der-sehdauer-seit-1997
11. Neumann, B.: »Leben mit Alzheimer: Opa, da ist wieder dein Alzheimer!«, *Gehirn und Geist* V. 5, 2012, S. 76-78
12. Taylor, R.: *Alzheimer und Ich: Leben mit Dr. Alzheimer im Kopf,* Huber 2011
13. Snyder, J. S. et al.: »Adult hippocampal neurogenesis buffers stress responses and depressive behaviour«, *Nature* V. 476, 2011, S. 458-461; www.ncbi.nlm.nih.gov/pubmed/21814201; Wilson, R. S. et al.: »Chronic psychological distress and risk of Alzheimer's disease in old age«, *Neuroepidemiology* V. 27, 2006, S. 143-153; www.ncbi.nlm.nih.gov/pubmed/16974109
14. Johansson, L. et al.: »Common psychosocial stressors in middle-aged women related to longstanding distress and increased risk of Alzheimer's disease: a 38-year longitudinal population study«, *BMJ Open* 2013; www.ncbi.nlm.nih.gov/pubmed/24080094
15. Johansson, L. et al.: »Midlife personality and risk of Alzheimer disease and distress: a 38-year follow-up«, *Neurology* V. 83, 2014, S. 1538-1544; www.ncbi.nlm.nih.gov/pubmed/25274849

16. 引述自 Banas, R.: »Aging expert on can we prevent Alzheimer's?«, BMA Blog, 15.5.2012; www.bma-mgmt.com/blog/?p=2299
17. Piet, J. & Hougaard, E.: »The effect of mindfulness-based cognitive therapy for prevention of relapse in recurrent major depressive disorder: a systematic review and meta-analysis«, *Clin Psychol Rev* V. 31, 2011, S. 1032-1040; www.ncbi.nlm.nih.gov/pubmed/21802618
18. Newberg, A. B. et al.: »Meditation effects on cognitive function and cerebral blood flow in subjects with memory loss: a preliminary study«, *J Alzheimers Dis* V. 20, 2010, S. 517-526; www.ncbi.nlm.nih.gov/pubmed/20164557
19. Innes, K. E. et al.: »The effects of meditation on perceived stress and related indices of psychological status and sympathetic activation in persons with Alzheimer's disease and their caregivers: a pilot study«, *Evid Based Complement* 2012; www.ncbi.nlm.nih.gov/pubmed/22454689; Marciniak, R. et al.: »Effect of meditation on cognitive functions in context of aging and neurodegenerative diseases.«, *Front Behav Neurosci* 2014; www.ncbi.nlm.nih.gov/pubmed/24478663
20. Hölzel, B. K. et al.: »Mindfulness practice leads to increases in regional brain gray matter density«, *Psychiatry Res* V. 191, 2011, S. 36-43; www.ncbi.nlm.nih.gov/pubmed/21071182
21. Hughes, T. et al.: »Engagement in reading and hobbies and risk of incident dementia: The MoVIES Project«, *Am J Alzheimers Dis Other Demen* V. 25, 2010, S. 432-438; www.ncbi.nlm.nih.gov/pubmed/20660517
22. Nagasawa, M. et al.: »Social evolution. Oxytocin-gaze positive loop and the coevolution of human-dog bonds«, *Science* V. 348, 2015, S. 333-336; www.ncbi.nlm.nih.gov/pubmed/25883356
23. Beetz, A. et al.: »Psychosocial and psychophysiological effects of human-animal interactions: the possible role of oxytocin«, *Front Psychol* 2012; www.ncbi.nlm.nih.gov/pubmed/22866043

第9章

1. Wilson, R. S. et al.: »Loneliness and risk of Alzheimer disease«, *Arch Gen*

Psychiatry V. 64, 2007, S. 234-240; www.ncbi.nlm.nih.gov/pubmed/17283291; Fratiglioni, L. et al.: »Influence of social network on occurrence of dementia: a community-based longitudinal study«, *Lancet* V. 355, 2000, S. 1315-1319; www.ncbi.nlm.nih.gov/pubmed/10776744

2. 引述自 Jahn, A. & Zeibig, D.: »Alzheimerforschung: ›Alzheimer wird uns immer begleiten‹«, *Gehirn und Geist* V. 5, 2012, S. 68
3. Neumann, B.: »Leben mit Alzheimer: Opa, da ist wieder dein Alzheimer!«, *Gehirn und Geist* V. 5, 2012, S. 76-78
4. Albers, A. et al.: »Leben mit Alzheimer«, *Focus* V. 9, 2015, S. 70-76
5. Fritsch, T. et al.: »Participation in novelty-seeking leisure activities and Alzheimer's disease«, *J Geriatr Psychiatry Neurol* V. 18, 2005, S. 134-141; www.ncbi.nlm.nih.gov/pubmed/16100102
6. Jackson, S. E. et al.: »The Influence of partner's behavior on health behavior change: The English Longitudinal Study of Ageing«, *JAMA Intern Med* V. 175, 2015, S. 385-392; www.ncbi.nlm.nih.gov/pubmed/25599511
7. Schulz, R. & Martire, L. M.: »Family caregiving of persons with dementia«, *Am J Geriatr Psychiatry* V. 12, 2004, S. 240-249; www.ncbi.nlm.nih.gov/pubmed/15126224
8. Norton, M. C. et al.: »Greater risk of dementia when spouse has dementia? The Cache County study«, *J Am Geriatr Soc* V. 58, 2010, S. 895-900; www.ncbi.nlm.nih.gov/pubmed/20722820
9. Pinquart, M. & Sorensen, S.: »Differences between caregivers and noncaregivers in psychological health and physical health: a meta-analysis«, *Psychol Aging* V. 12, 2003, S. 250-267; www.ncbi.nlm.nih.gov/pubmed/12825775
10. Tremont, G. et al.: »Unique contribution of family functioning in caregivers of patients with mild to moderate dementia«, *Dement Geriatr Cogn* V. 21, 2006, S. 170-174; www.ncbi.nlm.nih.gov/pubmed/16397397
11. 引述自 Jahn, A. & Zeibig, D.: »Alzheimerforschung: ›Alzheimer wird uns immer begleiten‹«, *Gehirn und Geist* V. 5, 2012, S. 69
12. Tremont, G.: »Family Caregiving in Dementia«, *Med Health R I.* V. 94, 2011, S. 36-38; www.ncbi.nlm.nih.gov/pubmed/21456372
13. Lavretsky, H.: »A pilot study of yogic meditation for family dementia caregivers

with depressive symptoms: effects on mental health, cognition, and telomerase activity«, *Int J Geriatr Psychiatry* V. 28, 2013, S. 57-65; www.ncbi.nlm.nih.gov/pubmed/22407663

第10章

1. Fabel, K. et al.: »VEGF is necessary for exercise-induced adult hippocampal neurogenesis«, *Eur J Neurosci* V. 18, 2003, S. 2803-2812; www.ncbi.nlm.nih.gov/pubmed/14656329; Ransome, M. I. & Turnley, A. M.: »Systemically delivered Erythropoietin transiently enhances adult hippocampal neurogenesis«, *J Neurochem* V. 102, 2007, S. 1953-1965; www.ncbi.nlm.nih.gov/pubmed/17555554; Yau, S. Y. et al.: »Fat cell-secreted adiponectin mediates physical exercise-induced hippocampal neurogenesis: an alternative anti-depressive treatment?«, *Neural Regen Res* V. 10, 2015, S. 7-9; www.ncbi.nlm.nih.gov/pubmed/25788905; Phillips, C. et al. »Neuroprotective effects of physical activity on the brain: a closer look at trophic factor signaling«, *Front Cell Neurosci* 2014; www.ncbi.nlm.nih.gov/pubmed/24999318
2. Erickson, K. I. et al.: »Exercise training increases size of hippocampus and improves memory«, *Proc Natl Acad Sci USA* V. 108, 2011, S. 3017-3022; www.ncbi.nlm.nih.gov/pubmed/21282661
3. Abbott, R. D. et al.: »Walking and dementia in physically capable elderly men«, *JAMA* V. 292, 2004, S. 1447-1453; www.ncbi.nlm.nih.gov/pubmed/15383515
4. Smith, J. C. et al.: »Physical activity reduces hippocampal atrophy in elders at genetic risk for Alzheimer's disease«, *Front Aging Neurosci* 2014; www.ncbi.nlm.nih.gov/pubmed/24795624
5. Colcombe, S. & Kramer, A. F.: »Fitness effects on the cognitive function of older adults: A meta-analytic study«, *Psychol Sci* V. 14, 2003, S. 125-130; www.ncbi.nlm.nih.gov/pubmed/12661673
6. Takeda, T. et al.: »Psychosocial risk factors involved in progressive dementia-associated senility among the elderly residing at home. AGES project– three year cohort longitudinal study«, *Nihon Koshu Eisei Zasshi* V. 57, 2010, S. 1054-1065; www.ncbi.nlm.nih.gov/pubmed/21348280

第 11 章

1. Drew, L.J. et al.: »Adult neurogenesis in the mammalian hippocampus: why the dentate gyrus?«, *Learn Mem* V. 20, 2013, S. 710-729; www.ncbi.nlm.nih.gov/pubmed/24255101
2. Braun, S.M. & Jessberger, S.: »Adult neurogenesis: mechanisms and functional significance«, *Development* V. 141, 2014, S. 1983-1986; www.ncbi.nlm.nih.gov/pubmed/24803647
3. Hall, C.B. et al.: »Cognitive activities delay onset of memory decline in persons who develop dementia«, *Neurology* V. 73, 2009, S. 356-361; www.ncbi.nlm.nih.gov/pubmed/19652139
4. Dahlin, E. et al.: »Transfer of learning after updating training mediated by the striatum«, *Science* V. 320, 2008, S. 1510-1512; www.ncbi.nlm.nih.gov/pubmed/18556560
5. Smith, G.E. et al.: »A cognitive training program based on principles of brain plasticity: results from the Improvement in Memory with Plasticity-based Adaptive Cognitive Training (IMPACT) study«, *J Am Geriatr Soc* V. 57, 2009, S. 594-603; www.ncbi.nlm.nih.gov/pubmed/19220558
6. Kueider, A.M. et al.: »Computerized cognitive training with older adults: a systematic review«, *PLoS One* 2012; www.ncbi.nlm.nih.gov/pubmed/22792378
7. Unverzagt, F.W. et al.: »ACTIVE cognitive training and rates of incident dementia«, *J Int Neuropsychol* V. 18, 2012, S. 669-677; www.ncbi.nlm.nih.gov/pubmed/22400989
8. Brodziak, A. et al.: »Guidelines for prevention and treatment of cognitive impairment in the elderly«, *Med Sci Monit* V. 21, 2015, S. 585-597; www.ncbi.nlm.nih.gov/pubmed/25708246
9. Almeida, O.P. et al.: »Older men who use computers have lower risk of dementia«, *PLoS One* 2012; www.ncbi.nlm.nih.gov/pubmed/22937167
10. Saczynski, J.S. et al.: »The effect of social engagement on incident dementia: the Honolulu-Asia Aging Study«, *Am J Epidemiol* V. 163, 2006, S. 433-440; www.ncbi.nlm.nih.gov/pubmed/16410348; Zunzunegui, M. et al.: »Social networks, social integration, and social engagement determine cognitive decline in community-dwelling Spanish older adults«, *J Gerontol B Psychol Sci Soc Sci* V.

58, 2003, S. 93-100; www.ncbi.nlm.nih.gov/pubmed/12646598

11. Ertel, K.A. et al.: »Effects of social integration on preserving memory function in a nationally representative US elderly population«, *Am J Public Health* V. 98, 2008, S. 1215-1220; www.ncbi.nlm.nih.gov/pubmed/18511736
12. 引述作者同上: »Active social life may delay memory loss among U.S. elderly population«, *HSPH News*, 29.5.2008; www.hsph.harvard.edu/news/press-releases/active-social-life-delay-memory-loss-us-elderly./
13. Carlson, M.C. et al.: »Impact of the Baltimore Experience Corps Trial on cortical and hippocampal volumes«, *Alzheimer's Dement* 2015; www.ncbi.nlm.nih.gov/pubmed/25835516
14. Schröder, J. & Schlösser, J.A.: »Gemeinsinn. Der Aufstieg des Guten«, *Geo* V. 12, 2005, S. 168-196

第 12 章

1. Kang, J.E. et al.: »Amyloid-beta dynamics are regulated by orexin and the sleep-wake cycle«, *Science* V. 326, 2009, S. 1005-1007
2. Xie, L. et al.: »Sleep drives metabolite clearance from the adult brain«, *Science* V. 342, 2013, S. 373-377
3. 引述自 Bernard, E.: »Neu entdecktes Kanalsystem: Gehirn reinigt sich im Schlaf«, *Spektrum der Wissenschaft* 2013; www.spektrum.de/news/gehirn-reinigt-sich-im-schlaf/1210651
4. Ooms, S. et al.: »Effect of 1 night of total sleep deprivation on cerebrospinal fluid β-amyloid 42 in healthy middle-aged men: a randomized clinical trial«, *JAMA Neurol* V. 71, 2013; S. 971-977
5. Meerlo, P. et al: »New neurons in the adult brain: the role of sleep and consequences of sleep loss«, *Sleep Med Rev* V. 13, 2008, S. 187-194
6. Joo, E.Y.: »Hippocampal substructural vulnerability to sleep disturbance and cognitive impairment in patients with chronic primary insomnia: magnetic resonance imaging morphometry«, *Sleep* V. 37, 2014, S. 1189-1198
7. Yaffe, K. et al.: »Sleep-disordered breathing, hypoxia, and risk of mild cognitive impairment and dementia in older women«, *JAMA* V. 306, 2011, S. 613-619; Lim,

A. S. et al.: »Sleep fragmentation and the risk of incident Alzheimer's disease and cognitive decline in older persons«, *Sleep* V. 36, 2013, S. 1027-1032
8. Marquié, J. C. et al.: »Chronic effects of shift work on cognition: findings from the VISAT longitudinal study«, *Occup Environ Med* V. 72, 2015, S. 258-264; www.ncbi.nlm.nih.gov/pubmed/25367246
9. Musiek, E. S. et al.: »Sleep, circadian rhythms, and the pathogenesis of Alzheimer Disease«, *Exp Mol Med* 2015; www.ncbi.nlm.nih.gov/pubmed/25766617
10. Ju, Y. E. et al.: »Sleep and Alzheimer disease pathology– a bidirectional relationship«, *Nat Rev Neurol* V. 10, 2014, S. 115-119
11. Hardeland, R. et al.: »Melatonin and brain inflammaging«, *Prog Neurobiol* 2015; www.ncbi.nlm.nih.gov/pubmed/25697044
12. Tranah, G. J. et al.: »Circadian activity rhythms and risk of incident dementia and mild cognitive impairment in older women«, *Ann Neurol* V. 70, 2011, S. 722-732
13. de Gage, B. et al.: »Benzodiazepine use and risk of Alzheimer's disease: case-control study«, *BMJ* 2014; www.ncbi.nlm.nih.gov/pubmed/25208536
14. Zhong, G. et al.: »Association between Benzodiazepine Use and Dementia: A Meta-Analysis«, *PLoS One* 2015; www.ncbi.nlm.nih.gov/pubmed/26016483
15. Weber, Max: *Die protestantische Ethik und der Geist des Kapitalismus*, Tübingen 1963, S. 167
16. Naska, A. et al.: »Siesta in healthy adults and coronary mortality in the general population«, *Arch Intern Med* V. 167, 2007, S. 296-301
17. 引述自 BBC Medicine: »Lack of sleep may speed ageing process«, 1999; http://news.bbc.co.uk/2/hi/health/481340.stm
18. Gangwisch, J. E. et al.: »Inadequate sleep as a risk factor for obesity: analyses of the NHANES I«, *Sleep* V. 28, 2005, S. 1289-1296
19. Baron, K. G. et al.: »Exercise to improve sleep in insomnia: exploration of the bidirectional effects«, *J Clin Sleep Med* V. 9, 2013, S. 819-824; Reid, K. J. et al.: »Aerobic exercise improves self-reported sleep and quality of life in older adults with insomnia«, *Sleep Med* V. 11, 2010, S. 934-940
20. Petronis, L.: »Sex– das älteste Schlafmittel der Welt Schlaftipps vom Experten«, 2015; https://de.lifestyle.yahoo.com/blogs/fit-gesund/sex-%E2%80%93-das-%C3%A4lteste-schlafmittel-der-welt-151122184.html

21. Chang, A.M. et al.: »Evening use of light-emitting eReaders negatively affects sleep, circadian timing, and next-morning alertness«, *Proc Natl Acad Sci USA* V. 112, 2014, S. 1232-1237

第13章

1. Muskiet, F.A. et al.: »Is docosahexaenoic acid (DHA) essential? Lessons from DHA status regulation, our ancient diet, epidemiology and randomized controlled trials«, *J Nutr V.* 134, 2004, S. 183-186; www.ncbi.nlm.nih.gov/pubmed/14704315
2. Crawford, M.A. & Broadhurst, C.L.: »The role of docosahexaenoic and the marine food web as determinants of evolution and hominid brain development: the challenge for human sustainability«, *Nutr Health* V. 21, 2012, S. 17-39; www.ncbi.nlm.nih.gov/pubmed/22544773; Marean, C.W. et al.: »Early human use of marine resources and pigment in South Africa during the Middle Pleistocene«, *Nature* V. 449, 2007, S. 905-908; www.ncbi.nlm.nih.gov/pubmed/17943129
3. Brenna, J.T. et al.: »Docosahexaenoic and arachidonic acid concentrations in human breast milk worldwide«, *Am J Clin Nutr* V. 85, 2007, S. 1457-1464; www.ncbi.nlm.nih.gov/pubmed/17556680
4. Lassek, W.D. & Gaulin, S.J.C.: »Linoleic and docosahexaenoic acids in human milk have opposite relationships with cognitive test performance in a sample of 28 countries«, *Prostaglandins Leukot Essent Fatty Acids* V. 91, 2014, S. 195-201; www.ncbi.nlm.nih.gov/pubmed/25172360
5. Morris, M.C. et al.: »Fish consumption and cognitive decline with age in a large community study«, *Archives of Neurology* V. 62, 2005, S. 1849-1853; www.ncbi.nlm.nih.gov/pubmed/16216930; Kalmijn, S. et al.: »Dietary intake of fatty acids and fish in relation to cognitive performance at middle age«, *Neurology* V. 62, 2004, S. 275-280; www.ncbi.nlm.nih.gov/pubmed/14745067
6. Garcia, P.T. et al.: »Beef lipids in relation to animal breed and nutrition in Argentina«, *Meat Science* V. 79, 2008, S. 500-508; www.ncbi.nlm.nih.gov/pubmed/22062910; Daley, C.A. et al.: »A review of fatty acid profiles and antioxidant content in grass-fed and grain-fed beef«, *Nutr J* 2010; www.ncbi.nlm.

nih.gov/pubmed/20219103

7. Villeda, S.A. et al.: »The ageing systemic milieu negatively regulates neurogenesis and cognitive function«, *Nature* V. 477, 2011, S. 90-94; www.ncbi.nlm.nih.gov/pubmed/21886162
8. Schneider, C. et al.: »Autoxidative transformation of chiral omega6 hydroxy linoleic and arachidonic acids to chiral 4-hydroxy-2E-nonenal«, *Chem Res Toxicol* V. 17, 2004, S. 937-941; www.ncbi.nlm.nih.gov/pubmed/15257619; Zárate, J. et al.: »A study of the toxic effect of oxidized sunflower oil containing 4-hydroperoxy-2-nonenal and 4-hydroxy-2-nonenal on cortical TrkA receptor expression in rats«, *Nutr Neurosci* V. 12, 2009, S. 249-259; www.ncbi.nlm.nih.gov/pubmed/19925718; Gwon, A.R. et al.: »Oxidative lipid modification of nicastrin enhances amyloidogenic γ-secretase activity in Alzheimer's disease«, *Aging Cell* V. 11, 2012, S. 559-568; www.ncbi.nlm.nih.gov/pubmed/22404891
9. Akhtar, S., Ismail, T., Riaz, M.: »Flaxseed - a miraculous defense against some critical maladies«, Pak J Pharm Sci 2013, V.26 S. 199-208; www.ncbi.nlm.nih.gov/pubmed/23261749
10. Lin, L.: »Evidence of health benefits of canola oil«, Nutr Rev 2013, V.71 S. 370-385; www.ncbi.nlm.nih.gov/pubmed/23731447
11. Nehls, M.: »Unified theory of Alzheimer's disease (UTAD): implications for prevention and curative therapy«, J Mol Psychiatry 2016; www.ncbi.nlm.nih.gov/pubmed/27429752
12. Sommerfeld, M. et al.: »Trans unsaturated fatty acids in natural products and processed foods«, *Prog Lipid Res* V. 22, 1983, S. 221-233; www.ncbi.nlm.nih.gov/pubmed/6356151; Pfalzgraf, A. et al.: »Gehalte an Transfettsäuren in Lebensmitteln«, *Z Ernährungswiss* V. 33, 1993, S. 24-43
13. Laake, I. et al.: »A prospective study of intake of trans-fatty acids from ruminant fat, partially hydrogenated vegetable oils, and marine oils and mortality from CVD«, *Br J Nutr* V. 108, 2012, S. 743-754; www.ncbi.nlm.nih.gov/pubmed/22059639
14. Gu, Y. et al.: »Food combination and Alzheimer disease risk: a protective diet«, *Arch Neurol* V. 67, 2010, S. 699-706; www.ncbi.nlm.nih.gov/pubmed/20385883
15. Morris, M.C. et al.: »Dietary fats and the risk of incident Alzheimer disease«,

Arch Neurol V. 60, 2003, S. 194-200; www.ncbi.nlm.nih.gov/pubmed/12580703
16. Grimm, M. O. et al.: »Trans fatty acids enhance amyloidogenic processing of the Alzheimer amyloid precursor protein (APP)«, *J Nutr Biochem* V. 23, 2012, S. 1214-1223; www.ncbi.nlm.nih.gov/pubmed/22209004
17. Wang, L. et al.: »Effect of a moderate fat diet with and without avocados on lipoprotein particle number, size and subclasses in overweight and obese adults: a randomized, controlled trial«, *J Am Heart Assoc* 2015; www.ncbi.nlm.nih.gov/pubmed/25567051

第 14 章

1. Grillo, C.A. et al.: »Insulin-stimulated translocation of GLUT4 to the plasma membrane in rat hippocampus is PI3-kinase dependent«, *Brain Res* V. 1296, 2009, S. 35-45; www.ncbi.nlm.nih.gov/pubmed/19679110
2. Hölscher, C.: »Diabetes as a risk factor for Alzheimer's disease: insulin signaling impairment in the brain as an alternative model of Alzheimer's disease«, *Biochem Soc Trans* V. 39, 2011, S. 891-897; www.ncbi.nlm.nih.gov/pubmed/21787319
3. Rose, A. J. & Richter E. A.: »Skeletal muscle glucose uptake during exercise: how is it regulated?«, *Physiology* V. 20, 2005, S. 260-270; www.ncbi.nlm.nih.gov/pubmed/16024514
4. Piroli, G. G.: »Corticosterone impairs insulin-stimulated translocation of GLUT4 in the rat hippocampus«, *Neuroendocrinology* V. 85, 2007, S. 71-80; www.ncbi.nlm.nih.gov/pubmed/17426391
5. Lukic, I. K. et al.: »The RAGE pathway: activation and perpetuation in the pathogenesis of diabetic neuropathy«, *Ann NY Acad Sci* V. 1126, 2008, S. 76-80; www.ncbi.nlm.nih.gov/pubmed/18448798
6. Agrawal, R. & Gomez-Pinilla, F.: »›Metabolic syndrome‹ in the brain: deficiency in omega-3 fatty acid exacerbates dysfunctions in insulin receptor signalling and cognition«, *J Physiol* 2012; www.ncbi.nlm.nih.gov/pubmed/22473784
7. Debette, S. et al.: »Visceral fat is associated with lower brain volume in healthy middle-aged adults«, *Ann Neurol* V. 68, 2010, S. 136-144; www.ncbi.nlm.nih.gov/pubmed/20695006

8. Beydoun, M.A. et al.: »Obesity and central obesity as risk factors for incident dementia and its subtypes: a systematic review and meta-analysis«, *Obes Rev* V. 9, 2008, S. 204-218; www.ncbi.nlm.nih.gov/pubmed/18331422; Kivipelto, M. et al.: »Risk score for the prediction of dementia risk in 20 years among middle aged people: a longitudinal, population-based study«, *Lancet Neurol* V. 5, 2006, S. 735-741; www.ncbi.nlm.nih.gov/pubmed/16914401
9. Wallace, S.K. & Mozaffarian, D.: »Trans-fatty acids and nonlipid risk factors«, *Curr Atheroscler Rep* V. 11, 2009, S. 423-433; www.ncbi.nlm.nih.gov/pubmed/19852883; Mozaffarian, D. et al.: »Health effects of trans-fatty acids: experimental and observational evidence«, *Eur J Clin Nutr* V. 63 Suppl 2, 2009, S. 5-21; www.ncbi.nlm.nih.gov/pubmed/19424218; Morris, M.C.: »The role of nutrition in Alzheimer's disease: epidemiological evidence«, *Eur J Neurol* V. 16, 2009, S. 1-7; www.ncbi.nlm.nih.gov/pubmed/19703213
10. De Felice, F.G.: »Alzheimer's disease and insulin resistance: translating basic science into clinical applications«, *J Clin Invest* V. 132, 2013, S. 531-539; www.ncbi.nlm.nih.gov/pubmed/23485579; Zhao, W.Q. et al.: »Amyloid beta oligomers induce impairment of neuronal insulin receptors«, *FASEB J* V. 22, 2008, S. 246-260; www.ncbi.nlm.nih.gov/pubmed/17720802; Pearson-Leary, J. & McNay, E.C.: »Intrahippocampal ad-ministration of amyloid-β (1–42) oligomers acutely impairs spatial working memory, insulin signaling, and hippocampal metabolism«, *J Alzheimer's Dis* V. 30, 2012, S. 413-422; www.ncbi.nlm.nih.gov/pubmed/22430529
11. LGL: »Bedeutung der trans-Fettsäuren in der Ernährung–Untersuchungsergebnisse des LGL 2007«; www.lgl.bayern.de/lebensmittel/warengruppen/wc_13_fette_oele/ue_2007_trans_fettsaeuren.htm
12. Kang, E.B. & Cho, J.Y.: »Effects of treadmill exercise on brain insulin signaling and β-amyloid in intracerebroventricular streptozotocin induced-memory impairment in rats«, *J Exerc Nutrition Biochem* V. 18, 2014, S. 89-96; www.ncbi.nlm.nih.gov/pubmed/25566443
13. Freund Levi, Y. et al: »Transfer of omega-3 fatty acids across the blood-brain barrier after dietary supplementation with a docosahexaenoic acid-rich omega-3 fatty acid preparation in patients with Alzheimer's disease: the OmegAD

study«, *J Intern Med* V. 275, 2014, S. 428–436; www.ncbi.nlm.nih.gov/pubmed/24410954

14. Nehls, M.: »Unified theory of Alzheimer's disease (UTAD): implications for prevention and curative therapy«, J Mol Psychiatry 2016; www.ncbi.nlm.nih.gov/pubmed/27429752; Newman, J.C. & Verdin, E.: »Ketone bodies as signaling metabolites«. Trends Endocrinol Metab 2014; V.25 S.42-52; www.ncbi.nlm.nih.gov/pubmed/24140022
15. Berryman, C. E. et al.: »Effects of daily almond consumption on car-diometabolic risk and abdominal adiposity in healthy adults with elevated LDL-cholesterol: a randomized controlled trial«, *J Am Heart Assoc* 2015; www.ncbi.nlm.nih.gov/pubmed/25559009
16. Schuiling, M. & Harries, H. C.: »The coconut palm in East Africa«, *Principes* V.38, 1994, S. 4-11
17. 瑪麗．紐波特，《阿茲海默症有救了！椰子油生酮體，改善大腦退化的救星》（台北：晨星，2015年）。
18. McNamara, D. J.: »Palm oil and health: a case of manipulated perception and misuse of science«, *J Am Coll Nutr* V. 29/Suppl. 3, 2010, S. 240-244; www.ncbi.nlm.nih.gov/pubmed/20823485
19. Siri-Tarino, P. W. et al.: »Meta-analysis of prospective cohort studies evaluating the association of saturated fat with cardiovascular disease«, *J Am J Clin Nutr* V. 91, 2010, S. 534-546; www.ncbi.nlm.nih.gov/pubmed/20071648; Baum, S. J. et al.: »Fatty acids in cardiovascular health and disease: a comprehensive update«, *J Clin Lipidol* V. 6, 2012, S. 216-234; www.ncbi.nlm.nih.gov/pubmed/22658146

第 15 章

1. Kruman, I. I. et al.: »Folate deficiency inhibits proliferation of adult hippocampal progenitors«, *Neuroreport* V. 16 2005 S. 1055–1059; Zhao, N. et al.: »Impaired hippocampal neurogenesis is involved in cognitive dysfunction induced by thiamine deficiency at early pre-pathological lesion stage«, *Neurobiol Dis* V. 29, 2008, S. 176-185
2. Orlich, M. J. et al.: »Vegetarian dietary patterns and mortality in Adventist Health

Study 2«, *JAMA Intern Med* V. 173, 2013, S. 1230-1238; www.ncbi.nlm.nih.gov/pubmed/23836264

3. Zylberstein, D. E. et al.: »Midlife homocysteine and late-life dementia in women. A prospective population study«, *Neurobiol Aging* V. 32, 2011, S. 380-386; www.ncbi.nlm.nih.gov/pubmed/19342123
4. Hooshmand, B. et al.: »Plasma homocysteine, Alzheimer and cerebrovascular pathology: a population-based autopsy study«, *Brain* V.136, 2013, S. 2707-2716; www.ncbi.nlm.nih.gov/pubmed/23983028
5. Shin, J. Y. et al.: »Elevated homocysteine by levodopa is detrimental to neurogenesis in parkinsonian model«, *PLoS One* 2012; www.ncbi.nlm.nih.gov/pubmed/23209759
6. Smith, A. D. et al.: »Homocysteine-lowering by B vitamins slows the rate of accelerated brain atrophy in mild cognitive impairment: a randomized controlled trial«, *PLoS One*, 2010; www.ncbi.nlm.nih.gov/pubmed/20838622
7. www.homocystein-netzwerk.de/homocystein/homocystein-werte-deuten/
8. Cardoso, B. R. et al.: »Importance and management of micronutrient deficiencies in patients with Alzheimer's disease«, *Clin Interv Aging* 2013; www.ncbi.nlm.nih.gov/pubmed/23696698
9. Conner, T. S. et al.: »Optimal serum selenium concentrations are associated with lower depressive symptoms and negative mood among young adults«, *J Nutr* V. 145, 2015, S. 59-65; www.ncbi.nlm.nih.gov/pubmed/25378685
10. Santos, J. R. et al.: »Nutritional status, oxidative stress and dementia: the role of selenium in Alzheimer's disease«, *Front Aging Neurosci* 2014; www.ncbi.nlm.nih.gov/pubmed/25221506
11. Rayman, M. P.: »The Importance of Selenium to human health«, *The Lancet* V. 356, 2000, S. 233-241; www.ncbi.nlm.nih.gov/pubmed/10963212
12. Szewczyk, B. et al.: »The role of zinc in neurodegenerative inflammatory pathways in depression«, *Prog Neuropsychopharmacol Biol Psychiatry* V. 35, 2011, S. 693-701; www.ncbi.nlm.nih.gov/pubmed/20156515
13. Brewer, G. J.: »Alzheimer's disease causation by copper toxicity and treatment with zinc«, *Front Aging Neurosci* 2014; www.ncbi.nlm.nih.gov/pubmed/24860501

14. Ishii, N. et al.: »Low risk of male suicide and lithium in drinking water«, *J Clin Psychiatry* V. 76, 2015, S. 319-326; www.ncbi.nlm.nih.gov/pubmed/25700119; Zarse, K. et al.: »Low-dose lithium uptake promotes longevity in humans and metazoans«, *Eur J Nutr* V. 50, 2011, S. 387–389; www.ncbi.nlm.nih.gov/pubmed/21301855; Terao, T.: »Is lithium potentially a trace element?«, *World J Psychiatry* V. 5, 2015, S. 1-3; www.ncbi.nlm.nih.gov/pubmed/25815250
15. Fiorentini, A. et al.: »Lithium improves hippocampal neurogenesis, neuropathology and cognitive functions in APP mutant mice«, *PLoS One* 2010; www.ncbi.nlm.nih.gov/pubmed/21187954
16. 直接採集自水源特別保護區泉源的原始純淨水，含有礦物質與微量元素。需經過科學檢驗證實療效並取得國家許可證明才可被稱為「療養水」（Heilwasser）。在德國藥政法中，療養水屬於藥品。——編注
17. Nunes, M. A. et al.: »Microdose lithium treatment stabilized cognitive impairment in patients with Alzheimer's disease«, *Curr Alzheimer Res* V. 10, 2013, S. 104–107; www.ncbi.nlm.nih.gov/pubmed/22746245
18. Giunta, B. et al.: »Inflammaging as a prodrome to Alzheimer's disease«, *J Neuroinflammation* 2008; www.ncbi.nlm.nih.gov/pubmed/19014446
19. Mandel, S.A. et al.: »Molecular mechanisms of the neuroprotective/neurorescue action of multi-target green tea polyphenols«, *Front Biosci* V. 4, 2012, S. 581-598
20. Rezai-Zadeh, K. et al.: »Green tea epigallocatechin-3-gallate (EGCG) reduces beta-amyloid mediated cognitive impairment and modulates tau pathology in Alzheimer transgenic mice«, *Brain Res* V. 1214, 2008, S. 177-187; www.ncbi.nlm.nih.gov/pubmed/18457818
21. Hyung, S.J. et al.: »Insights into antiamyloidogenic properties of the green tea extract (-)-epigallocatechin-3-gallate toward metal-associated amyloid-β species«, *Proc Natl Acad Sci USA* V. 110, 2013, S. 3743-3748; www.ncbi.nlm.nih.gov/pubmed/23426629
22. Walker, J.M. et al.: »Beneficial effects of dietary EGCG and voluntary exercise on behavior in an Alzheimer's disease mouse model«, *J Alzheimers Dis* V. 44, 2015, S. 561-572; www.ncbi.nlm.nih.gov/pubmed/25318545
23. Hofrichter, J. et al.: »Reduced Alzheimer's disease pathology by St. John's Wort treatment is independent of hyperforin and facilitated by ABCC1 and microglia

activation in mice«, *J Alzheimer Res* V. 10, 2013, S. 1057-1069; www.ncbi.nlm.nih.gov/pubmed/24156265

24. Grelle, G. et al.: »Black tea theaflavins inhibit formation of toxic amyloid-b and a-synuclein fibrils«, *Biochemistry* V. 50, 2011, S. 10624-10636; www.ncbi.nlm.nih.gov/pubmed/?term=22054421
25. Ma, Q.L. et al.: »Beta-amyloid oligomers induce phosphorylation of tau and inactivation of insulin receptor substrate via c-Jun N-terminal kinase signaling: suppression by omega-3 fatty acids and curcumin«, *J Neurosci* V. 29, 2009, S. 9078-9089; Cole, G.M. et al.: »Prevention of Alzheimer's disease: Omega-3 fatty acid and phenolic anti-oxidant interventions«, *Neurobiol Aging* V. 26/Suppl. 1, 2005, S. 133-136
26. Shoba, G. et al.: »Influence of piperine on the pharmacokinetics of curcumin in animals and human volunteers«, *Planta Med* V. 64, 1998, S. 353-356; www.ncbi.nlm.nih.gov/pubmed/9619120
27. Jiang, X. et al.: »Capsaicin ameliorates stress-induced Alzheimer's disease-like pathological and cognitive impairments in rats«, *J Alzheimers Dis* V. 35, 2013, S. 91-105; www.ncbi.nlm.nih.gov/pubmed/23340038
28. Scarmeas, N. et al.: »Mediterranean diet, Alzheimer disease, and vascular mediation«, *Archives of Neurology* V. 63, 2006, S. 1709-1717
29. Ganguli, M. et al.: »Alcohol consumption and cognitive function in late life: a longitudinal community study«, *Neurology* V. 65, 2005, S. 1210-1217
30. Stampfer, M.J. et al.: »Effects of moderate alcohol consumption on cognitive function in women«, *New England Journal of Medicine* V. 352, 2005, S. 245-253; www.ncbi.nlm.nih.gov/pubmed/15659724
31. van Gelder, B.M. et al.: »Coffee consumption is inversely associated with cognitive decline in elderly European men: the FINE study«, *European Journal of Clinical Nutrition* V. 61, 2007, S. 226-232
32. Laurent, C. et al.: »Beneficial effects of Caffeine in a transgenic model of Alzheimer's disease-like Tau pathology«, *Neurobiology of Aging* V. 35, 2014, S. 2079-2090; Arendash, G.W. et al.: »Caffeine protects Alzheimer's mice against cognitive impairment and reduces brain beta-amyloid production«, *Neuroscience* V. 142, 2006, S. 941-952

33. Mostofsky, E. et al.: »Habitual coffee consumption and risk of heart failure: A dose-response meta-analysis«, *Circulation: Heart Failure* V. 5, 2012, S. 401-405
34. Palatini, P. et al.: »CYP1A2 genotype modifies the association between coffee intake and the risk of hypertension«, *J Hypertens* V. 27, 2009, S. 1594-1601
35. 24.6.2013: http://mlr.baden-wuerttemberg.de/de/unser-service/presse-und-oeffentlichkeitsarbeit/pressemitteilung/pid/bio-haelt-was-es-verspricht; Bara ski, M. et al.: »Higher antioxidant and lower cadmium concentrations and lower incidence of pesticide residues in organically grown crops: a systematic literature review and meta-analyses«, *Br J Nutr* V. 112, 2014, S. 794-811; www.ncbi.nlm.nih.gov/pubmed/24968103

第 16 章

1. Debette, S. et al.: »Visceral fat is associated with lower brain volume in healthy middle-aged adults«, *Ann Neurol* V. 68, 2010, S. 136-144
2. Vanhanen, M. et al.: »Association of metabolic syndrome with Alzheimer disease: a population-based study«, Neurology V. 67, 2006, S. 843-847
3. Hassing, L. B. et al.: »Overweight in midlife and risk of dementia: A 40-year follow-up study«, *Int J Obes* V. 33, 2009, S. 893–898; Xu, W. L. et al.: »Midlife overweight and obesity increase late-life dementia risk. A population-based twin study«, *Neurology* V. 76, 2011, S. 1568-1574
4. Fawver, J. N. et al.: »Amyloid-β metabolite sensing: biochemical linking of glycation modification and misfolding«, *J Alzheimers Dis* V. 30, 2012, S. 63-73
5. Cao, D. et al.: »Intake of sucrose-sweetened water induces insulin resistance and exacerbates memory deficits and amyloidosis in a transgenic mouse model of Alzheimer disease«, *J Biol Chem* V. 282, 2007, S. 36275-36282
6. Kivipelto, M. et al.: »Risk score for the prediction of dementia risk in 20 years among middle aged people: a longitudinal, population-based study«, *Lancet Neurol* V. 5, 2006, S. 735-741
7. Hughes, T. M. et al.: »Review of ›the potential role of arterial stiffness in the pathogenesis of Alzheimer's disease‹«, *Neurodegener Dis Manag* 2015; www.ncbi.nlm.nih.gov/pubmed/25894876

8. Liu, H. et al.: »Optimal blood pressure for cognitive function: findings from an elderly African-American cohort study«, *J Am Geriatr Soc* V. 61, 2013, S. 875-881; www.ncbi.nlm.nih.gov/pubmed/23647314
9. Szewieczek, J. et al.: »Mildly elevated blood pressure is a marker for better health status in Polish centenarians«, *Age* 2015; www.ncbi.nlm.nih.gov/pubmed/25637333
10. Skoog, I. et al: »15-year longitudinal study of blood pressure and dementia«, *Lancet* V. 347, 1996, S. 1141-1145

第 17 章

1. Engelhart, M. J. et al.: »Diet and risk of dementia: Does fat matter? The Rotterdam Study«, *Neurology* V. 59, 2002, S. 1915-1921; Tan, Z. S. et al.: »Plasma total cholesterol level as a risk factor for Alzheimer disease: the Framingham Study«, Arch Intern Med V. 163, 2003, S. 1053-1057
2. Ostlund, R. E. Jr. et al.: »Inhibition of cholesterol absorption by phytosterol-replete wheat germ compared with phytosterol-depleted wheat germ«, *Am J Clin Nutr* V. 77, 2003, S. 1385-1389
3. Reitz, C. et al.: »Association of higher levels of high-density lipoprotein cholesterol in elderly individuals and lower risk of late-onset Alzheimer disease«, *Arch Neurol* V. 67, 2010, S. 1491-1497
4. Jones, P. J.: »Regulation of cholesterol biosynthesis by diet in humans«, *Am J Clin Nutr* V. 66, 1997, S. 438-446
5. Felton, C. V.: »Dietary polyunsaturated fatty acids and composition of human aortic plaques«, *Lancet* V. 344, 1994, S. 1195-1196
6. Ramsden, C.E. et al.: »Re-evaluation of the traditional diet-heart hypothesis: analysis of recovered data from Minnesota Coronary Experiment (1968-73)«, BMJ 2016; www.ncbi.nlm.nih.gov/pubmed/27071971
7. Hodgson, J. M. et al.: »Can linoleic acid contribute to coronary artery disease?«, *Am J Clin Nutr* V. 58, 1993, S. 228-234
8. Ma, Y. et al.: »Association between carbohydrate intake and serum lipids«, *J Am Coll Nutr* V. 25, 2006, S. 155-163

9. Weingärtner, O.: »Margarine: Cholesterin gesenkt – Infarkt verhindert?«, *Deutsche Herzstiftung* 2010; www.herzstiftung.de/pdf/zeitschriften/HH3_10_Margarine.pdf
10. Mollace, V. et al.: »Hypolipemic and hypoglycaemic activity of bergamot polyphenols: from animal models to human studies«, *Fitoterapia* V. 82, 2011, S. 303-316; www.ncbi.nlm.nih.gov/pubmed/21056640
11. Gliozzi, M. et al.: »Bergamot polyphenolic fraction enhances rosuvastatin-induced effect on LDL-cholesterol, LOX-1 expression and protein kinase B phosphorylation in patients with hyperlipidemia«, *Int J Cardiol* V. 170, 2013, S. 140-145; www.ncbi.nlm.nih.gov/pubmed/24239156
12. Gesundheitsverträgliche Zusatzstoffe: 6.11.2011; www.umweltjournal.de/KAT-nachrichten/kat32gesundheit3.php

第 18 章

1. Rajakumar, K.: »Vitamin D, cod-liver oil, sunlight, and rickets: a historical perspective«, *Pediatrics* V. 112, 2003, S. 132-135
2. Zhu, Y. et al: »Abnormal neurogenesis in the dentate gyrus of adult mice lacking 1,25-dihydroxy vitamin D3 (1,25-(OH)2 D3)«, *Hippocampus* V. 22, 2012, S. 421-433
3. Anglin, R.E. et al: »Vitamin D deficiency and depression in adults: systematic review and meta-analysis«, *Br J Psychiatry* V. 202, 2013, S. 100-107
4. Briones, T.L. & Darwish H.: »Vitamin D mitigates age-related cognitive decline through the modulation of pro-inflammatory state and decrease in amyloid burden«, *J Neuroinflammation* 2012; www.ncbi.nlm.nih.gov/pubmed/23098125
5. Dursun, E. et al: »A novel perspective for Alzheimer's disease: vitamin D receptor suppression by amyloid-β and preventing the amyloid-β induced alterations by vitamin D in cortical neurons«, *J Alzheimer's Dis* V. 23, 2011, S. 202-219
6. Annweiler, C.: »Higher vitamin D dietary intake is associated with lower risk of Alzheimer's disease: a 7-year follow-up«, *J Gerontol A Biol Sci Med Sci* V. 67, 2012, S. 1205-1211

7. Littlejohns, T. J. et al.: »Vitamin D and the risk of dementia and Alzheimer disease«, *Neurology* V. 83, 2014, S. 920-928; www.ncbi.nlm.nih.gov/pubmed/25098535
8. Durup, D. et al.: »A reverse J-shaped association between serum 25-hydroxyvitamin D and cardiovascular disease mortality – the CopD-study«, *J Clin Endocrinol Metab* 2015; www.ncbi.nlm.nih.gov/pubmed/25710567
9. Ingraham, B.A. et al.: »Molecular basis of the potential of vitamin D to prevent cancer«, *Curr Med Res Opin* V. 24, 2008, S. 139-149; www.ncbi.nlm.nih.gov/pubmed/18034918; Garland, C. F. et al.: »Vitamin D for cancer prevention: global perspective«, *Ann Epidemiol* V. 19, 2009, S. 468-483; www.ncbi.nlm.nih.gov/pubmed/19523595
10. Holick, M. F. et al.: »Evaluation, treatment, and prevention of vitamin D deficiency: an Endocrine Society clinical practice guideline«, *J Clin Endocrinol Metab* V. 96, 2011, S. 1911-1930
11. Giovannucci, E. et al.: »Prospective study of predictors of vitamin D status and cancer incidence and mortality in men«, *J Natl Cancer Inst* V. 98, 2006, S. 451-459
12. Zhang, R. & Naughton, D. P.: »Vitamin D in health and disease: current perspectives«, *Nutr J* 2010; www.ncbi.nlm.nih.gov/pubmed/21143872

第 19 章

1. Torner, L. et al.: »Prolactin prevents chronic stress-induced decrease of adult hippocampal neurogenesis and promotes neuronal fate«, *J Neurosci* V. 29, 2009, S. 1823-1833
2. Müller, B. et al.: »Sexuality and affection among elderly German men and women in long-term relationships: results of a prospective population-based study«, *PLoS One* 2014; www.ncbi.nlm.nih.gov/pubmed/25369193
3. »Senioren ist Kuscheln wichtiger als Sex«, *Pressetext der Universität Rostock* 6.1.2015; www.uni-rostock.de/detailseite/news-artikel/senioren-ist-kuscheln-wichtiger-als-sex
4. Pike, C. J. et al.: »Protective actions of sex steroid hormones in Alzheimer's

disease«, *Front Neuroendocrinol* V. 30, 2009, S. 239-258; www.ncbi.nlm.nih.gov/pubmed/19427328

5. Chan, M. et al.: »Effects of chronic oestradiol, progesterone and medroxyprogesterone acetate on hippocampal neurogenesis and adrenal mass in adult female rats«, *J Neuroendocrinol* V. 26, 2014, S. 386-399; www.ncbi.nlm.nih.gov/pubmed/24750490; Spritzer, M.D: et al.: »Testosterone and social isolation influence adult neurogenesis in the dentate gyrus of male rats«, *Neuroscience* V. 195, 2011, S. 180-190; www.ncbi.nlm.nih.gov/pubmed/21875652
6. Saaltink, D.J. et al.: »Stress, glucocorticoid receptors, and adult neurogenesis: a balance between excitation and inhibition?«, *Cell Mol Life Sci* V. 71, 2014, S. 2499-2515; www.ncbi.nlm.nih.gov/pubmed/24522255
7. Letenneur, L. et al.: »Are sex and educational level independent predictors of dementia and Alzheimer's disease? Incidence data from the PAQUID project«, *J Neurol Neurosurg Psychiatry* V. 66, 1999, S. 177-183; www.ncbi.nlm.nih.gov/pubmed/10071096
8. Norton, M.C. et al.: »Greater risk of dementia when spouse has dementia? The Cache County study«, *J Am Geriatr Soc* V. 58, 2010, S. 895-900 www.ncbi.nlm.nih.gov/pubmed/20722820
9. Soni, M. et al.: »Phytoestrogens and cognitive function: a review«, *Maturitas* V. 77, 2014, S. 209-220; www.ncbi.nlm.nih.gov/pubmed/24486046
10. Shumaker, S.A. et al.: »Estrogen plus progestin and the incidence of dementia and mild cognitive impairment in postmenopausal women: the Women's Health Initiative Memory Study: a randomized controlled trial«, *JAMA* V. 289, 2003, S. 2651-2662; www.ncbi.nlm.nih.gov/pubmed/12771112
11. Whitmer, R.A. et al.: »Timing of hormone therapy and dementia: the critical window theory revisited«, *Ann Neurol* V. 69, 2011, S. 163-169; www.ncbi.nlm.nih.gov/pubmed/21280086
12. Vest, R.S. & Pike C.J.: »Gender, sex steroid hormones, and Alzheimer's disease«, *Horm Behav* V. 63, 2013, S. 301-307; www.ncbi.nlm.nih.gov/pubmed/22554955
13. Carroll, J.C. & Pike C.J.: »Continuous and cyclic progesterone differentially interact with estradiol in the regulation of Alzheimer-like pathology in female

3xTransgenic-Alzheimer's disease mice«, *Endocrinology* V. 151, 2010, S. 2713-2722; www.ncbi.nlm.nih.gov/pubmed/20410196

14. Davey, D.A.: »Update: estrogen and estrogen plus progestin therapy in the care of women at and after the menopause«, *Womens Health* V. 8, 2012, S. 169-189; www.ncbi.nlm.nih.gov/pubmed/22375720
15. Crimmins, E.M. & Beltrán-Sánchez, H.: »Mortality and morbidity trends: is there compression of morbidity?«, *J Gerontol B Psychol Sci Soc Sci* V. 66, 2011, S. 75-86; www.ncbi.nlm.nih.gov/pubmed/21135070
16. Nehls, M.: *»Die Alzheimer-Lüge: Die Wahrheit über eine vermeidbare Krankheit«,* Heyne 2014; S. 366-371
17. Pike, C.J. et al.: »Protective actions of sex steroid hormones in Alzheimer's disease«, *Front Neuroendocrinol* V. 30, 2009, S. 239-258; www.ncbi.nlm.nih.gov/pubmed/19427328
18. Moffat, S.D.: »Update: estrogen and estrogen plus progestin therapy in the care of women at and after the menopause«, *Neurology* V. 62, 2004, S. 188-193; www.ncbi.nlm.nih.gov/pubmed/14745052
19. Okamoto, M. et al.: »Mild exercise increases dihydrotestosterone in hippocampus providing evidence for androgenic mediation of neurogenesis«, *Proc Natl Acad Sci USA* V. 109, 2012; S. 13100-13105; www.ncbi.nlm.nih.gov/pubmed/22807478
20. Nagasawa, M. et al.: »Dog's gaze at its owner increases owner's urinary oxytocin during social interaction«, *Horm Behav* V. 55, 2009; S. 434-441; www.ncbi.nlm.nih.gov/pubmed/19124024

第 20 章

1. Cunningham, C. & Hennessy, E.: "Co-morbidity and systemic inflammation as drivers of cognitive decline: new experimental models adopting a broader paradigm in dementia research" , *Alzheimer's Res Ther* 2015; www.ncbi.nlm.nih.gov/pubmed/25802557
2. Kapila, A.K. et al.: "The impact of surgery and anesthesia on post-operative cognitive decline and Alzheimer's disease development: biomarkers and

preventive strategies", *J Alzheimers Dis* V. 41, 2014, S. 1-13; www.ncbi.nlm.nih.gov/pubmed/24577482

3. Wu, Z. & Nakanishi, H.: "Connection between periodontitis and Alzheimer's disease: possible roles of microglia and leptomeningeal cells", *J Pharmacol Sci* V. 126, 2014, S. 8-13; www.ncbi.nlm.nih.gov/pubmed/25168594
4. Montagne, A. et al.: "Blood-brain barrier breakdown in the aging human hippocampus", *Neuron* V. 85, 2015, S. 296-302; www.ncbi.nlm.nih.gov/pubmed/25611508
5. Qosa, H. et al.: "Mixed oligomers and monomeric amyloid-β disrupts endothelial cells integrity and reduces monomeric amyloid-β transport across hCMEC/D3 cell line as an in vitro blood-brain barrier model", *Biochim Biophys Acta* V. 1842, 2014, S. 1806-1815; www.ncbi.nlm.nih.gov/pubmed/24997450
6. Kamer, A.R. et al.: "Periodontal disease associates with higher brain amyloid load in normal elderly", *Neurobiol Aging* V. 36, 2015, S. 627-633; www.ncbi.nlm.nih.gov/pubmed/25491073
7. Miklossy, J.: "Alzheimer's disease – a neurospirochetosis. Analysis of the evidence following Koch's and Hill's criteria", *J Neuroinflammation* 2011; www.ncbi.nlm.nih.gov/pubmed/21816039
8. Miklossy, J. et al.: »Emerging roles of pathogens in Alzheimer disease«, *Expert Rev Mol Med* 2011; www.ncbi.nlm.nih.gov/pubmed/21933454
9. Roubaud-Baudron, C. et al.: »Impact of chronic Helicobacter pylori infection on Alzheimer's disease: preliminary results«, *Gastroenterol Res Pract* 2012; www.ncbi.nlm.nih.gov/pubmed/22133280
10. Chang, Y.P. et al.: »Eradication of Helicobacter pylori is associated with the progression of dementia: a population-based study«, *Gastroenterol Res Pract* 2013; www.ncbi.nlm.nih.gov/pubmed/24371435
11. Lurie, Y. et al.: »Celiac disease diagnosed in the elderly«, *J Clin Gastroenterol* V. 42, 2008, S. 59-61; www.ncbi.nlm.nih.gov/pubmed/18097291
12. Erny, D. et al.: »Host microbiota constantly control maturation and function of microglia in the CNS«, *Nat Neurosci* 2015; www.ncbi.nlm.nih.gov/pubmed/26030851
13. Hill, J.M. & Lukiw W.J.: »Microbial-generated amyloids and Alzheimer's

disease (AD)«, *Front Aging Neurosci* 2015; www.ncbi.nlm.nih.gov/pubmed/25713531
14. Zhao, Y. & Lukiw W. J.: »Microbial sources of amyloid and relevance to amyloidogenesis and Alzheimer's disease (AD)«, *J Alzheimers Dis Parkinsonism* 2015; www.ncbi.nlm.nih.gov/pubmed/25977840
15. Hill, J. M. et al.: »The gastrointestinal tract microbiome and potential link to Alzheimer's disease«, *Front Neurol* 2014; www.ncbi.nlm.nih.gov/pubmed/24772103
16. Pal, S. & Radavelli-Bagatini, S: »Effects of psyllium on metabolic syndrome risk factors«, *Obes Rev* V. 13, 2012, S. 1034-1047; www.ncbi.nlm.nih.gov/pubmed/22863407

第 21 章

1. Whittington, R.A. et al.: »Anesthesia and tau pathology«, *Prog Neuropsychopharmacol Biol Psychiatry* V. 47, 2013, S. 147-155; www.ncbi.nlm.nih.gov/pubmed/23535147; Chen, P.L. et al.: »Risk of dementia after anaesthesia and surgery«, *Br J Psychiatry* V. 204, 2014, S. 188-193; www.ncbi.nlm.nih.gov/pubmed/23887997
2. Dias, G.P. et al.: »Consequences of cancer treatments on adult hippocampal neurogenesis: implications for cognitive function and depressive symptoms«, *Neuro Oncol* V. 16, 2014, S. 476–492; www.ncbi.nlm.nih.gov/pubmed/24470543
3. Harley, K.G. et al.: »Prenatal and early childhood bisphenol A concentrations and behavior in school-aged children«, *Environ Res* V. 126, 2013, S. 43-50; www.ncbi.nlm.nih.gov/pubmed/23870093
4. Kim, M.E. et al.: »Exposure to bisphenol A appears to impair hippocampal neurogenesis and spatial learning and memory«, *Food Chem Toxicol* V. 49, 2011, S. 3383-3389; www.ncbi.nlm.nih.gov/pubmed/21959526
5. Eladak, S. et al.: »A new chapter in the bisphenol A story: bisphenol S and bisphenol F are not safe alternatives to this compound«, *Fertil Steril* V. 103, 2015, S. 11-21; www.ncbi.nlm.nih.gov/pubmed/25475787
6. Kinch, C.D. et al.: »Low-dose exposure to bisphenol A and replacement

bisphenol S induces precocious hypothalamic neurogenesis in embryonic zebrafish«, *Proc Natl Acad Sci USA* V. 112, 2015, S. 1475-1480; www.ncbi.nlm.nih.gov/pubmed/25583509

7. Zhong, G. et al.: »Smoking is associated with an increased risk of dementia: a meta-analysis of prospective cohort studies with investigation of potential effect modifiers«, *PLoS One* 2015; www.ncbi.nlm.nih.gov/pubmed/25763939
8. Reitz, C. et al.: »Relation between smoking and risk of dementia and Alzheimer disease: the Rotterdam Study«, *Neurology* V. 69, 2007, S. 998-1005; www.ncbi.nlm.nih.gov/pubmed/17785668
9. Bruijnzeel, A.W. et al.: »Tobacco smoke diminishes neurogenesis and promotes gliogenesis in the dentate gyrus of adolescent rats«, *Brain Res* V. 1413, 2011, S. 32-42; www.ncbi.nlm.nih.gov/pubmed/21840504
10. Singh, B. et al.: »A prospective study of chronic obstructive pulmonary disease and the risk for mild cognitive impairment«, *JAMA Neurol* V. 71, 2014, S. 581-588; www.ncbi.nlm.nih.gov/pubmed/24637951
11. 引 述 自»Rauchen erhöht das Risiko für Demenz und Alzheimer«, *Lungenärzte im Netz,* 11.9.2007; www.lungenaerzte-im-netz.de/lin/linaktuell/show.php3?id=920&nodeid=18
12. Zhang, L. et al.: »Cigarette smoking and nocturnal sleep architecture«, *Am J Epidemiol* V. 164, 2006, S. 529–537; www.ncbi.nlm.nih.gov/pubmed/16829553
13. de la Monte, S.M. & Tong, M.: »Mechanisms of nitrosamine-mediated neurodegeneration: potential relevance to sporadic Alzheimer's disease«, *J Alzheimers Dis* V. 17, 2009, S. 817–825; www.ncbi.nlm.nih.gov/pubmed/19542621
14. de la Monte, S.M. et al.: »Epidemiological trends strongly suggest exposures as etiologic agents in the pathogenesis of sporadic Alzheimer's disease, diabetes mellitus, and non-alcoholic steatohepatitis«, *J Alzheimer's Dis* V. 17, 2009, S. 519-529; www.ncbi.nlm.nih.gov/pubmed/19363256
15. Mutter, J. et al.: »Does inorganic mercury play a role in Alzheimer's disease? A systematic review and an integrated molecular mechanism«, *J Alzheimer's Dis* V. 22, 2010, S. 357-374; www.ncbi.nlm.nih.gov/pubmed/20847438
16. Falluel-Morel, A. et al.: »Developmental mercury exposure elicits acute hippocampal cell death, reductions in neurogenesis, and severe learning deficits

during puberty«, *J Neurochem* V. 103, 2007, S. 1968-1981; www.ncbi.nlm.nih.gov/pubmed/17760861

17. De Sole, P. et al.: »Possible relationship between Al/ferritin complex and Alzheimer's disease«, *Clin Biochem* V. 46, 2013, S. 89–93; www.ncbi.nlm.nih.gov/pubmed/23103708
18. Walton, J.R: »Chronic aluminum intake causes Alzheimer's disease: applying Sir Austin Bradford Hill's causality criteria«, *J Alzheimer's Dis* V. 40, 2014, S. 765-838; www.ncbi.nlm.nih.gov/pubmed/24577474
19. Kawahara, M. & Kato-Negishi, M: »Link between Aluminum and the pathogenesis of Alzheimer's Disease: The integration of the Aluminum and amyloid cascade hypotheses«, *Int J Alzheimer's Dis* 2011; www.ncbi.nlm.nih.gov/pubmed/21423554
20. 5.12.2014: http://www.verbraucherzentrale-bayern.de/aluminium-in-laugengebaeck---keine-besserung-in-sicht-
21. Hossain, M.M. et al.: »Hippocampal ER stress and learning deficits following repeated pyrethroid exposure«, *Toxicol Sci* V. 143, 2015, S. 220-228; www.ncbi.nlm.nih.gov/pubmed/25359175
22. Mishra, D. et al.: »Prenatal carbofuran exposure inhibits hippocampal neurogenesis and causes learning and memory deficits in offspring«, *Toxicol Sci* V. 127, 2012, S. 84-100; www.ncbi.nlm.nih.gov/pubmed/22240977
23. Tanimura, A. et al.: »Prenatal phencyclidine exposure alters hippocampal cell proliferation in offspring rats«, *Synapse* V. 63, 2009, S. 729-736; www.ncbi.nlm.nih.gov/pubmed/19425051
24. Morris, S.A. et al.: »Alcohol inhibition of neurogenesis: a mechanism of hippocampal neurodegeneration in an adolescent alcohol abuse model«, *Hippocampus* V. 20, 2010, S. 596-607; www.ncbi.nlm.nih.gov/pubmed/19425051
25. Taffe, M.A. et al.: »Long-lasting reduction in hippocampal neurogenesis by alcohol consumption in adolescent nonhuman primates«, *Proc Natl Acad Sci USA* V. 107, 2010, S. 11104-11109; McClain, J.A. et al.: »Adolescent binge alcohol exposure alters hippocampal progenitor cell proliferation in rats: effects on cell cycle kinetics«, *J Comp Neurol* V. 519, 2011, S. 2697-2710
26. Rusanen, M. et al.: »Heavy smoking in midlife and long-term risk of Alzheimer

disease and vascular dementia«, *Arch Intern Med* V. 171, 2011, S. 333–339; Harwood, D. G. et al.: »The effect of alcohol and tobacco consumption, and Apolipoprotein E genotype, on the age of onset in Alzheimer's disease«, *Int J Geriatr Psychiatry* V. 25, 2010, S. 511-518

27. Sears, M. E. et al.: »Chelation: harnessing and enhancing heavy metal detoxification--a review«, *Scientific World Journal* 2013; www.ncbi.nlm.nih.gov/pubmed/23690738
28. Zhai, Q. et al.: »Dietary strategies for the treatment of cadmium and lead toxicity«, *Nutrients* V. 7, 2015, S. 552-571; www.ncbi.nlm.nih.gov/pubmed/25594439
29. Uchikawa, T. et al.: »Enhanced elimination of tissue methylmercury in Parachlorella beijerinckii-fed mice«, *J Toxicol Sci* V. 36, 2011, S. 121-126; www.ncbi.nlm.nih.gov/pubmed/21297350; Simsek, N. et al.: »Spirulina platensis feeding inhibited the anemia- and leucopenia-induced lead and cadmium in rats«, *J Hazard Mater* V. 164, 2008, S. 1304-1309; www.ncbi.nlm.nih.gov/pubmed/18976856
30. Gorąca, A. et al.: »Lipoic acid– biological activity and therapeutic potential«, *Pharmacol Rep* V. 63, 2011, S. 849-858; www.ncbi.nlm.nih.gov/pubmed/22001972
31. Rooney, J. P: »The role of thiols, dithiols, nutritional factors and interacting ligands in the toxicology of mercury«, *Toxicology* V. 234, 2007, S. 145-156; www.ncbi.nlm.nih.gov/pubmed/17408840
32. Flora, S. J: »Structural, chemical and biological aspects of antioxidants for strategies against metal and metalloid exposure«, *Oxid Med Cell Longev* V. 2, 2009, S. 191-206; www.ncbi.nlm.nih.gov/pubmed/20716905
33. Bush, A. J.: »Metal complexing agents as therapies for Alzheimer's disease«, *Neurobiol Aging* V. 23, 2002, S. 1031–1038; www.ncbi.nlm.nih.gov/pubmed/12470799
34. Zhang, C. et al.: »Extremely low-frequency magnetic exposure appears to have no effect on pathogenesis of Alzheimer's disease in aluminum-overloaded rat«, *PLoS One* 2013; www.ncbi.nlm.nih.gov/pubmed/23951088
35. Jiang, D. P. et al.: »Electromagnetic pulse exposure induces overexpression of

beta amyloid protein in rats«, *Arch Med Res* V. 44, 2013, S. 178–184; www.ncbi.nlm.nih.gov/pubmed/23523687

36. Arendash, G. W. et al.: »Electromagnetic treatment to old Alzheimer's mice reverses β-amyloid deposition, modifies cerebral blood flow, and provides selected cognitive benefit«, *PLoS One* 2012; www.ncbi.nlm.nih.gov/pubmed/22558216; Banaceur, S. et al.: »Whole body exposure to 2.4 GHz WIFI signals: effects on cognitive impairment in adult triple transgenic mouse models of Alzheimer's disease (3xTg-AD)«, *Behav Brain Res* V. 244, 2013, S. 197-201; www.ncbi.nlm.nih.gov/pubmed/23195115
37. Arendash, G. W. et al.: »Transcranial electromagnetic treatment against Alzheimer's disease: why it has the potential to trump Alzheimer's disease drug development«, *J Alzheimers Dis* V. 32, 2012, S. 243-266; www.ncbi.nlm.nih.gov/pubmed/22810103; Mortazavi, S.A.R. et al.: »Looking at the other side of the coin: the search for possible biopositive cognitive effects of the exposure to 900 MHz GSM mobile phone radiofrequency radiation«, *J Environ Health Sci Eng* 2014; www.ncbi.nlm.nih.gov/pubmed/24843789

第22章

1. Nehls, M.: »Unified theory of Alzheimer's disease (UTAD): implications for prevention and curative therapy«, J Mol Psychiatry 2016; www.ncbi.nlm.nih.gov/pubmed/27429752
2. Verfassung der Weltgesundheitsorganisation; Stand 8.5.2014; www.admin.ch/opc/de/classified-compilation/19460131/201405080000/0.810.1.pdf
3. Bredesen, D.E. et al.: »Reversal of cognitive decline in Alzheimer's disease.«, Aging V. 8, 2016, S. 1250-1258; www.ncbi.nlm.nih.gov/pubmed/27294343
4. Young, S.N.: »How to increase serotonin in the human brain without drug«, *J Psychiatry Neurosci* V. 32, 2007, S. 394–399; Dominick, F.: »Evidenz von aktiver Trainingstherapie bei depressiven Störungen«, *Physioscience* V. 176, 2010, S. 143-152; Babyak, M. et al.: »Exercise treatment for major depression: maintenance of therapeutic benefit at 10 months«, *Psychosom Med* V. 62, 2000, S. 633-638

5. Klemow, K.M. et al: »Medical Attributes of St. John's Wort (Hypericum perforatum)« Chapter 11 in *Herbal Medicine: Biomolecular and Clinical Aspects.* 2nd edition. Boca Raton (FL): CRC Press 2011 (Benzie, I.F.F. & Wachtel-Galor, S. (Herausgeber))
6. Abbott, A.C. et al.: »Tetrahydrohyperforin increases adult hippocampal neurogenesis in wild-type and APPswe/PS1ΔE9 mice«, *J Alzheimer's Dis* V. 34, 2013, S. 873-885; www.ncbi.nlm.nih.gov/pubmed/23302657
7. Dinamarca, M.C. et al.: »Hyperforin prevents beta-amyloid neurotoxicity and spatial memory impairments by disaggregation of Alzheimer's amyloid-beta-deposits«, *Mol Psychiatry* V. 11, 2006, S. 1032–1048; Griffith, T.N. et al.: »Neurobiological effects of Hyperforin and its potential in Alzheimer's disease therapy«, *Curr Med Chem* V. 17, 2010, S. 391-406; Carvajal, F.J. & Inestrosa, N.C.: »Interactions of AChE with Aβ Aggregates in Alzheimer's Brain: Therapeutic Relevance of IDN 5706«, *Front Mol Neurosci* 2011
8. Hofrichter, J. et al.: »Reduced Alzheimer's disease pathology by St. John's Wort treatment is independent of hyperforin and facilitated by ABCC1 and microglia activation in mice«, *Curr Alzheimer Res* V. 10, 2013, S. 1057-1069; www.ncbi.nlm.nih.gov/pubmed/24156265; Brenn, A. et al.: »St. John's Wort reduces beta-amyloid accumulation in a double transgenic Alzheimer's disease mouse model-role of P-glycoprotein«, *Brain Pathol* V. 24, 2014, S. 18-24; www.ncbi.nlm.nih.gov/pubmed/23701205
9. Alenina, N. & Klempin, F: »The role of serotonin in adult hippocampal neurogenesis«, *Behav Brain Res* V. 277, 2015, S. 49–57; www.ncbi.nlm.nih.gov/pubmed/25125239
10. Cirrito, J.R. et al.: »Serotonin signaling is associated with lower amyloid-β levels and plaques in transgenic mice and humans«, *Proc Natl Acad Sci USA* V. 108, 2011, S. 14968-14973; www.ncbi.nlm.nih.gov/pubmed/21873225
11. Eisch, A.J. & Petrik, D.: »Depression and hippocampal neurogenesis: a road to remission?«, *Science* V. 338, 2012, S. 72-75; www.ncbi.nlm.nih.gov/pubmed/23042885
12. Sheline, Y.I. et al.: »An antidepressant decreases CSF Aβ production in healthy individuals and in transgenic AD mice«, *Sci Transl Med* 2014; www.ncbi.nlm.

nih.gov/pubmed/24828079

13. Rahimi, R. et al.: »Efficacy and tolerability of Hypericum perforatum in major depressive disorder in comparison with selective serotonin reuptake inhibitors: a meta-analysis«, *Prog Neuropsychopharmacol Biol Psychiatry* V. 33, 2009, S. 118-127; www.ncbi.nlm.nih.gov/pubmed/23302657
14. Holmquist, L. et al.: »Lipoic acid as a novel treatment for Alzheimer's disease and related dementias«, *Pharmacol Ther* V. 113, 2007, S. 154-164; Maczurek, A. et al.: »Lipoic acid as an anti-inflammatory and neuroprotective treatment for Alzheimer's disease«, *Adv Drug Deliv Rev* V. 60, 2008, S. 1463-1470
15. Shay, K.P.: »Alpha-lipoic acid as a dietary supplement: molecular mechanisms and therapeutic potential«, *Biochim Biophys Acta* V. 1790, 2009, S. 1149-1160; www.ncbi.nlm.nih.gov/pubmed/19664690; Böhm U.: *Alpha-Liponsäure*, SUM-Verlag 2014
16. Gorąca, A. et al.: »Lipoic acid– biological activity and therapeutic potential«, *Neurobiol Aging* V. 63, 2011, S. 849–858; www.ncbi.nlm.nih.gov/pubmed/22001972
17. Tricco, A.C. et al.: »Efficacy and safety of cognitive enhancers for patients with mild cognitive impairment: a systematic review and meta-analysis«, *CMAJ* V. 185, 2013, S. 1393-1401
18. Zhao, R.R. et al.: »Effects of alpha-lipoic acid on spatial learning and memory, oxidative stress, and central cholinergic system in a rat model of vascular dementia«, *Neurosci Lett* V. 587, 2015, S. 113-119; www.ncbi.nlm.nih.gov/pubmed/25534501
19. Ziegler, D. et al.: »Treatment of symptomatic diabetic polyneuropathy with the antioxidant alpha-lipoic acid: a 7-month multicenter randomized controlled trial (ALADIN III Study). ALADIN III Study Group. Alpha-Lipoic Acid in Diabetic Neuropathy«, *Diabetes Care* V. 22, 1999, S. 1296-1301
20. Hager, K. et al.: »Alpha-lipoic acid as a new treatment option for Alzheimer's disease– a 48 months follow-up analysis«, *J Neural Transm* V. 72, 2007, S. 189-193; www.ncbi.nlm.nih.gov/pubmed/22001972
21. Shinto, L. et al.: »A randomized placebo-controlled pilot trial of omega-3 fatty acids and alpha lipoic acid in Alzheimer's disease«, *J Alzheimer's Dis* V. 38,

2014, S. 111-120

22. Shinto, L. et al.: »The effect of lipoic acid therapy on cognitive functioning in patients with Alzheimer's disease«, *J Neurodegen Dis* 2013; http://dx.doi.org/10.1155/2013/454253
23. Shi, C. et al.: »Ginkgo biloba extract in Alzheimer's disease: from action mechanisms to medical practice.«, Int J Mol Sci V. 11, 2010, S. 107-123; www.ncbi.nlm.nih.gov/pubmed/20162004
24. Hashiguchi, M. et al.: » Meta-analysis of the efficacy and safety of Ginkgo biloba extract for the treatment of dementia.«, J Pharm Health Care Sci 2015; www.ncbi.nlm.nih.gov/pubmed/26819725
25. Killgore, J. et al.: »Nutritional importance of pyrroloquinoline quinone«, *Science* V. 245, 1989, S. 850-852; www.ncbi.nlm.nih.gov/pubmed/2549636
26. Kim, J. et al.: »Pyrroloquinoline quinone inhibits the fibrillation of amyloid proteins«, *Prion* V. 4, 2010, S. 26-31; www.ncbi.nlm.nih.gov/pubmed/20083898; Zhang, J.J. et al.: »Protective effect of pyrroloquinoline quinone against Abeta-induced neurotoxicity in human neuroblastoma SH-SY5Y cells«, *Neurosci Lett* V. 464, 2009, S. 165-169; www.ncbi.nlm.nih.gov/pubmed/19699263
27. Chowanadisai, W. et al.: »Pyrroloquinoline quinone stimulates mitochondrial biogenesis through cAMP response element-binding protein phosphorylation and increased PGC-1alpha expression«, *J Biol Chem* V. 285, 2010, S. 142-152; www.ncbi.nlm.nih.gov/pubmed/19861415
28. Nakano, M. et al.: »Effect of pyrroloquinoline quinone (PQQ) on mental status of middle-aged and elderly persons«, *FOOD Style* V. 13, 2009, S. 50-53
29. Forlenza, O.V. et al.: »Disease-modifying properties of long-term lithium treatment for amnestic mild cognitive impairment: randomised controlled trial«, *Br J Psychiatry* V. 198, 2011, S. 351-356; www.ncbi.nlm.nih.gov/pubmed/21525519
30. Nunes, P.V. et al.: »Lithium and risk for Alzheimer's disease in elderly patients with bipolar disorder«, *Br J Psychiatry* V. 190, 2007, S. 359-360; www.ncbi.nlm.nih.gov/pubmed/17401045
31. Llorens-Martín M. et al.: »GSK-3 β, a pivotal kinase in Alzheimer's disease«, *Front Mol Neurosci* 2014; www.ncbi.nlm.nih.gov/pubmed/24904272; Phiel,

C.J. et al.: »GSK-3alpha regulates production of Alzheimer's disease amyloid-beta peptides«, *Nature* V. 423, 2003, s: 435-439; www.ncbi.nlm.nih.gov/pubmed/12761548; Noble, W. et al.: »Inhibition of glycogen synthase kinase-3 by lithium correlates with reduced tauopathy and degeneration in vivo«, *Proc Natl Acad Sci USA* V. 102, 2005, S. 6990-6995; www.ncbi.nlm.nih.gov/pubmed/15867159; Brown, K.M. & Tracy, D.K.: »Lithium: the pharmacodynamic actions of the amazing ion«, *Ther Adv Psychopharmacol* V. 3, 2013, S. 163-176; www.ncbi.nlm.nih.gov/pubmed/24167688

32. Nunes, M.A. et al.: »Microdose lithium treatment stabilized cognitive impairment in patients with Alzheimer's disease«, *Curr Alzheimer Res* V. 10, 2013, S. 104-107; www.ncbi.nlm.nih.gov/pubmed/22746245
33. Zhao, L. et al.: »Beneficial synergistic effects of microdose lithium with pyrroloquinoline quinone in an Alzheimer's disease mouse model«, *Neurobiol Aging* V. 35, 2014, S. 2736–2745; www.ncbi.nlm.nih.gov/pubmed/25018109
34. Wang, Z.: »Gut flora metabolism of phosphatidylcholine promotes cardiovascular disease«, *Nature* V. 472, 2011, S. 57-63; www.ncbi.nlm.nih.gov/pubmed/21475195; Koeth, R.A. et al. »Intestinal microbiota metabolism of L-carnitine, a nutrient in red meat, promotes atherosclerosis«, *Nat Med* V. 19, 2013, S. 576-585; www.ncbi.nlm.nih.gov/pubmed/23563705
35. Scherl, H.: »Ein lehrreiches Buch, das viel menschliches Leid ersparen könnte«, 22.1.2015; www.amazon.de/gp/pdp/profile/ADC2DZ6KD77MA/ref=cm_cr_pr_pdp

第23章

1. Ramón y Cajal, S. »Degeneration and regeneration of the nervous system« *Haffner Publishing Co. New York, New York, USA.* V. 2, 1928, S. 750
2. Kaplan, M.S.: »Environment complexity stimulates visual cortex neurogenesis: death of a dogma and a research career«, *Trends Neurosci* V. 24, 2001, S. 617-620; www.ncbi.nlm.nih.gov/pubmed/11576677
3. Nehls, M.: »Unified theory of Alzheimer's disease (UTAD): implications for prevention and curative therapy«, *J Mol Psychiatry* 2016; www.ncbi.nlm.nih.gov/

pubmed/27429752

4. »Bewegung und Omega-3-Fette helfen Hirn kaum«, *Ärzte Zeitung* 31.08.2015; www.aerztezeitung.de/medizin/krankheiten/demenz/article/892873/demenz-bewegung-omega-3-fette-helfen-hirn-kaum.html
5. »Schützt Fischöl doch vor Demenz?«, *Ärzte Zeitung* 15.08.2015; www.aerztezeitung.de/medizin/krankheiten/demenz/article/917075/praevention-schuetzt-fischoel-demenz.html?sh=2&h=1820994091
6. Bredesen, D.E.: »Reversal of cognitive decline: a novel therapeutic program«, *Aging* V. 6, 2014, S. 707-771; www.ncbi.nlm.nih.gov/pubmed/25324467
7. Lüthi, T. »Alzheimer: Sind die Forscher auf dem Irrweg?« Neue Zürcher Zeitung. 21.2.2015; http://www.nzz.ch/nzzas/nzz-am-sonntag/gegen-alzheimer-gibt-es-noch-immer-kein-medikament--weil-die-forscher-auf-dem-irrweg-sind-1.18483526
8. Bredesen, D.E. et al.: »Reversal of cognitive decline in Alzheimer's disease.«, Aging V. 8, 2016, S. 1250-1258; www.ncbi.nlm.nih.gov/pubmed/27294343
9. Braszus, M. »Therapien gegen das große Vergessen: Was hilft bei Alzheimer?« SWR2-Wissen. 21.9.2016; www.swr.de/swr2/programm/sendungen/wissen/alzheimer-stand/-/id=660374/did=17944114/nid=660374/4hadoa/index.html
10. Nehls, M. » Ist Alzheimer eine vermeidbare Krankheit, Herr Nehls?« SWR2-Wissen. 3.9.2016; www.michael-nehls.de/index_htm_files/Mannheimer%20Morgen%203.%20Sept.%202016%20-%20Gastbeitrag.pdf
11. Planck, M.: »Wissenschaftliche Selbstbiographie«, Johann Ambrosius Barth Verlag, Leipzig, 1948, S.22
12. Kirsch-Mayer, W. »Behandlung schon "vor dem Vergessen"« Mannheimer Morgen. 22.9.2016
13. Nehls, M.: »Aufklärung ist entscheidend«, Pforzheimer Zeitung 31.10. 2015, S.70
14. http://jmolecularpsychiatry.biomedcentral.com/articles/10.1186/s40303-016-0018-8

國家圖書館出版品預行編目資料

失智可以預防，更可以治癒 / 麥可．內爾斯 (Michael Nehls) 著；呂以榮，彭意梅，許景理譯 . -- 二版 . -- 臺北市：商周出版：家庭傳媒城邦分公司發行，2024.01
面； 公分 . -- (生活視野；20)
譯自：Alzheimer ist heilbar : rechtzeitig zurück in ein gesundes Leben

ISBN 978-626-318-2(平裝)

1. 老年失智症 2. 阿茲海默氏症 3. 健康照護

415.9341 112005573

失智可以預防，更可以治癒【暢銷改版】

Alzheimer ist heilbar: Rechtzeitig zurück in ein gesundes Leben

作　　者／麥可・內爾斯醫學博士（Dr. med. Michael Nehls）
譯　　者／呂以榮、彭意梅、許景理
責任編輯／余筱嵐
編輯協力／呂以榮

版　　權／林易萱、吳亭儀
行銷業務／林秀津、周佑潔、賴正祐
總 編 輯／程鳳儀
總 經 理／彭之琬
事業群總經理／黃淑貞
發 行 人／何飛鵬
法律顧問／元禾法律事務所 王子文律師
出　　版／商周出版
115 台北市南港區昆陽街 16 號 4 樓
電話：(02) 25007008 傳眞：(02)25007579
E-mail：bwp.service@cite.com.tw
Blog：http://bwp25007008.pixnet.net/blog
發　　行／英屬蓋曼群島商家庭傳媒股份有限公司城邦分公司
115 台北市南港區昆陽街 16 號 8 樓
書虫客服服務專線：(02)25007718；(02)25007719
服務時間：週一至週五上午 09:30-12:00；下午 13:30-17:00
24 小時傳眞專線：(02)25001990；(02)25001991
劃撥帳號：19863813；戶名：書虫股份有限公司
讀者服務信箱：service@readingclub.com.tw
城邦讀書花園：www.cite.com.tw
香港發行所／城邦（香港）出版集團有限公司
香港九龍土瓜灣土瓜灣道 86 號順聯工業大廈 6 樓 A 室
E-mail：hkcite@biznetvigator.com
電話：(852) 25086231 傳眞：(852) 25789337
馬新發行所／城邦（馬新）出版集團【Cite (M) Sdn. Bhd.】
41, Jalan Radin Anum, Bandar Baru Sri Petaling,
57000 Kuala Lumpur, Malaysia.
Tel: (603) 90563833 Fax: (603) 90576622
Email: services@cite.my

封面設計／李東記
排　　版／極翔企業有限公司
印　　刷／韋懋實業有限公司
經 銷 商／聯合發行股份有限公司
電話：(02) 2917-8022 Fax: (02) 2911-0053
地址：新北市 231 新店區寶橋路 235 巷 6 弄 6 號 2 樓

■ 2017 年 8 月 8 日初版
■ 2024 年 5 月 14 日二版 1.8 刷
定價 500 元

Printed in Taiwan

Original title: *Alzheimer ist heilbar: Rechtzeitig zurück in ein gesundes Leben* by Michael Nehls
© 2015 by Wilhelm Henye Verlag, a division of Verlagsgruppe Random House GmbH, München, Germany.
Complex Chinese translation copyright © 2017, 2024 by Business Weekly Publications, a division of Cité Publishing Ltd.
Complex Chinese language edition arranged through Andrew Nurnberg Associates International Limited.
ALL RIGHTS RESERVED

城邦讀書花園
www.cite.com.tw

版權所有， 翻印必究 ISBN 978-626-318-668-2

廣　告　回　函
北區郵政管理登記證
北臺字第000791號
郵資已付，免貼郵票

104　台北市民生東路二段141號2樓

英屬蓋曼群島商家庭傳媒股份有限公司城邦分公司　收

請沿虛線對摺，謝謝！

書號：BH2020X　　書名：失智可以預防，更可以治癒　編碼：

請於此處用膠水黏貼

商周出版

讀者回函卡

感謝您購買我們出版的書籍！請費心填寫此回函卡，我們將不定期寄上城邦集團最新的出版訊息。

線上版讀者回函卡

姓名：＿＿＿＿＿＿＿＿＿＿ 性別：☐男 ☐女

生日：西元＿＿＿＿年＿＿＿＿月＿＿＿＿日

地址：＿＿＿＿＿＿＿＿＿＿

聯絡電話：＿＿＿＿＿＿＿＿ 傳真：＿＿＿＿＿＿＿＿

E-mail：

學歷：☐ 1. 小學 ☐ 2. 國中 ☐ 3. 高中 ☐ 4. 大學 ☐ 5. 研究所以上

職業：☐ 1. 學生 ☐ 2. 軍公教 ☐ 3. 服務 ☐ 4. 金融 ☐ 5. 製造 ☐ 6. 資訊

☐ 7. 傳播 ☐ 8. 自由業 ☐ 9. 農漁牧 ☐ 10. 家管 ☐ 11. 退休

☐ 12. 其他＿＿＿＿＿＿＿＿

您從何種方式得知本書消息？

☐ 1. 書店 ☐ 2. 網路 ☐ 3. 報紙 ☐ 4. 雜誌 ☐ 5. 廣播 ☐ 6. 電視

☐ 7. 親友推薦 ☐ 8. 其他＿＿＿＿＿＿＿＿

您通常以何種方式購書？

☐ 1. 書店 ☐ 2. 網路 ☐ 3. 傳真訂購 ☐ 4. 郵局劃撥 ☐ 5. 其他＿＿＿＿

您喜歡閱讀那些類別的書籍？

☐ 1. 財經商業 ☐ 2. 自然科學 ☐ 3. 歷史 ☐ 4. 法律 ☐ 5. 文學

☐ 6. 休閒旅遊 ☐ 7. 小說 ☐ 8. 人物傳記 ☐ 9. 生活、勵志 ☐ 10. 其他

對我們的建議：＿＿＿＿＿＿＿＿＿＿

【為提供訂購、行銷、客戶管理或其他合於營業登記項目或章程所定業務之目的，城邦出版人集團（即英屬蓋曼群島商家庭傳媒（股）公司城邦分公司、城邦文化事業（股）公司），於本集團之營運期間及地區內，將以電郵、傳真、電話、簡訊、郵寄或其他公告方式利用您提供之資料（資料類別：C001、C002、C003、C011 等）。利用對象除本集團外，亦可能包括相關服務的協力機構。如您有依個資法第三條或其他需服務之處，得致電本公司客服中心電話 02-25007718 請求協助。相關資料如為非必要項目，不提供亦不影響您的權益。】

1.C001 辨識個人者：如消費者之姓名、地址、電話、電子郵件等資訊。
2.C002 辨識財務者：如信用卡或轉帳帳戶資訊。
3.C003 政府資料中之辨識者：如身分證字號或護照號碼（外國人）。
4.C011 個人描述：如性別、國籍、出生年月日。

請於此處用膠水黏貼